薬に頼らず家庭で治せる発達障害とのつき合い方

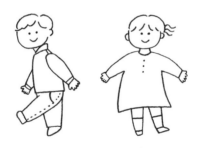

Dr.ロバート・メリロ

吉澤公二 [訳]

Disconnected Kids

Dr.Robert Melillo

Translated by
Koji Yoshizawa

CROSSMEDIA PUBLISHING

訳者序文

この本の著者であるDr. メリロと私が個人的に知り会ったのは、2009年にこの本の初版が出版される数年前で、私が彼の元で発達障害治療のトレーニングを受けていた頃である。『Disconnected Kids』(原著のタイトル)の初版本は改訂版が2015年に出る前に、すでに韓国語、中国語を含む何カ国語かに翻訳されていた。私は長年米国で発達障害の子供たちの治療に携わり、ヘミスフェリックインテグレーションセラピー(ブレインバランスセラピー)が、この本に書かれている通り素晴らしい効果があることを身をもって体験していることから、ぜひ日本で困っている子供たちやその家族のために、この本を紹介したいという一念で翻訳に携わった次第である。

翻訳にあたって、日本語と英語の言語体系の違い、教育システムの違いなどで、翻訳をすることで意味が不明になりやすい部分などは、内容を変えることなく、できるだけわかりやすく説明をしたつもりである。発達障害とは何なのか、どうして特定の症状が出るのか、そしてそれを修復するには何をすればいいのかという、親の皆さんにとっては、わらをも掴む思いで手に入れたかった情報と方法がすべて詰まったこの本が、発達障害の間違った理解や、家族の苦しみを解決し、子供たちの未来を開いてくれると信じている。また発達障害に関わる教育者、医療専門職、そしてセラピストなどの皆さんにとっても、この本が希望の光になると確信している。

本書は、大きく2部で構成されており、前半の第1〜5章では、発達障害が起こるメカニズムについて説明している。このパートを読めば、何が原因でお子さんの成長が妨げられているのかがわかるだ

ろう。後半の第6〜13章には、お子さんの機能バランスの崩れをつきとめ、それを集中的に改善するエクササイズを用いて、発達障害を治療するためのブレインバランスプログラムについて書かれている。しかも、読んですぐに、両親と子供が一緒に家庭で実践することができるのである。

　最後にこの本を出版してくださった、クロスメディア・パブリッシングの皆さん、そして私と出版社の架け橋になってくださった、檜垣暁子氏、関隆一氏、および出版を応援してくださった外山誉人氏、及びその他の多くの関係者の皆様に心から感謝の意を表したい。

米国インターナショナル機能神経科学会小児神経発達障害フェロー（FIBFN-CND-H）吉澤公二

薬に頼らず家庭で治せる発達障害とのつき合い方　目次

訳者序文 002

序　説
現代の子供たちにおける最悪な流行を止めるために 011

Part 1
つながりを失った子供たち
Disconnected Kids

第1章　違う症状、ひとつの問題 018
脳科学の新しい発見：機能的ディスコネクション症候群 023
エビデンスはこう語っている 027
「脳」は変えることができる 034
障害は修復可能 040
ブレインバランスプログラムがどのように働くのか 042

第2章　子供の脳は実に柔軟なものである―― 047
  生まれた瞬間の脳 ―― 048
  どうやって脳が発育するのか ―― 051
  健康な脳を育てるために ―― 053
  すべての脳には2つの側面 ―― 056
  どのように脳が再接続されるのか ―― 060

第3章　脳が無作法に振舞うとき ―― 064
  人間の脳の2つの特徴について ―― 065
  なぜ成長マイルストーンが大切なのか ―― 066
  症状1：乏しい身体意識 ―― 069
  症状2：粗大運動と微細運動に乏しい ―― 072
  症状3：消失していない原始反射 ―― 073
  症状4：乏しい眼球調整能力 ―― 077
  症状5：乏しい社交スキル ―― 077
  症状6：異常な感情反応 ―― 079
  症状7：感覚処理症状 ―― 080
  症状8：損なわれた免疫システム ―― 088
  症状9：頻脈と未発達な消化器官 ―― 090
  症状10：食物過敏症 ―― 091
  症状11：リーキーガット ―― 093
  症状12：学業における悪戦苦闘 ―― 095
  症状13：乏しい認知意識 ―― 097

第4章 何が原因なのでしょうか? ──102
    エピジェネティクスの新しい考え ──107
    現代的なライフスタイルの影響 ──108
    環境について考える ──110
    身体を動かさない弊害 ──120
    誰が子供を育てているのか? ──121
    テレビが脳を鈍くする ──123
    コンピューターゲームと脳 ──124

第5章 左脳、右脳 ──129
    どのように右脳が働くのか ──130
    右脳バランス低下の子供のプロファイル ──135
    どのように左脳が働くのか ──138
    左脳バランス低下の子供プロファイル ──142

Part 2
メリロホームブレインバランスプログラム
The Melillo At-Home Brain Balance Program

第6章 脳の再接続 ─────── 150
ブレインバランスの10原則 ─────── 154

第7章 マスターヘミスフェリックチェックリスト ─── 161
右脳発育遅延の特徴 ─────── 163
左脳発達遅延の特徴 ─────── 169
結果を読み取る ─────── 174

第8章 ブレインバランスによって、なにが期待できるのか ─── 179
バランスの取れた行動 ─────── 181
マイルストーン:発育の時計 ─────── 182
脳の発達が自然に退行(後戻り)するとき ─── 183
ブレインバランスに関連した変化 ─────── 184
行動の流れのままに ─────── 187

第9章 ヘミスフェリックホーム感覚運動アセスメント ... 191

- あなたのアセスメントのブリーフィング ... 192
- 基本的なルール ... 193
- アセスメントについて ... 196
- 母と子の健康日誌 ... 198
- 発育マイルストーンアセスメント ... 204
- ミックスドミナントアセスメント ... 208
- 原始反射 ... 213
- 姿勢アセスメント ... 216
- 前庭機能チェックリスト ... 224
- 前庭バランスアセスメント ... 225
- 聴覚機能チェックリスト ... 232
- 聴覚アセスメント ... 233
- 視覚機能低下チェックリスト ... 238
- 視覚アセスメント ... 239
- 固有受容体機能チェックリスト ... 248
- 固有受容体アセスメント ... 249
- 触覚機能チェックリスト ... 260
- 触覚アセスメント ... 262
- 嗅覚機能チェックリスト ... 265
- 嗅覚アセスメント ... 267
- ヘミスフェリックアセスメント認識票 ... 270

第10章 感覚運動エクササイズ ... 275

- ゆっくり目的を持って ... 277
- ゴールに到達するために ... 278
- はじめる前に ... 279
- 原始反射を抑制する ... 281

  ヘミスフェリックエクササイズの基本 —— 293
  呼吸法と大きな筋肉のエクササイズ —— 295
  感覚欠乏を取り戻す —— 300
  嗅覚（匂い）エクササイズ —— 300
  視覚エクササイズ —— 303
  音と光療法について —— 314
  ブレインバランスを促す音楽活動 —— 316
  前庭運動 —— 323
  感覚受容エクササイズ —— 325
  触覚エクササイズ —— 332
  エアロビックエクササイズ —— 333

第11章 神経学業アセスメントとホームアクティビティ —— 340

  何が期待できるのか —— 342
  学業アセスメントチェックリスト —— 343
  学業的マイルストーンアセスメント —— 347
  共通する一般的な学習障害の症状について —— 353
  成績表から読み取る —— 355
  成績表をブレインバランス基準で分析する —— 362
  認知スキルを高める —— 371
  認知スキルエクササイズ —— 377

第12章 何を子供に食べさせればいいのか？ —— 385

  本当のブレインフード —— 387
  子供は何を食べるべきか —— 388
  問題の根本に焦点を当てる —— 390
  食べ物過敏症テスト —— 391
  排除法ダイエット —— 392

正常な状態に戻る	401
フードサブスティチュート（代替食）を知る	404
サプリメントプログラム	405
ビタミン	405
ミネラル	408
脂肪酸：脳バランスのリンク	411
消化酵素	412

第13章　行動変容ホームプラン　415

感情の2面性	416
行動のバランスを取る	417
右脳（そして左脳）アプローチ	418
行動アセスメントチェックリスト	419
褒美と罰（アメとムチ）	422
あなたが今できること	424
「彼らの責任ではない！」	425
ルールのためのルール	427
良いことをしたときを見逃さない！	428
一貫性！一貫性！一貫性！	430
行動に対しての当然の罰を決める前に熟考する	432
子供がすでに手に入れているご褒美は取り上げない	434
「くせにさせる」	435
その行動が起こる前に予防する	437
自己モニタリングと言葉表現を教える	438
問題解決を通して自立を育む	439

あとがき　446

序説

現代の子供たちにおける最悪な流行を止めるために

我々は、前例のないテクノロジーの進歩を経験しています。しかし同時に、バランスよく機能する脳を持ち合わせていないことが原因で、現代社会に適応できない子供の数が、危険なほどに増加していることも経験しています。今日、約2100万人もの子供が重度の注意、行動、そして学習障害があると診断されています。毎日何千人もの子供たちがADHD、自閉症スペクトラム、失読症、ティレット症候群、強迫神経症、双極性障害、およびその他の恐ろしい身体の異常があると診断されており、脳の中で何か良くないことが起こっている証なのです。これは未曾有の現象で、現代において最も重要な健康問題と言えるでしょう。ほんの一世代前までは、自閉症はほとんどまれに起こると考えられていた障害で、アメリカで生まれる子供の1万人に1人程度が診断されていたに過ぎませんでした。

2009年に私が『Disconneted Kids』(本書の原著タイトル)の初版を出版したときには、150人に1人の子供が自閉症と診断されていました。現在、自閉症スペクトラム障害と診断される率は、68人に1人であり、それは男児に限ってみると、42人に1人の割合で起こっています。それ以外の障害についても、その上昇率はとどまるところを知りません。現在では、ADHDは世界中のあらゆる小児の精神的な問題の中で、最もよく起こる問題になっており、3歳児にさえもリタリンやアデロールなどの薬が処方されているのです。これらの統計

は、いたるところで毎日のようにニュースの見出しになっていますが、誰も理由を説明してはいません。なぜこんな現象が起きているのでしょうか? どうやったら止められるのでしょうか? いったい我々に何ができるのでしょうか?

90年代に1人のADHDの子を持つ親として、また神経の専門医として神経行動障害のリサーチを始めたとき、私は子供の脳に何が起こっているかを正しく説明してくれる情報がないことに、失意の念を持ちました。専門家にこの質問を投げかけても、化学物質のバランスが悪いとか、遺伝的なものといった漠然とした答えしか得られませんでした。いろいろな書籍を調べてみても、すべて同じようなこと、たくさんの病歴や症例と、その症状との関連の羅列しか書かれていません。そして肝心の治療法に関しては、基本的な投薬による治療が紹介されているだけなのです。最終的にはこれらの症状はほとんどが遺伝的なもので、根治することはできないとまとめています。本当の問題がどこにあって、ADHD、自閉症、失読症、その他の障害の症状が、どうして引き起こされるかについては、一切明らかにしているものが見つかりませんでした。それどころかこれらの障害の実際の症状についてさえも明確に書かれていません。

私は徐々に、具体的な答えが欠落しているのは、これらの問題の本質や、原因についての本当の事実が欠落しているからだと気づきました。それでも当時、私が明らかにわかっていたことは、この問題は驚くほどのスピードで増加しているということ、そして我々が今までしてきたことが全く機能していないということです。

アインシュタインは、狂気の定義は、「同じことを繰り返し繰り返し行って、違う結果を期待することである」と言っています。しばらくして私は気づきました。答えを見つけることができなかったのは、答えが1つではなかったからだと。

小児神経障害は共通の特徴を数多く持っています。それらはたびたび学習障害や行動障害と総称され、主要な症状は、学校活動にだけ影響するものであって、その他の部分の発達は、何事もなくスムーズに進むものだと暗黙されています。しかしこれは間違った考えです。それぞれの障害はとても複雑で、身体の機能すべてに関連していることがほとんどなのです。

　ところが科学は、解決策を見つけるために全身の機能を踏まえたアプローチをとらずに、主要な問題にのみ焦点を当てて解決策を見つけようとするアプローチをとります。たとえば、ADHDは注意力および衝動性の問題。失読症は文章を読む能力の問題。自閉症は社会性、社交性の問題といったように、誰もこれらの子供たちが持っている他の部分の問題には焦点を当てませんでした。そこには根本的な原因を探し出す鍵が隠されている可能性があるのにです。ところが私はそれに気づきました。原因は脳の中だけでなく脳と身体の機能すべてに関連しているのです。これが画期的なブレインバランスプログラムが生まれた経過なのです。

　これらの障害はそれぞれ違った症状を呈しますが、実は同じ1つの問題、つまり脳のバランスの問題なのです。そして、それにはすでに「機能的ディスコネクション症候群」という名前も付いています。どういう意味かというと、脳の部分部分、特に左右の脳の電気信号のバランスがとれていない、もしくは同調していないということです。この電気信号のバランスの崩れによって、左右の脳が情報を分かち合ったり、統合したりする能力の妨げになり、脳が1つになって働くことができなくなります。結果として、脳のバランスの崩れがある子供は、正常もしくは異常なほどに高い機能を持つ脳の部位や側、そして異常なほど機能が低下している部位や側の脳を持つことになるの

です。問題が起こるのは片側の脳の発育が反対側の発育よりも早く起こることにあるようです。子供が発育していく過程で、このバランスの崩れはますます顕著に現れ、2つの脳半球が決して1つになって働くことがなくなってしまうのです。脳が機能的に「ディスコネクト＝つながりを失う」という現象が起こっているのです。ディスコネクションを修復する、それは未熟な半球を反対側の半球の発育に追いつかせることです。それができれば症状は消え、障害もなくなるのです。

　これが、ブレインバランスプログラムの革命的な効果です。このプログラムの成功例と、科学的な研究によって、なぜ、そしてどのようにこのプログラムが効果を上げるかが証明されているのにも関わらず、ほとんどの専門家の間では、何も変わっていないのです。彼らは未だにこれらの障害をそれぞれ1つの問題としてとらえ、問題の本質を捉えるのではなく、1つの症状を治療するアプローチをとっています。ところが、これらのほとんどの子供たちは、たくさんの違った症状、たとえば感覚、運動、認知、学習、感情、免疫および食事や消化器系の問題の組み合わせを持っています。前述したように、これらの障害は身体の機能すべてに関連しているのです。

　ブレインバランスプログラムはこれらのすべての症状を、反対側の脳に影響することなく、働きが鈍い側の脳を刺激することで修復します。子供の症状に特化した感覚運動や感覚学習運動などの繰り返し、食事と栄養、そして行動トレーニングを用いて未熟な側の脳を発達させるのです。それによって両側の脳が統合し、1つの脳として機能し始めます。世界中どこを探してもこのようなプログラムは見当たりません。

　不幸にも、ほとんどの神経発達障害を持つ子供の親は、子供たちの

機能不全についての根本的な理解に欠けています。子供の何が悪いのか、そしてどうしてこのような行動をとるのかを理解していません（もちろん正しい情報を手に入れることが非常に難しいというのも理由の1つです）。そして、この問題には解決策がないものだと（医学的、社会的に）信じさせられています。唯一の最善策は、症状をコントロールするだけで根本の治療にはならない薬をとらせることだと教えられます。

私は、1994年から薬や他の医療的介入なしに、これらの障害と診断された子供たちの治療にあたっており、すべての症状を改善することができることを体験的に知っています。ADD、ADHD、学習障害、そしてその他の障害および自閉症さえも過去のものにすることができるのです。

親、また先生方皆さんはそれが可能であるということと、それが自分たちの努力で達成できるということを知る必要があります。ですから、私はこの本を書きました。本書は、子供の脳の中で何が起こっているのかを明らかにするだけでなく、親や先生方皆さんにそれを修正する方法と力を与えることができるのです。

また、今ではアメリカ国内に80ヶ所以上ある「Brain Balance Achievement Center」で使われているのと同じBrain Balance Program（ブレインバランスプログラム）の原則を基にして書かれています。私が本書の初版を2009年に出版したときには、約千人ちょっとの子供たちがこのプログラムを成功裏に体験しました。現在ではその数は2万人を超えています。このプログラムが、現在利用できる中で最も成功確率が高い、総合的なプログラムです。本当の意味での脳へのホリスティックなアプローチであり、唯一障害を持つ子供のすべての症状に焦点を当てたアプローチなのです。本書は私の今までのリサーチの集大成であり、この本が世界中の子供の精神の健

康を脅かしている流行を止めるためのきっかけとなることを望んでいます。この本は、この新しい流行の被害者である子供たちの脳や身体の中でいったい何が起こっているのかを明確にすることを目的として、さらにこれらの子供たちの人生に関わりを持つすべての人が、子供たちのためにできることを実行する力を与えることを目的としています。

　本書が初めて出版されてから今日まで、世界中で小児神経障害の流行の上昇の原因がどこにあるのかに関しての、たくさんの顕著な研究が行われてきました。そのほとんどが環境に焦点を当てています。我々がどのようにして人生を生きていくかの選択、そして毒素や化学物質に日々さらされている事実——それがこれらの障害の流行の上昇の影の立役者になっているということが最も有力であるというように。私がこの改訂版でこの後論じる、これらの原因を理解することは、ただ単に問題を解決する役に立つだけでなく、この流行を止めるためにも役に立つことなのです。

　今現在これ以上に重要な社会問題はありません。我々の国、そして世界の将来を脅かす、子供たちの脳に起こっているこの問題よりも大きな問題は存在しないのです。私はこの脅威が起こるのを予期し、それを止めるためのプログラムを作り出したのです。この本によって親の皆さんの意識を高め、問題を解決するために直ちに行動に移せる、本物の治療法を伝えることができると信じています、手遅れになる前に。

Part
1
Disconnected Kids

つながりを失った子供たち

第1章
違う症状、ひとつの問題

Chapter 1
Different symptoms, one problem

つながりを失った子供の心を探る

　先生が「自閉症という言葉を今まで聞いたことがありますか?」と聞きました。私は手を上げて言いました。「聞いたことがあります。私が(過去に)そうだったから」
　先生が言いました。「それは間違っています。なぜかというと、過去に自閉症だったということはありえません。自閉症になったら一生自閉症なのですから」
　私は立ち上がり、皆に私の自閉症を治したブレインバランスプログラムの説明をしました。

ベッキー、12歳

　一世代前はそれほどではなかったのですが、現在ではほとんどの皆さんが自閉症という言葉を知っていて、自閉症の子供が身近にいるという話を聞いたことがない人のほうが珍しいほどになっています。50年前、活動過多の子供は「しつけ」の問題と考えられていました。今日、注意欠陥多動性障害(一般的にADHDと呼ばれています)は、世界中で最も流行している小児障害です。15年前までは、ほとんどの親がアスペルガー症候群、双極性障害、反抗挑戦性障害という名前すら知りませんでした。現在では、学齢期の子供を持つ親のほとんどが、少なからず認知しています。

　小児神経障害——ほとんどは行動、社交そして学業の不具合

と説明されている——の発生率の急激な上昇により、Center for Disease Control and Prevention（CDC）から、「健康への大きな脅威」という発表がされました。それでもまだCDCは軽く論じていたようです。CDCによると、近年生まれた子供たちの4～5人に1人の割合で、8歳になる以前に何らかの行動および学習障害があると診断されるであろうと言われています。私は、この驚くべき上昇は、この国が、いえ世界中が直面したことのない子供の健康と幸福に最も深刻な影響を及ぼす脅威であると考えています。

　自閉症は、現在68人に1人に影響していて、ほんの2年前から比べると、88人に1人からの上昇、もしくは29％の上昇率です。2007年の全国的な率は150人に1人。男女の比率は男の子が女の子の4倍です。アメリカでは、今日生まれた新生児42人に1人の割合で、3歳に達するまでに自閉症の診断を受けるであろうと言われています。女の子では189人に1人の割合です。16年間にわたるある研究によると、過去15年で男児の自閉症は4倍に、そして女児の自閉症は7倍になっているそうです。

　ADHDは、一世代前に比べて10倍の割合で一般的になってきています。そして15～20％の割合で毎年増加していくと予想されています。CDCは子供の11％、もしくは9人に1人、そして5人の高校生のうち1人に障害があるという診断を受けている、という研究結果があると指摘しており、それは2002年の7.8％から増加しています。2012年までの8年間の統計では、200万人の子供がADHDの診断を受けており、8年間で42％の上昇率を示しています。そして、それらの子供の60～70％は少なくとも2つ以上の障害の診断を受けています。それはこれらの障害を持つ子供たちの中ではよく見られる現象になってきています。それらの子供たちの約30％が、持っていた

ADHDがその後成長するに従い、何らかの形で他の心身障害につながると言われているのです。

5人に1人の学生、もしくは15〜20%の学生が言語関連の学習障害を持っています。失読症がその中で最も多いタイプです。4年生の38%が読解力スキルで「平均以下」の評価を受けていると予想されています。そして7%が算数に悪戦苦闘しており、それには計算力障害という名前がついていて、神経障害の一種と考えられています。

その他の障害も同じような割合で増加しています。「最近の自閉症の診断率の増加は小児精神神経疾患に固有なものではなく、もっと広範な疫学的現象の一部である可能性がある」とデンマークの研究者たちは2007年にレポートしています。この研究は主にADHD、ティレット症候群、そして反抗挑戦性障害に焦点を当てていました。

ADHD薬が子供に対して最も多く処方されている薬です。アメリカの医師が、その他の国の総数よりも多くADHD薬を処方しています。投薬が最も一般的な治療法であることから、驚くことに3歳の子供にまで投薬されているのです。医師が「リタリン剤」を処方した回数は、年間2千万回に達していると推定されています。この推定はあくまでも控えめな数値なのです。CDCによると、薬には激しい副作用があり、長期使用が、結果として発育している心にどのような影響があるかが今だにわかっていないにも関わらず、ADHDを持つ子供の70%が投薬を受けています。あるADHD薬の影響を追跡した研究では、薬が長期的には学業成績に良い効果を及ぼさないことを指摘しています。最も最近では、ジョーンズ・ホプキンズ・ブルームバーグ公衆衛生学校の研究者たちが、ADHD興奮剤摂取と肥満の直接的なつながりを見つけました。薬が生理学的プロパティーと空腹中枢をリセットしてしまい、カロリー摂取などに半永久的な影響を与えてしまうのではないかということです。

特別学級の4人に1人の子供たちがティレット症候群を持っています。事実、コントロールできない言語や、筋肉のチックを特徴とするこの障害は、過去に考えられていたよりも50〜70％多く流行していると医師たちは考えています。

15年前に比べて、精神的健康に関する問題で、医師の治療を受ける子供の数は2倍に増えています。ところが成人で精神的健康に関する診断を受ける数は変化していません。しかし多くの研究者は、次の流行の波は、子供の頃に全く対処されなかった成人の行動問題であろうと予測しています。ADHDは、現在では20％の成人に影響を与えていると考えられており、子供と同様に増加しています。そして子供が救急病院へ来院する最も多い症状が、行動、不安症、気分障害、そして発達障害なのです。

最近の子供たちは、推定1日に7.5時間もの時間、タブレットやスマートフォンを眺めて過ごしていると言われています。そして多くの研究において、それらの電子機器で遊んでいる間、彼らの脳は健康的な方法で情報を処理してるとは言えないことを示しています。驚くことに今では、2歳児、もしくはそれよりも早い時期から、スマートフォンやiPadをベビーシッターの代わりにしているのを目にすることが一般的になっています。親は内心それが良くないとわかっていながら、ただ周りと同じようにしているだけでなく、しばしばそのような（子供に悪影響を及ぼす可能性のある）メディアへのアクセスを、制限することなしに与えているのです。

ざっと様々な統計を紹介しましたが、これらの統計は驚異です。ところが、ここに不健康な精神状態を持つ子供の統計の増加よりもさらに驚くべき事実があります。それは、医師、精神科医、行動スペシャリストなどが診断や治療に使っている方法はなんと50年以上前

と変わっていないのです。

　何が起こっているのでしょうか？　というより、何が悪いのでしょうか？　まずは、次に実際に信じられているたくさんの間違いを挙げてみます。

◎自閉症、アスペルガー症候群、ADHD、失読症、その他の小児神経障害はすべて根本原因が説明できない別々の問題で、おそらくは遺伝的な素因が原因という広くそして間違った認識。
◎これらの問題は根本的に治癒が不可能であるという広く間違った認識。
◎実際には治療可能な問題の、根本を治すのではなく、症状を隠すための精神薬がはびこっている。
◎学術的アプローチを使っている教育者やその他の専門家たちは、実際にこれらのコンディションを悪化させている。そしてそれを認知することなく統計の急増に関与している。

　行動、社交、学習障害児を持つ親にとって、その診断名をつけられることは破滅的です。一般的に親にはこういった説明がされます。「原因はわかっていませんが、おそらく遺伝的な要素が大きいのではないでしょうか」。親にとってこの答えはさらに絶望的です。そして最後には、治療法はありません。時間が経てば良くなる子供もいますし、悪くなる子供もいます。今のところ最善策は、精神薬である程度症状がコントロールできるということです。ところが精神薬にはたくさんの副作用があり、そして長期使用の悪影響については未だにわかっていないことを知らされるのです。

　精神薬は根本治癒ではなく症状を隠すだけなのです。私は断言できます。それらの障害は治るのです。私は、何千人もの子供たちの治

療を通して、障害が治ることを完全に文章化された証拠によって立証できます。それをブレインバランスプログラムと呼んでいます。このプログラムは一見異なる小児神経障害のすべてにわたって、根本の問題を効果的に修正することができる革命的なものなのです。

脳科学の新しい発見：
機能的ディスコネクション症候群

このブレインバランスプログラムは、子供の現時点での脳の機能が、必ずしも一生そのまま変わらないわけではないという、臨床的に立証された結果に基づいて作られています。我々は、彼ら固有の発達ニーズを満たし、根本原因に対処すれば、自閉症、ADHD、アスペルガー症候群、失読症などの障害からたくさんの子供たちが回復できることを体験しています。たとえ重度の障害であっても、脳には行動や学業および学習スキルを改善し、人生の質を豊かにすることができるキャパシティーが残されているのです。

　神経科学では、人間の脳が総合的に働くには、広い領域同士、そして左右の脳が絶えず電気信号によって連絡しあう必要があることがすでにわかっています。これは、脳が左右それぞれ違う働きをしながら我々が生きる世界に適応するためには、なくてはならないものです。さらに最近の研究では、左右脳の発育が同じ比率で起こらないと、左右脳をつなげる電気信号が不均等になり、左右脳のコミュニケーションがうまくいかなくなることがわかっています。これが無数の行動、社交、そして学習障害などの原因になっていることは、紛れもない事実なのです。

　医学では、伝統的にこれらの子供たちを症状の種類別で定義され

た異なる障害、とりわけ顕著なのが自閉症、アスペルガー症候群、失読症などと分類しています。最近の評価能力や、診断画像の発達により、これらの障害を持つ子供たちの脳内には、驚くほどの共通点があることがわかっています。我々は今、行動や学習に悪影響を与えるすべての障害が、実は事実上1つの問題にあることを見ることができます。それは脳の領域間、特に左右の脳の間の電気活動のバランスの崩れなのです。この現象には実はすでに「機能的ディスコネクション症候群（FDS）」という名前がついています。

　もっと深く観察してみると、これらの障害を持つ子供たちはいくつもの症状を共有しています。それは偶発的な出来事ではありません。それがFDSのサインなのであり、症状の違いは脳のどちら側が、そしてどのくらいのバランスの崩れがあるかによって変わるだけなのです。

　ディスコネクション症候群のコンセプトは、実は科学者が特定の神経障害は特定の脳部位への怪我ではなく、左右の脳のコミュニケーションの不具合が原因で起こる、という認識をし始めた19世紀にさかのぼります。科学者たちはこのディスコネクションが、我々が今日よく見る特定の症状、原因になっていることを発見しました。私はその発見がこう言っているのだと思います。「もし脳がダメージを受けていないのならば、ディスコネクションは修正することができるはずだ」と。

　脳が正常に機能するには、右脳と左脳の活動は調和しながら働かなければなりません、そう、まるでオーケストラのコンサートのように。時に特定の機能がリズムを外してしまうと、すべての脳半球の調和を乱し、その結果、反対側の脳半球がリズムの不調和のある脳半球を切り離そう（ディスコネクト）としてしまうのです。これが両半球

の不調和の原因になり、度合いによって両側の脳による情報の共有や統合に影響が出てしまいます。そして脳は機能的なつながりを失ってしまうのです。

　たとえば、左脳の発育が遅い子供は、右脳の発育が遅い子供と違う学業の問題を持ち、違う行動表示をします。彼は文章を読むことや、集中力を継続することができないかもしれません。反対の右脳の機能低下を持つ子供は、ボディーランゲージを読み取る能力のバランスが悪いために、あなたが話しかけていても目を合わせることをしないかもしれません。症状は違っても問題は1つ、そう機能的ディスコネクション症候群にあります。他にもたくさんの例があります。しかしこれが最もシンプルな説明で、なぜあなたの子供が「普通」に見えないかの理由なのです。事実、親の皆さんがこの問題を医師やその他の専門家たちに相談する場合によく言うことが、「外界とつながりを失っているように見える」です。「Disconnected Kids」とは、全くもって言葉通りなのです。

つながりを失った子供は異質である

　機能的ディスコネクション症候群（FDS）の子供たちは他の子供たちと違っています。

　彼らは自身の身体とのつながりをも失っています。ほとんどのFDSの子供たちは彼ら自身の身体からの情報をあまり感じていません。彼らは空間内での自分の感覚がなく、地に足が着いていないのです。それ故に不器用でギクシャクして見え、タイミングやリズム感が悪いのです。筋肉の張力も弱く、それが、悪い姿勢や不自然な歩き方などとして

現れます。目の動きも他の子供と同じではありません。彼らの視線は宇宙をさまよっているようであり、1つの目だけが正常な動きを欠いている場合もあります（弱視と呼ばれる）。

　彼らは自分自身の感覚（視覚、聴覚、触覚、味覚、嗅覚）とのつながりを失っています。普通の子供であれば、これらの感覚を通して周りの世界と自分とを関連づけ、周りの世界と対話することができるはずなのです。また、これらの子供のほとんどは、2つ以上の感覚を同時に使うことができません。2つ以上の感覚を使わなければならない状況になると、感覚がパニックを起こしてしまうのです。彼らは、見るもの、聞こえるもの、感じるものに簡単に注意力を奪われ、集中することが不可能になります。その結果、自身の環境の中だけに生きる奴隷のようになってしまうのです。

　彼らは社交的にも感情的にもつながりを失っています。自身の身体の動きを感じられない子供たちは、身体の動きと感覚を結びつけて直感することができません。人が何を考えてるのか、顔の表情や、言葉の抑揚から解釈することができないのです。感情を表現する場面でも、彼らは石のような表情のままです。これらが、他人と社交的に、感情的につながりを失ってしまう理由で、そのため友達と友情を深めていくことが不可能になってしまうのです。

　いかがですか。これらの子供は普通の子供たちと違っています。それは彼らの感覚が違っているために、感じ方が違うからなのです。

　このディスコネクションが原因となり、突発的な行動や感情の爆発から集中力の欠如や、社会的孤立などに到る異常な、または乱れた

行動などが見られるようになります。

　FDSの子供にはたくさんの共通した特質があります。不器用に見えたり、筋肉の張力が弱かったり、頭を片方に傾けるような変わった癖を持っていたり、触られることを嫌がったり、特定の音や匂いなどを嫌うこともあります。免疫システムの働きが弱いために簡単に病気になったり、消化器の働きが弱いため、好き嫌いがとても多いことも特徴です。個々の行動症状と学習問題がどのように現れるかは、どのような脳のバランスの崩れがあるかの度合いによって変わってきます。過去10年間の我々の臨床研究によると、様々な症状の原因になっているFDSには、3つのタイプがあることがわかっています。

1. 右か左の脳半球に電気的活動が低下している領域がある
2. 機能的に働きが強い脳半球に、普通以上に電気的活動が活発な領域がある
3. 働きが弱い脳半球に電気的活動が弱い領域があり、働きが強い脳半球に電気的活動が強い領域があるコンビネーション

■ エビデンスはこう語っている

　何千人ものブレインバランスプログラムを終了した子供たちの実証に加えて、ここ数年でたくさんの科学的研究が、私と私の同僚によって、また他の研究者たちの間で行われています。それらすべてがブレインバランスプログラムの有効性を立証しています。

　2009年『Disconneted Kids』の初版を発行した直後に、私は同僚と共に、非営利団体Children's Autism Hope Projectを作りました。その団体は子供の神経障害の研究に専念しており、数多くの神経障

害関係プログラムや治療法の効果についての研究と出版を行いました。それにはブレインバランスも含まれています。それから同僚であるゲリー・リーシュマン（MD、PhD）と私は、12を超える数の研究論文を出版し、FDSについて、そしてFDSがどのように自閉症、ADHD、失読症、その他多くの神経障害に関連しているかについて少なくとも6以上のチャプターを専門誌などに書いてきました。

その初期の研究の1つが、「International Journal of Adolescent Medicine and Health」に掲載されました。その研究は、ブレインバランスセンターに在籍した子供たちの中からランダムに選択をした、それぞれ事前にADHDとすでに診断されている60人の子供の追跡調査です。その子供たちは、我々の特に右脳に集中させたマルチモーダル（様々な感覚運動システムの複合）刺激を、3ヶ月間に及び受けるセラピーを行いました。研究の終わり頃には、プログラムに在籍するすべての子供が、機能が低下している脳領域の1つ以上の領域で向上が見られ、85%の子供が複数の低下領域で、明らかな統計的な向上が見られました。約60％の子供が複数の学業診断などで、少なくとも2学年レベルの学業成績の向上が見られ、35％が4学年レベル向上しました。最も強い印象を受けたのは、82％の子供たちが、ADHD用の標準検査によって、もうADHDではないと判断されたことです。

そして、2013年に実施された、150人以上の子供たちを対象に行われた後の追跡研究では、3ヶ月間のブレインバランスプログラムを実施したADHDの子供たちと、同じハンディキャップを持っているブレインバランスプログラムに参加しなかったADHDの子供たちを比べました。Dr.リーシュマン、この研究を進めた責任者がこうまとめています。「治療を受けた子供たちすべてに、2学年以上の明らかな学業の向上が、数学的推論を除くすべての成績において見ら

れた」「アセスメントテストにおける異常行動、そして多動行動の明らかな減少が見られた」ということです。治療を受けなかった子供たちは、基本的に変化なく以前と同じ状態でした。

2010年にEuropean Society of Pediatric Researchにおいて発表した論文では、脳スキャンを使い自閉症の子供と、一般的な子供の脳の電気活動の差を計測することで、機能的ディスコネクションが自閉症を持つ子供の脳内に実在することを証明しました。我々は、自閉症児では右脳の電気活動が明らかに左脳の電気活動よりも低下していること、そして一般の子供にはそれが見られなかったことを発見しました。また、左右の脳半球間のコミュニケーションが著しく低下している、機能的ディスコネクションによる左右脳の電気活動のバランスの崩れの証を発見したのです。

同年にワシントン州で行われた第3回International Congress on Gait and Mental Functionにおいて、我々はバランスと姿勢の問題（両方共がFDSによく見られる問題です）と、学業と行動成績との直接的な関連のエビデンスを発表しました。そして我々は、そのうちの1つを向上させれば、もう1つも鏡に写したように向上することを示しました。「このエビデンスはこれらの問題は機能的にも身体的にも修正可能であり、その変化は永続的なものである」ことを明らかにしました。

神経発達障害は、脳の片側の発育がその反対側の脳に比べて不全なことを我々だけが示したわけではありません。それが意味するのは、様々な現在行われている治療は的外れであり、今後はたとえば我々がブレインバランスプログラムで行っている種類の治療に習った方法がとられるべきだと言うことです。次に我々以外の研究例をいくつか挙げます。

◎110人の生後12〜33ヶ月までの自閉症児と49人の障害を持たない子供を比べた研究では、自閉症の子供たちは微細運動スキル、たとえばスプーンや小さいおもちゃを持つなどの分野で少なくとも1年成長に遅れを示しています。また、走ったり飛び回ったりの粗大運動スキルにおいても6ヶ月遅れています。「1〜3歳までの子供には、それはかなりの遅れを意味しています」と、自閉症児の運動スキルのエキスパートであり、この研究を進めたメーガン・マクドナルドが言っています。自閉症児対象の治療は通常、運動スキルに焦点を当てていません。運動スキル発達に焦点を当てた治療プログラムを作っていく必要があると結論づけています。これらのスキルは、ブレインバランスプログラムの重要な焦点です。

◎2014年のInternational Journal of Psychophysiologyの研究は、6〜14歳までの正常な言語機能を持つ14人の自閉症児たちと、21人の障害を持たない正常に脳が発育をしている子供たちを比べると、自閉症児たちの右脳には潜在的欠乏とプロセススピードの遅さがあることを示しました。それはブレインバランスで繰り返し我々が見ていることです。

◎International Journal of Neuroscienceの、誰もが変化を作り出すことが困難だと思うような、重度の自閉症と精神遅滞の子供のケーススタディにおいては、ブレインバランスプログラムに似かよった脳半球ベース（Hemispheric Base）のマルチモーダルプログラムの効果がレポートされました。そのプログラムでは右脳の特定の働きが低下した部位を刺激することで、客観的な学業成績、社交や行動スキルテストにおいて「明らかな機能向上」が示されました。

◎2014年、fMRIという脳スキャンを使った研究では、胎児の左右脳のコネクションが、実際に成長するに従って強くなっている様子

が映し出されました。「左右脳のコネクションが発生していく画像を見たときに思ったのは、まるでそれぞれを結ぶ橋が作り出されているように見えた」とマリア・トンプソン（ウェイン州立医科大学）が言っています。この研究はまだ予備的とはいえ、脳の発育がいつ、どのように歪んでしまうのかを理解するための、基礎準備的な理解を提供することができると結んでいます。

◎カーネギーメロンおよび、サンディエゴ州立大学とウェイツマンイスラエルインスティテュートの研究者たちが、左右の脳半球間の共鳴（シンクロナイゼーション）の問題は、1歳の子供にすでに見ることができると言っています。そして、どの時期に脳のシンクロナイゼーションが不調和を起こすかという時間的なタイミングの差によって、子供がどのようなタイプの症状を示すかが変わってくることを示しました。

◎The Journal of Cerebral Cortexにレポートされた、53人の高機能自閉症の小児後期から思春期初期の男子の脳を、イメージスキャンを使って検査した研究で、彼らが示す行動問題は、神経活動の特定の脳部位間のコネクションの低下が原因で起こると発表しました。そして、他の研究者が、自閉症を持つ小児および成人の脳を検査し、左右の脳をつなぐ橋（脳梁と呼ばれています）が、同じ年の正常な男児の脳に比べて小さかったことを見つけました。何人かの研究者たちは、この（脳梁が小さいという）事実が自閉症の原因に関与していると考えているようですが、私はこの不具合は、逆に自閉症が原因で起こっていると考えています。

◎ブラジル人の研究者たちがJournal Clinical Neurophysiologyに発表した、6〜14歳までの自閉症男児グループと、同じ年齢範囲の自閉症を持たない男児グループを対象に、脳波を計測して、その違いを比べた研究では、自閉症を持たない男児には見られない左右

の脳半球間のコネクションの異常があることを示しました。

　我々のブレインバランスセンターで治療をしているすべての障害の中で、本を読むことや、音声認識が難しくなる失読症と学習障害が、最も誤解されている障害です。一般的な人は、それらの障害は頭の中で文字を逆さまに読んだり、順序が逆になったりすることで、読み取りの問題になっているという間違った理解をしていて、さらにそれは一生ついてまわる、変えることができない問題であると誤解しています。我々はそれが間違っていると証明することができます。実際それは読み取り問題ではあります。しかし左脳の機能が低下しているがために、文字の音を細かく分別することができないことが原因になっているのです。2002年にDr.リーシュマンが脳波計測によって初めて明らかにしたことがあります。それは、シンクロナイズされた2つの脳部位の活動（時間干渉性と呼ばれています）は失読症の人では右脳が左脳よりも強かったことです。これが綴りや、書字、そして発話にまでも悪影響を与えているのです。それは左脳が右脳に比べて反応が鈍いということを意味しているのです。

　しかし、もし左脳のスピードを右脳に追いつかせることができたとしたら（我々がブレインバランスプログラムを通じて行っていることですが）、失読症によって起こされる数々の問題は減少、または完全にとり去ることができるのです。
　2003年にベルギー人科学者たちが行った研究で、失読症は、科学的に信じられている音声解釈の問題が原因であるというよりは、脳内の配線の不具合から起こるということが証明されました。「我々だけでなく、広く失読症を研究している研究者の大多数にとって驚きだったことは、失読症を持つ人の音声表現は、完璧に機能していると

いうことです」と、この研究メンバーの一員であるバート・ボエツはコメントしています。彼らが見つけたことは、失読症を持っている人々には、発話に関わる機能を持つ脳部位間に「明らかなコネクティビティの欠落」が起こっているということなのです。

これらの発見を補助するその他の失読症に関する研究をいくつか示します。

◎カーネギーメロン大学研究者であるティモシー・ケラーとマーセルは、失読症を持つ子供たちに、読書スキルを向上させる集中教育をすることによって、彼らの脳が物理的に再接続し、新しい白質を作り出し、その結果、脳内でのコミュニケーション機能を増大させることができ得ることを示しました。Journal Neuronでのレポートで、8〜10歳の子供たちの脳イメージスキャンによって、白質（情報が処理される、脳部位間の連絡シグナルを運ぶ組織）の質は、100時間に及ぶ補修訓練によって、明らかに向上したのを見ることができたと発表しています。

◎失読症の子供たちは、聴力処理障害も持っています。特にフォニックス（英語の読み方の学習方法の1つ）において顕著に見られます。たとえば、彼らははじめの「b」や「p」を聞き分けることが難しいのです。（日本語では「が」「だ」「ざ」「ぱ」などの短い破裂音のはじめの部分が聞き取れないことが多い）

◎ドイツのWurzburg大学の研究者たちは、発話音に対する認知力を築くための集中した精神的訓練（Mental Exercise）によって、失読症の子供たちの読み書きスキルが明らかに向上したと言っています。これはまさしく我々がブレインバランスにおいて行っていることです。

◎682人の失読症および聴覚処理障害の子供たちの研究において、働きが弱い部分に集中したエクササイズをすることで、読みスキ

ルが向上し、書字のスペルミスを40%減らすことができたと言っています。この結果はブレインバランスで起こっていることと同じです。

◎ドイツのFreiburg大学の研究では、失読症の成人は、失読症ではない成人に比べて、視覚的注意と視運動タスクにおいて2倍の確率で間違いをしたと発表しています。何も驚くことではありませんね。ところが、我々もブレインバランスで行っているのと同じように、失読症の子供たちの脳を連続した眼球エクササイズによって刺激すると、ほんの3〜6週間のトレーニングをしただけで、間違いを起こす確率が今までの半分になったそうです。感覚トレーニングはブレインバランスの中で、大きな役割を果たしています。

読みの問題がある子供たちに改善トレーニングが必要なことは明らかですが、失読症に関連したその他の問題——原始反射、微細運動、粗大運動、そして感覚統合の問題および栄養の問題など——が対処されずにいれば、脳は変化することができず、問題は改善されることはないでしょう。それは自閉症、アスペルガー、ADHD、そしてその他の行動と学習問題など、今日我々が見ている問題すべてに対して言えることなのです。

「脳」は変えることができる

これらすべてが起こる理由は脳の変化することができる能力によるものなのです。子供の頃だけでなく人生を通して言えることです。過去に、科学者は生まれたときに脳の配線が決まっていると信じていて、脳の誤った発育パターンは正常に戻すことができな

いと考えていました。この考えは明らかに間違っています。過去数十年間で、神経科学者によって脳はとても柔軟に作られていることが明らかにされています。それは、正しい刺激を加えれば物理学的にも化学的にも変わる能力があるということです。この変化する能力は、神経の可塑性と呼ばれています。

正しい刺激のもとに、弱いもしくは小さい脳半球が、実際に大きくそして早く活動できるように変わることは、脳スキャンによって確認することができます。脳細胞間の隙間も小さくなり、新しい接続が成長するのです。結果、弱い脳半球内で新しい神経の接続が行われ、それが機能している反対側の脳半球の成熟した脳細胞と正しいコネクションを回復し、成長リズムを取り戻すことができます。そして、脳は1つになって正しく機能し始めるのです。ディスコネクトされた子供がリコネクト(再接続)されるのです。

これがブレインバランスプログラムのすべてです。学習および行動に問題がある子供たちの原因を明らかにして、治療をする革命的な新しい方法なのです。それは従来型の考えを大きく変えるところまできています。

ブレインバランス、ここが違う①:問題には解決法がある

今まで、脳のバランスの崩れにより起こるという特徴がある障害は完治や修正ができない、一生涯続く問題であると考えられていました。これは単純に間違いです。バランスの崩れは修正できるのです。機能が弱い脳の部位は、強い機能がある部位に追いつくように修復することができます。再接続をし正常な調和のとれたリズムを取り戻すことができるのです。

ブレインバランス、ここが違う②:投薬は解決法ではない

今まで無数の脳のバランスの崩れに関係する障害から起こる症状をコントロールする最善の方法は投薬でした。たとえたくさんの副作用を起こす可能性があっても。投薬に関する論争は、投薬を勧められる、時には子供に投薬をすることを命令される親に、重大な苦悩を与えています。これは単純に必要なことではありません。私は、投薬反対者ではありません。重度の症状を持つ子供には投薬が役に立つこともあると思います。しかし、投薬は解決法ではないのです。事実、リタリン薬に関して最も広範囲に行われた研究や他のスケールの小さい研究においても、医薬品では長期的な改善を得ることはできず、さらに男の子の成績低下、女の子においては精神的な問題を引き起こす原因になるとされています。ブレインバランスは100％ホリスティック（自然療法）です。多種治療アプローチによってバランスの崩れを解決するのです。バランスの崩れが解決すれば症状が軽減し、やがて消えてなくなるのです。投薬は必要ありません。

ブレインバランス、ここが違う③：ポジティブをさらに強くするな

　今まで行動症状に対する一般的な対処法は、障害を無視、もしくはディスコネクトしている脳半球を無視し、働きが強い側の脳半球をさらに強くすることに焦点を当てていました。一般的な賢者はこう考えます。ジョニーは数学のスキルが天才的に優れている。それなら、その優れた能力をさらに伸ばすことを考えましょう。そうすれば彼はさらに賢くなり、彼自身も喜ぶことでしょう。我々はこの方法が実際は問題を悪化させていることを見てきています。この方法は高機能を持つ脳部位だけを強くし、機能が低下している部位を無視するのです。実はこのアプローチこそが、ほとんどの人が障害が修正できないと信じる理由を作り出しているのです。

　ブレインバランスは単純に反対のことをします。それは「機能が低

下している」側の脳半球に焦点を当てています。弱い脳半球の成長を促すエクササイズを使い、利き脳に追いつかせるのです。私はそれをキャッチアップ（追いつき）理論と呼んでいます——脳は脳が本来あるべき姿にキャッチアップすることができるのです。

DSM-Vとなぜあなたの医師はFDSの話をしないのか

おそらくあなたは、ADHD、自閉症、失読症、強迫症およびその他様々な小児神経疾患を診断するために、医師、精神科医、そして行動専門医などが処方する血液検査や脳スキャンなどの検査法があると思いたいでしょう。ところが不幸にも、実際にはそういった検査法は実在しないのです。

これらの障害に一定して見られる解剖学的、生理学的な指標は存在しません。これらの疾患の診断は、あなたが答えるお子さんの症状に関する一連の質問への解答と、それがどう解釈されるかによって主観的に下されるのです。診断において質問票以外に確定したものはなく、その質問はDiagnostic and Statistical Manual of Mental Disorders (DSM)という質問票からきています。この質問票は1952年に作られ、その後1992年、そして2013年に大きく改定されました。

DSM-Vと呼ばれるこの質問票は、精神疾患を診断し分類するために世界中の専門家たちに一般的に使われています。20年間で初めての大きな改訂が加わったもので、障害に診断名をどのように付けるか、それとも付けないかにおいて、論争の的にもなっています。その中では、過去に自閉

症スペクトラム障害（ASD）という広い定義の中の下位群に位置づけられた以下の3つのカテゴリーがとり除かれました——自閉症、アスペルガー症候群、広汎性発達障害——NOS（特に指定のないという意味）——そして新たなカテゴリーである社会的コミュニケーション症（SCD）が加えられました。小児神経疾患に対する理解と治療法を見つけるための新しいドアを開く鍵になると研究が認めている機能的ディスコネクション症候群についてのことわり書きが、そこには一切書かれていません。

　さらに論争の元は、改訂により診断においてさらに基準の範囲が狭められたことです。ある研究が実際に指摘していることは、毎年何千という発達が遅れている子供たちが、診断名がないことで彼らが受けるべき社会補助や補助学級などのサポート、そして医療補助が受けられなくなることです。

　2014年にコロンビア大学ナーシングスクールの研究者のグループによって行われた研究では、DSM-Vガイドラインによって、過去のDSMによってASDという診断を受けるべきだった子供たちの31%が、診断を受けないことになると予想しています。「我々は、発達が遅れている最も脆弱な子供たちのための診断と、その治療機会を失う可能性がある」とKristine M. Kulage、研究者の一人が言っています。

　もし、あなたの子供が神経行動障害であるという診断を、2013年以降に受けていたとしたら、あなたの医師やセラピストはDSM-Vを使って診断をしたのでしょう。今後の診断はおそらく新しいDSM-Vによってなされるでしょう。以下が一般的に診断が展開される方法です。

あなた自身の懸念、もしくは時には学校の先生や小児科の先生などからの切羽詰まった勧めにより、あなたは小児神経障害の専門医にアポイントメントをとります。あなたと子供との短い問診の後、その専門家は、「そうですね、あなたの子供の行動、社会、学業の問題は精神的障害が原因でしょう」と同意します。医師は、DSMからとった少し見かけを変更してあるような質問票をとり出し、子供の症状に関してあなたに質問をしていきます。最終的な診断名は、そのマニュアルの基準に合った症状の長さや数の多さをもとに決められます。ところが、この過程は聞こえほどはっきりとした基準があるわけではありません。

　症状を特定するための質問のリストは曖昧で、加えて正確に答えることがとても難しい質問が多いのです。また専門家があなたの答えを解釈する際に、ほとんどが主観的で、様々な解釈が可能なのです。たとえば、我々にとっての社会的な行動スキルが正常かどうかという基準の判断は、子供によって明らかに違うものです。行動が異常なのか、それとも正常なのかのラインは、いったいどこにあるのでしょうか？ 加えて評価者側が優しいか、反対に自閉症という診断名に対して否定的なイメージを持っている場合、それぞれ子供たちの行動に対する評価も変わってくるものです。このDSMの主観的な性質は、今日の子供たちに見る障害の増加は、何が原因となっているかの論争に、ただ油をそそいでいるだけなのです。

ブレインバランス、ここが違う④:1つの問題、1つの解決策

　従来の医療では、特定の症状によって障害の診断名が決められて

いました。ところが、ブレインバランスではほとんどの学習と行動障害疾患は1つの問題として考えています。それを機能的ディスコネクション症候群と呼んでいます。この考えによってブレインバランスプログラムが数多くの障害の解決策となり得るのです。

■ 障害は修復可能

　ブレインバランスプログラムはほとんどの自閉症スペクトラム障害、ADHD、失読症、その他の学習障害や処理障害のレッテルを貼られた子供たちを助けることができます。ブレインバランスは、正常に社交したり、コミュニケーションしたりできない特徴がある広汎性処理障害の分類に入る障害をも修復できるのです。

　ある研究者たちは、もっと重症の神経障害疾患の中で、双極性障害や統合失調障害もFDSのカテゴリーに属すると信じています。ということはブレインバランスプログラムによってこれらの障害を持つ子供たちをも助けることができるということです。まだ(本書を執筆している段階では)たくさんの双極性障害や統合失調症を持つ子供の治療をブレインバランスセンターで治療をしたわけではありませんが、子供は一人一人固有の特徴を持っていますので、どのような子供でも必ずブレインバランスプログラムによって恩恵を受けることができると信じています。今まで治療に成功した疾患例を挙げます。

アスペルガー症候群：自閉症に似ているが、言語スキルは優れている。高い知能と、特定の題目に対しての強迫観念的な知識を持つことで、しばしば「リトルプロフェッサー症候群」と呼ばれる。新しいDSMでは独立した障害とは分類しないと定義されているが、名前や

その特徴のある症状などはまだ一般的に使われている。

注意欠陥多動性障害（ADHD）：広範囲の診断で、注意を払い集中することが難しいというところから、重度の場合、過度の多動や衝動のコントロールができないことで家族、友達、クラスを混乱させるところにまで影響を及ぼす。

自閉症および自閉症スペクトラム障害（ASD）：極端にコミュニケーション能力に欠け、正常な社交関係を結ぶことができず、複雑な行動的困難、たとえば1つのことや言葉に長期的に執着をしたり、全く話すことができないなどの症状を持つ。理解が最も複雑で難しい小児神経障害疾患と考えられている。ASDは今では時に広汎性発達障害（PDD）と呼ばれることもある。

失読症および処理障害：文字の音の識別能力が低く、それが綴りや書字および発音にも影響する。

強迫性障害（OCD）：正常な日常生活を妨げるほどの、繰り返し行う儀式のような行動や強迫思考などを伴う特徴がある不安症。

反抗挑戦性障害（ODD）：通常は権威に対して、大っぴらに敵対的で反抗的行動をとる。

感覚処理障害（SPD）：この障害は、感覚シグナルが正常に統合されず、正常な反応ができないことで起こる。いくつものタイプ別感覚情報が、複合の感覚統合によって処理されており、SPDは自身の身体や環境からくる感覚刺激を統合するのに、明らかな問題が生じてい

る特徴がある。そのため人生の主要分野の1つか、それ以上の分野のパフォーマンスに影響が現れる(生産性、レジャー、遊び、毎日の日課など)。

ティレット症候群：コントロール不能の突発的で無意味な繰り返し起こる動作性および口頭チック。

ブレインバランスプログラムがどのように働くのか

　ブレインバランスは、私が開発したテクニック、ヘミスフェリックインテグレーションセラピー(HIT)に基づいています。はじめに症状や機能的な能力を評価し、働きが低下している大脳半球および半球内のバランスが崩れている機能を探し出す一連のテストが子供に与えられます。そして、直接的に機能に問題がある部位に毎日行う感覚、身体、学業エクササイズが選択されます。最初はこれらのエクササイズは、機能低下部位を強くするために個別に与えられ、そして徐々に大きな脳の範囲、特に左右半球を同時に統合するように使われていきます。エクササイズは約1時間、最低週3回行う必要があります。

　ブレンバランスプログラムは、FDSの子供に多く見られる食事の問題も解決するために、栄養プログラムも組み入れています。さらに数多くの研究がこの問題に関連していると指摘している家庭環境的原因にも焦点を当てています。これらの障害に関連しているすべての原因については第4章で説明しています。それらを見直すことはとても大切なことです。なぜなら、どのようにしてこれらの障害が発

現するのかを理解するのに役に立つからです。ぜひとも読むようにしてください。

　ブレインバランスプログラムの効果はとても驚異的で、私の施設で2万人の子供がプログラムを終了し、著しい向上を達成しています。たくさんの学習障害を持つ子供たちが、たった3ヶ月間のプログラムで、遅れていた学級レベルをなんと驚くことに3学年から11学年分進級させることができているのです。我々は全くしゃべることができず学校を退学させられた子供が幸せに社交し、学業での成功者になっていくのを目の前で見ているのです。事実、たくさんの子供たちが再検査を受けに来るのは、彼らが発達障害の基準にはもう当てはまらないことを、単に確かめに来るのです。そう12歳のベッキーが、この章の冒頭の文章を書いてくれたように。本書の中で、読者の皆さんはベッキーのようなたくさんのサクセスストーリーにこれから触れることができます。

　私はこの20年間で、1,000人以上もの世界中の健康および教育のプロフェッショナルたちにブレインバランスプログラムの原則を実現できるように教えてきましたが、今ここで読者の皆さんにそれを教えたいと思います。未来世代の精神的健康に脅威を与えるこの神経障害疾患の流行を止める道は、できるだけたくさんの人にこの問題を解決できる方法を教え、そして予防できるだけの情報を与えることだと信じています。私はこの目的を達成するために、私自身が監修したプログラムを、親が、先生が、臨床医が持続的な結果を達成できるようになるために紹介することにしました。この本は基本的なプログラムを子供に家庭で行い、我々のセンターで得られるポジティブな結果と同じような、測定可能で前向きで有効な結果を達成するための学習ガイドです。

　あなたとお子さんがこの本に記述されている通りに身体的、精神

的、栄養、そして行動的アクティビティーを進めていくと、お子さんの脳が本来の働きに追いつくに従い、正常で健康な発育リズムを取り戻し、徐々に学業や筋肉パフォーマンスが変化してくることでしょう。私がその輝かしい成果が達成できるまであなたを導きます。

　ホームブレインバランスプログラムは、
◎子供の左、もしくは右の脳の機能の欠乏の度合いを評価する。
◎子供の脳の電気活動の低下している部位、もしくは亢進している部位を特定する。
◎子供の症状を悪化させている可能性がある栄養不足を探す。
◎生化学的に問題を解決するための食事指導をする。
◎ポジティブな変化を導くための、家族ライフスタイルと家庭環境を検討する。
◎家族内のストレスを緩和させるための行動戦略を実施する。

　期待できる効果は、
◎たとえ高学年であっても学業成績が向上する。
◎良くない行動をすることが減少する。
◎異常または極度の行動癖を除去する。
◎コミュニケーションおよび社交スキルの顕著な改善が見られる。

　まずはこのプログラムを始める前に、子供の脳がどのように発育するのか、そしてディスコネクションが起こるには脳内でどんなことが起こっているのか、基本的な理解を深める必要があります。

Brain Balance Profile

サム
親の悪夢の終わり

　サムは14歳で初めてブレインバランスアチーブメントセンターに母親に連れ添われてきたときには、泡の中で生きているような状態でした。彼の診断は両親にとっては悪夢でした（ADHD、広汎性発達障害、アスペルガー障害）。彼はとても低レベルで機能していて、明らかにイライラしていました。たとえば、しゃべろうとすると、何度も途中で引っ掛かり、言いたいことを伝えるために不自然なジェスチャーをしたり、不自然な音を発したりします。そして彼は、明確に示されていない社会行動様式やルールを理解することができませんでした。

　来院する前に母親は何種類ものセラピーを試したそうです――スピーチセラピー、作業療法、認知、行動セラピー――しかしほとんど効果がありませんでした。グルテンフリーダイエットも、苦労して試しましたが、彼の大きな問題には何の効果もありませんでした。

　我々はサムに、弱い右脳をターゲットにして、運動感覚プログラムを実施しました。同時に、特定の栄養素やビタミン不足を補う栄養プログラムも実施しました。結果はとても素晴らしく、彼は物静かになり、そして理由づけができるようになり、彼自身の怒りとイライラに対しても論理的に理解し、対処できるようになったのです。「サムは私が予想もできなかった子供に生まれ変わりました」。母親が3ヶ月のプログラム終了後に手紙に書いてくれました。「サムはしゃべり方も、特に彼自身の感じ方の表現が成熟してきました」。実際に学校の先生、クラスメートに迷惑をかけることはしないと言っ

たそうです。

　もう1つの大きな前進は、家族の食卓がまるで大混乱状態だったのが、喜びに変わったことです。「サムはお皿の上で食べ物がそれぞれくっつかないように文句を言ったり、1つ1つ順々に食べることにこだわったりもしなくなりました」。彼の母親は「彼の書字が良くなって、とても読みやすくなりました！ そして人の言うことを聞けるようになり、何を感じているのか、また自分がどこにいるのかを表現できるようになったのです」と報告してくれました。

第 2 章
子供の脳は実に柔軟なものである

Chapter 2
Children's Brains Really are Changeable

どのように発育とともに脳が接続していくのか

その瞬間が来たとき、ボビーはクラスメートの中心にいました。メルトダウンも、泣いたり、耳をふさいだり、目を閉じて外界を遮断したりはもう一切ありません。それはあたかもボビーをそこに残し、自閉症だけが跡形もなく部屋を立ち去ったかのように

マリリン、ボビーの母

ほとんどの人は、我々が初めて息をし始めた瞬間から、知識が耳と耳の間（脳）に詰め込まれていくというように脳の発達が起こると考えています。赤ん坊が千億の脳細胞を持って生まれるというのは奇抜な推測ではありません。宇宙の星よりも多い脳細胞とさらに多いコネクションがその小さな頭の中に詰まっているのです！

赤ん坊が生まれたときの脳は360グラムほどで、成人の25％ほどの重さということを考慮すると、この事実はイメージするのが難しいと思います。しかしこれには論理的な説明があるのです。脳細胞はまさに脳自体と同じように、まだ未熟な状態です。成長するに従って脳細胞はニューロンと呼ばれるようになります。我々が生存して成

長し、考えを合理化していく、世界を感じ感情を表現し、コミュニケーションをとり、そして学習する能力を身につける準備をするために、他のニューロンと接続し互いにコミュニケーションをとりながら大きく強く、触手のように枝分かれをして成長していくのです。これが本来の脳の発育の本質なのです。

生まれた瞬間の脳

　多くの人は、我々が心臓が拍動するために必要な臓器を持って生まれてくるのと同じように、脳も発育した状態で生まれてくると思っています。しかしこれは間違っています。実際は臓器の中でも唯一脳は、基本的な構造のみでき上がっているものの完全に発育した形では生まれてこないのです。しかし、機能に関しては脳が完全に発育し終わる前にすでに重要な働きをし始めています。

　脳の発育は、実際には受胎してから40日後、深いしわか溝のように見える灰白質が形作られる頃からすでに始まっています。胎児発達の中で新白質と呼ばれる部分が、ニューロンの発生のための種子であり、それが時に1分間で25万ものニューロンを急速に発芽させ累積するのです。次の125日間でまるで深い新白質から外側へ向かって花火が爆発するようにして存在感を示していきます。しかし、この現象は実は偶発的に起こっていくものではありません。細胞が発育する特定の方向は、遺伝子コードによって細かく仕組まれているのです。この中の特定の細胞たちが、大脳皮質の6つの層を形作っていきます。2ヶ月後には胎児の中の大脳は識別可能な形に発育します。この細胞の発育の開花は、5ヶ月まで引き続き起こります。

　その間に、もう1つの大切な脳の発育が起こっています。グリア細

胞と呼ばれる脂肪の鞘もさらに速いスピードで発育しているのです。グリア細胞、もしくはグリアは中枢神経の糊のような働きをしています。それは健康なニューロンにとって不可欠なものです。なぜなら細胞間のコミュニケーションに必要な電気活動を点火する、科学者がシナプスおよびシナプス接合と呼ぶ役割をしているからです。

　一生を通してグリア細胞は、人間の脳や神経系を活発に活動させ、脳細胞を生存させるための大切な役割を果たしています。それらはニューロンに生存を維持するための酸素およびグルコースを供給する責任も果たしています。また、それらは触手のような構造を持ち、脳の大規模な通信システムの発信者である軸索と、受信者である樹状突起などを生成する手助けをしています。その他に、縮んで死んだニューロンを取り除く役割もしています。しかしグリアの主な仕事は、我々が息をする、学習する、そして考えて、感じるなどすべてのことを実質的に支配する神経経路を生み出すことで、脳の発育を促す力を与えることです。遺伝子もグリアを生み出すことに関与していますが、限られた範囲内でだけなのです。成長は主に栄養や刺激という形で母親の身体からのフィードバックに依存しています。

　シナプスは驚異的な速度で発達しています。出生時は呼吸、心拍、血圧、代謝、そして身体の重要な器官のコントロールをするのに必要なだけの限られたシナプス接合があるだけでした。はじめの1年間で、平均的な赤ちゃんの脳ではそれ以降一生で成長する分よりも多くの脳組織が作り出されます。2歳になる頃には約80%の脳構造が完成します。6歳になる頃には大人の90%の大きさに成長し、約1,000兆ものシナプス、世界で一番知能の高い人でさえも一生使うことのないほどの数を持つようになるのです。これが実質的に脳に無限の処理能力を与えているのです。

　シナプス接合が、皆さんが考える脳の発育、いわゆる学習を可能に

するための鍵なのです。加えて身体発育の鍵でもあります。ある時期に科学者たちは、精神と身体の発育は相互に排他的のものとして理解していました。しかし、それは根本的に違っています。それぞれがお互いの成長に不可欠であることがわかっています。生物学的に重要な出来事はすべて、たとえば母親の笑顔を認知することや、父親の声を認知すること、座る、ハイハイ、歩いたり、話したりはすべてシナプスのループの中のニューロン間の電気刺激を作り出す新しい神経間の接続の結果で起こるのです。親がドキドキしながら待っているシャッターチャンスである、子供が歩き出す瞬間、成長マイルストーンのその瞬間は、シナプスの発達と正常な神経の成長の証なのです。

　たとえ出生前に脳細胞が音速のスピードで蓄積されていたとしても、シナプス接合は魔法のように起こるわけではありません。シナプスが形作られて成長するには2つの重要な要素があります。燃料供給としての酸素とグルコース、そして刺激です。2つのニューロンが刺激しあうと、その2つのニューロンは機能的にリンクされます。刺激は細胞を反響させることで、刺激が消えた後も引き続き細胞の組み立てを続けることができます。ところが、細胞の組み立てに必要なシナプス接合を作り出すためには、繰り返し刺激による活性化が必要です。今我々がわかっているこの理論がブレインバランスの成功の核になっています。神経に栄養を与えるだけでは脳細胞は発育しないのです。それに刺激が加わって初めて脳細胞が発育するのです。

　脳のサイズが大きくなるに従い、増える仕事量に見合う栄養はどんどん多くなります。しかし、生化学的な宇宙の中で、刺激がない状態ではいくら栄養があっても細胞は増殖しません。刺激なしでは、脳は発育しないのです。脳細胞は刺激なしでは退行化し、死んでしまいます。10歳までに、平均的な子供は出生時に存在した1兆のシナプスの半分を失うのです。聞いたことがあるでしょう。使わないと失って

しまう。そうです、単に年をとり衰えていく脳だけに言えることではありません。脳を使い、絶えず刺激を与えることは若い心が育つためにも不可欠なのです。

■ どうやって脳が発育するのか

脳は下部から上部へと発育していきます——脳の中では最も複雑ではない脳幹部から、最も複雑な大脳皮質へ——そして左半球と右半球。おそらくあなたは初めて聞くことでしょうが、我々の左右の脳は同時に発育していくわけではないのです。

脳を発育させる遺伝子は特に出産時が最も脆弱です。なぜならそれらの遺伝子は、母なる自然がそう決めたように、生きていくために必要な神経経路を作り出すために、まさしく正しいタイミングでぴったりと行動を開始しなければならないからです。ニューロンは、たとえほんの少しの動きを作り出すため、またはちょっとした考えを起こすためでも、右側と左側半球との間で、まさに光のスピード以上で対話しなければなりません。それが人間の脳を、この宇宙の中で最も複雑な構造にしているのです。

胎児のとき、出産直後に、右脳——一般的に直感脳と考えられている——がまず成長しだします。そして人生の最初の数年間は、右脳の発育に重点を置いた状態が続きます。それが、赤ちゃんが周りの世界を感じ、はじめの一歩を踏み出す助けになるのです。つまり、右脳がこの先一生コントロールしていくスキルの基盤を形作っていきます。赤ちゃんが泣いてすべてにイヤイヤをしたり、たとえ肯定のときであっても、それは右脳がしゃべっているのです。

3歳頃になると、発育の重点は左脳——よく論理脳と言われる側

の脳——に置かれるようになります。左脳は右脳によって学んだスキルを使い、さらに周りの世界を細部にわたって探求するようになってきます。クレヨンに指を巻きつけたり、音の細部を聞き分けたり、愛情を注いでくれる人の顔の細部を観察したり、周りの世界に魅了されてすらいます。心は宙を飛び回り、あれは誰？ なんでそれをするの？ なんでそうなるの？ となんにでも興味津々になります。それが左脳が発育している証であり、数年同じような状態が続きます。

　発育は次にまた右脳に戻り、脳半球の発達は、順番に左右を行ったり来たりしながら完璧なリズムとタイミングで繰り返し起こり、新しいニューロンや神経経路を作り出し、新たな行動をチューンアップしたり統制したりしながら、若い成人になるまで強度を増していくのです。

身体と脳は共依存の関係

　ある時期、科学者たちは発育している脳と身体の間には何の関連もないと信じていました。我々は現在それは間違いだとわかっています。心と身体とは共依存の関係です。脳は身体から脳の成長に必要な刺激を受け取ることに依存していますし、身体は脳から、脳の神経伝達物質によって筋肉を動かす信号を受け取ることに依存しています。

　Philip Teibelbaum（PhD, University of Florida at Gainesville）、人間の動きパターンのエキスパートは、後に自閉症と診断を受ける子供の身体の発達を研究したことで、身体と脳の共依存についての関連性に気づきました。乳児や幼児期には自閉症の子供たちは通常ではない歩行戦略を使います。彼らは寝返りを打たず、座らず、ハイハイもせず、歩行の学習も通常の子供たちとは違っています。それはま

るで動きをコントロールする脳部位がきちんと接続していないかのようです。

「我々は自閉症は心の問題と考えがちです」とニューヨーク・タイムズのインタビューでDr.Teibelbaumは言っています。「現在、我々はどのように脳が働くのかがわかり始めており、心は身体と共存していて、身体は心の一部であり、その2つを分けて考えることは到底できません」

■ 健康な脳を育てるために

刺激とは、活動や成長などを励起させること。この辞典に記載されている定義がまさしく脳の発育のエッセンスです。いくつもの研究が、正しい刺激が加わらないと子供の脳の発育が阻害されることを示しています。たとえばBaylor医科大学の研究者たちは、ほとんど遊ばない、触れ合いがない子供たちは正常な子供よりも脳の発育が20～30%小さいことを発見しました。発育中の脳にとって刺激不足がどんな影響を及ぼすかの悲しい例は、何年も前にルーマニアの孤児院で見捨てられた赤ちゃんが、抱かれることも、微笑みかけられることも、そして愛情を持った歌声を聞かせられることもなくベッドに放置されたことで、知的障害を起こすほどに脳の発達が遅れてしまったことに示されています。これらの子供たちは、感覚の世界を剥奪されることで脳が発育不全を起こしていたのです。感覚は、精神の刺激のための交通手段で、刺激を脳に運ぶための乗り物の役割を果たすのです。事実、感覚と脳を刺激する過程は密接に絡み合っています。

脳がそれ自体である程度の刺激を供給することができたとしても

（たとえば夢が一番良い例ですが）、神経の発育を刺激するのはほとんど外界からの刺激に頼っているのです。脳が依存している外界からの自然環境が及ぼす刺激は次のようなものです。

◎光
◎音、もしくは振動
◎匂い
◎味
◎温度
◎触れる
◎圧迫、もしくは重力

　砂浜にあたる太陽の反射、海岸に押し寄せる波の音、潮の匂い、しょっぱい海水の味、潮風の暖かさ、岸を走る足跡のパターン、そして砂浜で遊ぶ動きなどは、すべて心を刺激する感覚を誘発します。
　感覚システムには、まるでランプのスイッチが電気の流れを作り出すかのように、脳を活性化させる刺激の流れを作り出すスイッチのような働きをする受容体が備わっているのです。
　網膜には桿体細胞（かんたい）と円錐細胞（えんすい）という光受容体が備わり、内耳には繊毛細胞（せんもう）という音を伝達する受容体が備わっています。また関節や筋肉には動きや重力を感じる受容体が備わっています。これらの受容体は、周りの環境からの情報を集めて脳に送るという唯一の目的のために存在しています。家中の明かりのスイッチのように、これらの受容体は我々の身体の神経系の中でそれぞれ決まった形の神経回路を持っています。刺激は配線を通って受容体から脊椎の神経まで伝わり、そこから脳幹部、脳全体に伝わり、そこで細胞の爆発的な活動を誘発するのです。たくさんの脳細胞が刺激されればされるほど

脳が大きくなり、情報処理スピードが速くなり、新しいシナプスによりコネクションが強まります。健康な脳を育てるために大切な要素は次の通りです。

◎刺激の頻度
◎刺激の持続時間
◎刺激の強さ

　細胞を最も頻繁に、長時間、最大の強度で刺激できるインパルスが、最も効果的に細胞の成長を促し、脳の全体的な情報処理スピードを速めることができます。
　子供が自転車に乗る練習をしている姿を思い描いてみてください。三輪車を乗りこなす練習をしている子供は、はじめはぐるぐると円を描いて三輪車をこいでいます。ところがある時、新しいシナプスがつながり、歩道をまっすぐ目的に向かって進むことができるようになります。次に補助輪をつけた自転車に乗り始め、バランスをとることを会得すると、いよいよ2輪自転車に乗ることをマスターするのです。もう1つの例は記憶です。思い出してみてください。心を込めて詩を読むことができるようになるまでに、何度繰り返し読み込まなければならなかったか。
　しかし、刺激の頻度とはどういう意味なのでしょうか？ 私がここまでで話した環境からの刺激は一定のものではなく、いつでも存在するものではないと、おそらくあなたは思っているでしょう。光、音、味、温度はすべて頻度や長さ、強さが変化します。たとえば太陽光は日中にしか当たりませんし、地球には1年のうちで何ヶ月も日が当たらない場所も存在します。
　ところが、環境からの刺激で唯一いつでも一定のものがあります。

それは重力です。我々は意識するしないに関わらず、継続して重力に対して関節や筋肉を使わざるを得ない状況で生活をしています。重力はいつでも安定した一定の力を我々に加えており、我々は地球上で生活する以上、それに対して永久に抵抗して動かざるを得ないのです。重力が我々の脳に加えている刺激は、頻度と長さを基準にすれば、他のどの刺激よりも大きいのです。我々が動けば、どんな動きも必ず脳を刺激します。たとえば、ただ立ち上がるにしても重力に反して筋肉が抵抗しなければなりません。この重力に対して繰り返す筋肉の活動が、脳の発育に関して最も重要な要素なのです。この件については、この本を読み進むにつれ、きっとあなたの理解も深まることでしょう。

■ すべての脳には2つの側面

身体の大きさとの比率で言えば、人間の脳は生きている生物の中で最も大きい部類に入ると言えます。しかしユニークなのは大きさだけでなく構造にも言えることです。

人間の脳は右脳、左脳それぞれが特殊な役割を果たすことができる、実にたくさんの機能を持つ、高度なスペックの整ったものです。ただし言い換えれば、それぞれの大脳半球が全体の半分ずつの仕事をするという意味です。それぞれ違う働きを持つ半球が脳として正常に機能するためには、全体が1つとして共同で働かなければなりません。このような形の脳は、この宇宙で生きている生物の中で人間以外いません。

人間の脳が全体として正しく働くためには、左半球と右半球が絶えずコミュニケーションをとっていなければなりません。効率よく

コミュニケーションをとるには、両側面がお互いにそれぞれのスピードにきちんとついていき、それぞれが完璧なリズム、完璧なタイミング、そう、まるで社交ダンスのカップルのように同調していなければならないのです。

　左右が同調していることに加えて、脳のタイミングを計るメカニズムは、あふれる情報に追いつくだけのスピードを持たなければならず、脳が発育するにつれこのスピードは速くなります。たとえばスピードを出して向かってくる車を瞬間的によけたり、飛んでくるボールをかがんでよけたり、一瞬にして判断を下せるだけのスピードがなければならないのです。もし左右の脳が同調していなかったら、こんなことを一瞬のうちに成し遂げることなどできやしないのです。

　世界一流のマラソンランナーのリズムよく動いている2本の足を思い浮かべてみてください。ゴールが近づくにつれ、だんだんスピードを上げ、ラストスパートをかけていきます。

　もしそのときに、片足がつってしまったり、石につまずいたとしたら、片側の足にもう片方がついていかずに全身がばらばらに不自然な動きに変わってしまいます。これが同調が失われた瞬間です。それでも良い方の足で何とかゴールにたどり着くことはできるでしょうが、トップグループからは引き離されてしまうでしょう。そして、ゴールからの距離が離れていれば離れているほど、どんどん他のランナーに引き離されてしまうでしょう。

　これが、学校で機能的ディスコネクション症候群の子供たちに本質的に起こっていることなのです。脳のタイミング同調メカニズムが、考え、動き、行動、感覚反応そして生命機能、たとえば呼吸および消化などの基礎になっているのです。それぞれの脳半球は我々の住む世界を理解し、それぞれ違う形で反応を行っています。それぞれの脳半球が刺激に対してそれぞれ違う反応をし、感覚経験もそれぞれ

違った形で処理されます。

　我々が住む世界を理解し、それに正しく反応するには、子供たちは左右脳半球を1つの脳として使わなければなりません。もし片側がもう片方よりも明らかに遅いスピードで動いているとしたら、それぞれの脳半球が正しく情報を比較したり共有したりすることはできません。片方の働きが遅れると、働きが鈍い脳半球を、働きが強い半球が機能的に支配しだし、無視するようになります。この現象が起こると、子供の周りをとり巻く世界の解釈とそれに対する反応に「ずれ」が生じ、行動が異常に映るようになります。

　これが私が信じるディスコネクトした子供たちに起こっている主要な問題なのです。子供は、脳の同調が不全なために学習および行動障害を引き起こすのです。これが少なからずほとんどの小児神経障害のスペクトラムに関連した身体、精神、および行動、そして社交問題の原因になっているのです。

アルバート・アインシュタインの学習障害

　アルバート・アインシュタイン、ノーベル賞受賞者であり、相対性理論の父は、今も昔も最も優れた頭脳の持ち主のうちの一人と考えられていますが、子供の頃から聡明というわけではなかったようです。事実、科学者たちは口をそろえて、アインシュタインはおそらく今日ではADHDもしくは失読症と診断されるような明らかな学習障害を持っていただろうと言っています。

　彼は7歳になるまでしゃべることができず、学業の方も大学卒業までとてもひどいものだったようです。彼は20歳で大学院入学が不合格になったときに、スイス特許局のクラークとして働き始めました。しかし彼は、脳内での追

求をあきらめたわけではありませんでした。それからおよそ6年後、はじめの相対性理論、10年後にはノーベル賞を受賞することになる原案を発表しました。

では、いったい何が進級ができない子供の心を正真正銘のアインシュタインに変えたのでしょう？答えは、ニューロプラスティシティー、脳の可塑性にあります。1955年にアインシュタインの死後、彼の脳が検査されたときにはなんら変わったところもない普通の脳でした。大きさも形も細胞の数も平均的な脳とほぼ同じでした。ところがある科学者は、アインシュタインの脳のある特別な違いを発見したのです。それは脳細胞間の膨大なシナプス、コネクションの数です。ある時期これは彼が良い遺伝子に恵まれているおかげであろうと考えられていましたが、今では彼の天才的な頭脳は特殊な脳の使い方に起因するものだと言うことができるでしょう。

アインシュタインは音楽に情熱的であり、ピアノとバイオリンを頻繁に演奏していました。難しい数学問題に行き詰ったときには、以前こう説明しています。椅子に座りなおして音楽を奏でながら、数学の方程式が頭の中に現れるまでその数学問題を思い浮かべるのだそうです。別の言い方をすれば、音楽を聴く（聴覚）、そして楽器を演奏する（身体活動）のは右脳を使う活動で、方程式に集中する（精神活動）のは左脳を使う活動です。これらを繰り返し行うことが、アインシュタインの左および右半球の脳細胞間の電気的なコネクション（コミュニケーション）を強くしただけでなく、新しいコネクションを発達させる原因になっていたのでしょう。このコンビネーションのおかげで、彼は天

才になり得たのです。

　同じことがあなたのお子さんにも起こるのです。ブレインバランスプログラムは身体活動と精神活動とを組み合わせた感覚刺激によって、左右の脳半球を再接続し、増強し、そして新しいコネクションを育てるのです。これが起こったとき、脳のバランスの崩れや栄養問題によって引き起こされている行動問題などに起因する多くの問題が消失していくのです。

■ どのように脳が再接続されるのか

　出生時、脳は単にこれからどのように発育するかの青写真を持っているに過ぎません。感覚経験の洪水によって駆動される神経の活動は、脳の発育を方向づけ、徐々に洗練していきます。赤ちゃんが幼児に成長し、学齢期の子供に成長するに従い、子供たちは考え行動し、そして物事を達成する方法を成形することができる、最も大きく最も複雑な脳の部位である大脳皮質の発達を促すために、環境から与えられる刺激にますます依存するようになります。脳は遺伝的に偉大さを持ち合わせているのかもしれませんが、大脳皮質の外界からの刺激に反応して起こる神経の活動が、まさしくその偉大さが結実するかどうかを最終的に決定するものなのです。これが、驚くべき上昇を続けているADHDや失読症などの障害発生率に、遺伝的要素よりも環境的要素が多く関わっているのではないかという疑問を私が持ち始めた事実であり、発見なのです。

　過去に、医師やセラピストたちは脳全体を刺激するセラピーを使用していました。しかし、その方法は効果的ではありません。なぜな

ら両側の脳を刺激する方法ではバランスの崩れを整えるにはうまくないからです。実際には、さらに状況を悪化させる場合もあるのです。ブレインバランスプログラムは実に効果的です。なぜなら働きが弱い方の脳にのみ刺激を与えることで、働きが強く速い脳に影響を与えることなく、弱い側を強くし発達を促すことができるからです。それは両親が自分たちでできないほど難しいことではありません。その方法を教える前に、まずは左脳と右脳が不調和を起こすと、お子さんにどんなことが起こるかを理解してもらう必要があります。

脳細胞がどうやって働くのか

脳細胞には2つの仕事があります。情報の受容と送信です。それだけです。でもそれは重大な責任を帯びていることなのです。なぜならこのプロセスが、脳の機能をつかさどる100万という細胞内でコンスタントに起こっている活動なのですから。

脳細胞は、情報を神経伝達物質として知られている特定のケミカルの放出などによって伝達される電気のインパルスによって受容し、伝達します。情報は環境からの刺激によって身体に入り、そして光、音、匂い、味、温度、触覚などの形で受容体を通して脳に到達します。大きな受容体は大きな脳細胞に信号を送り、小さな受容体は小さな脳細胞に信号を送ります。ほとんどの大きな細胞は右脳に信号を送り、ほとんどの小さい細胞は左脳に信号を送ります。

環境の刺激が受容体を刺激するときは、あたかもボタンを押すように働きます。小さな刺激はボタンをゆっくり押し、大きな刺激は速く押します。このボタンが押されるスピードや頻度は環境の刺激の量に依存しているのです。

Brain Balance Profile

ケイティー
のけものから社交の天才へ

　ケイティーが初めてブレインバランスを始めたときは7歳だったのですが、彼女の両親が、彼女の社交スキルが欠如していると気づいたのは、実はケイティーが3歳のときでした。彼女は両親と一緒にいるときは、安心して落ち着いているように見えました。ところが、同級生とは一切打ち解けられないでいました。保育園では普通に過ごしていましたが、話し合い活動の際には、みんなと一緒に座っていることができずに、いつでも輪の外に座っていたのです。もしも誰かが、彼女の座っているカーペットの四角い区切り近くに座ろうものなら、すぐにケイティーはその場を離れていました。

　幼稚園、そして1年生になったときには、彼女は一人で遊び、それに関して何も感じていないようでした。お昼も一人で食べて、友達の誕生パーティーに一度も招待されることがなくても、全く気にもとめませんでした。ただ一人の友だちと呼べる子供は、小さい自閉症の男の子で、ほとんどしゃべることができませんでした。

　ケイティーがブレインバランスアチーブメントセンターに来院したとき、彼女自身が自閉症であることは明らかであり、我々の評価がやはり同じ結果を示したことにも全く驚きはありませんでした。その後の評価で、彼女が頭痛に悩まされており、また食べ物に過敏症があることもわかりました。彼女は誰ともアイコンタクトをとりません。誰かに何らかの形で悪い影響を与えるとしても、思ったことをそのまま口に出し、しゃべり方にはほとんど感情がありませんでした。他の友達と一緒に遊ぶために、誰をどうやって誘うか、どの

ように会話を始めたらいいのかを知りません。また女の子のグループの中にただ単に加わる方法すら知りませんでした。
「これらの行動は4年間にわたって、親と先生の懇談会があるたびに、毎回話し合いました」と、彼女の母親がレポートしてくれました。「私たちは当初、彼女が単に恥ずかしがり屋なんだと思っていました。学校区内で評価をしてもらおうと試みましたが、そういったサービスが受けられませんでした。ブレインバランスのことは妹が、友人の子供がプログラムを終了したと話してくれたことで知りましたが、そのとき私は数え切れないほどの質問を繰り返していました」

　ブレインバランスを始めて3ヶ月余りが経ち、ケイティーは全く違う人間になっていました。「彼女は社交の天才になりました。たくさんの友達のグループのリーダー的な存在になっています。彼女の姉妹や友達に向かってやんわりと愛情を込めて話します。そして友達が学校を休むと、友達の体調に心を悩ませ、誰よりも早く電話で連絡をして様子をうかがうのです。彼女は誰かと話をするときにはアイコンタクトをとり、ハグをしたり両親や祖父、祖母にキスをしたり——それは今までほどんどなかったこと——をしています」と母親が言いました。
「ケイティーは、ガールスカウトにも参加して、彼女は達成することに本当の意味で満足感を感じることができるようになったのです。彼女のコミュニティーの中で、手助けが必要な人がいれば、手を差し伸べることができるし、その際にどのようにして声をかければいいかもわかっています。彼らを元気づけるために冗談を言ってなごませることもできるのです。全般的に、本当に素敵な女の子になりました。私たちは彼女がなるべき姿になるまで、本当に長い間待っていました」

第 3 章
脳が無作法に振舞うとき

Chapter 3
When The Brain Misbehaves

> ### 左脳、右脳のディスコネクション
>
> 僕は、お腹が空いているときか、
> シャワーの下にいて身体が濡れていることに気づいたとき以外、
> ほとんど自分の身体を感じることがありませんでした。
> すべての身体の動きが、僕が存在する証です。
> 僕は存在することができる、それは僕が動くことができるから
>
> **ティトー、年齢13歳**

乳児がこの世のに生まれ出たときには、心臓の鼓動、肺の呼吸、腸の動きなど、生命を維持するのに必要な最低限のコントロールをするだけのブレインパワーを持っているに過ぎません。

たとえば、乳児のときはよく見えていません。母親が新生児を抱きかかえ、初めて目と目を合わせたとき、母親はこの世の中で一番美しい生き物を見ていると感じるでしょう。しかし、赤ちゃんは色も飾りもない灰色の世界を眺めているのです。耳は聞こえていて母親の声に反応しますが、まだ高周波の音は聞こえません。頭、目、小さな手の指や足の指もまだ動かすことができません。でもあっという間に感覚の過負荷が神経シナプスを点火し、色の認識が始まり、周りの世

界に同調していくスピードがどんどん速くなっていくのです。世界自体が最も重要な感覚刺激の源となるのです。

人間の脳の2つの特徴について

人間の脳の複雑さの中で、最も大切なのが脳のタイミング機能でしょう。

脳は左右同時にバランスよく育つわけではありません。胎内から人生の最初の数年間まで、脳の成長はほとんど例外なく、いわゆる世界のビックピクチャー（全体像）を眺める窓である右脳に集中します。右脳は大きな筋肉のタスクを駆動します。たとえば、赤ちゃんがその小さな腕や頭や足を動かすことを可能にします。その時期左脳ももちろん成長していますが、それほど活発ではないのです。脳の発育にはこれが極めて重要な時期であり、これから未来のスキルが形作られていくための大切な基礎になるのです。

2歳前後には成長が主に、詳細画像思考や局所処理をする左脳へとスイッチします。ここで、乳児のはじめの一言が作り出されるのです。その後、発育は左脳と右脳の間で交互に起こり、10歳頃には大人と同じ大きさに成長します。

もう1つの人間の脳の複雑さは、その非対称さ（科学者はこれを側性化と呼んでいる）でしょう。人間の子供が考え、動き、感情表現をし、社会と対話するプロセスは、右半球もしくは左半球に存在しています。他の生存種はこれらの脳センターは両側に存在しています。この非対称が、人間の脳が持てる限りのパワーを身につけることを可能にしているのです。

■ なぜ成長マイルストーンが大切なのか

脳の正常な発育が阻害され、それがもとで将来考えることや行動などに支障をきたす状態になる原因を科学者たちはまだ特定することができていません。しかし、たくさんのエビデンスがその原因が脳のとてもセンシティブなタイミング機能の発育と大いに関わっていることを示しています。

　我々は、たとえば感覚刺激と活動はランダムではないことを知っています。感覚は刺激を感知し、そしてその情報を受け取る脳の特定の場所を作り出すために、整然とした方法で刺激をその場所へと運んでいきます。これが子供の成長マイルストーンが大切である理由です。1つの新しいスキルが次の新しいスキルを導き、それが予期された時期に起こるべくして起こるはずなのです。たとえば、赤ちゃんは歩き出す前にハイハイをするべきです。もしハイハイを飛び越したり、ほとんどハイハイをせずに歩き出したとしたら、それは特別な才能のサインではありません。何か脳の形成秩序にそぐわない出来事が起こっている危険信号なのです。

自閉症：歪曲された配線

　自閉症は、私が総称として機能的ディスコネクション症候群と呼んでいるこれらの一連の障害の中で、最も極端なものです。

　自閉症の子供たちは健康体ながら異常な行動をとります。誰も気づかないような床のしみに執拗に気をとられたり、何時間も空間をじっと見つめていたり、行動が突飛だっ

たり、頻繁にかんしゃくを起こすこともあります。そして非社交的で、人に全く興味を示さず、手を羽ばたかせる（羽ばたき行動）などの特異な行動をとります。

この不可解な障害に関する新しい研究は、科学者たちにどのように自閉症が発達するかという多くの重要な詳細を示しています。小児発達障害のトレーニングを受けた専門家は、自閉症の子供たちの脳と頭蓋骨は同じような非同期パターンにそって発育することを見つけ出しています。

たとえば簡易テープ定規を使ったカリフォルニア州立サンディエゴ大学の研究では、後に自閉症を発症している新生児の頭囲は、平均よりも小さいという結果が出ています。彼らの脳は、生まれて最初の1ヶ月間で突然急速に発育し、頭蓋はさらに速すぎるほどのスピードで発育します。そして6ヶ月および2年でもう1つの成長加速現象が起こり、身体に対して非常に大きい頭部に発育します。脳の発育がやがて穏やかになるのが2〜4歳で、その後1年でピークに達します。正常な発育をしている13歳の子供の脳と同じ大きさに、自閉症児は5歳で達する場合もありますが、思春期半ばになると正常な発育をしている子供の脳の発育が追いつき、最終的には比べてみると、自閉症児の脳のほうが小さくなるようです。さらに、過度に成長している脳の部位には同時に慢性的な炎症のサインが見えるのです。

サンディエゴ大学のルース・カーパー（PhD）は、ゆっくりと、最終的に発育する領域である前頭葉が他の領域に比べて最も大きくなる比率が高いことを発見しました。しかし、この領域の神経細胞のサイズは正常な細胞に比べるととても小さく、いわゆるパワー不足の状態です。この事実

は自閉症がどのようにして現れるかの大変重要な手掛かりを提供しています。なぜなら前頭葉こそ社会的推論や意思決定などの高次機能をつかさどる領域なのですから。

　他の研究でも、脳のサーキット（配線）の微妙な異常が出生時にすでに現れていることを示しています。画像テストでは、自閉症の子供の脳にはコネクションが密になりすぎている領域と、疎になっている領域が共存していることも明らかになっています。形態計測分析という新しい死後検査法によって、ハーバード大学医学部小児神経科医であるマーサ・ハーバート（MD）は、自閉症の脳白質にある異常を発見しました。それは非対称性です。自閉症では白質は9ヶ月までは正常に発育します。それからは狂ったように変化します。2歳になる頃には前頭葉、小脳、その他の高次処理機能をつかさどる領域に異常な白質の発達が見られるようになります。

　カーネギーメロン大学の神経科学者であるマーセルジャストDOのラボの研究によると、自閉症の脳に同じように奇妙なサーキットがあることを確認しています。

　彼は、自閉症の子供がアルファベットの文字を、本来は形を処理する脳の領域で覚えていることを発見しました。脳の配線の歪みという理由によって、自閉症の子供たちの多くが不器用に見えることの説明がつきます。

　成長マイルストーンは、脳の発育が自然の摂理にかなって起こっていないことを知る明確なチェックポイントです。脳の発育を生み出す電気活動のタイミングがずれることでマイルストーンの発達にもずれを生じます。脳内ではいつでも数限りない電気活動が起こっ

ていて、まるで川の急流のように電気の流れを維持しています。子供が必要なときに適切な刺激を受けていないか、感覚神経経路が弱すぎたりすると、新しいマイルストーンを設定する新しい脳領域を発育させるために生まれるべき神経ニューロンが、接続する機会を失ってしまうのです。これが脳の大切な発育段階で高頻度で起こると、脳の発育パターンの順序が失われてしまい、重要な脳の発育がスローダウンしてしまい、コネクションがうまく生まれていない側の脳全体がスローダウンします。その間、反対側の脳半球に正常な発育が起こると、正常な発育が行われている脳がスローダウンしている脳を置いてけぼりにしてしまいます。結果、さらにスローダウンしている側が成長過程のスケジュール通りにコネクションを生み出すタイミングを失ってしまうのです。

上記のことがかなりの頻度で右脳が発育する最も重要なタイミング、出生前および産後2年以内で起こっています。しかし、それが明らかになるのは子供たちが後にADHD、自閉症、失読症、その他の神経障害の症状を呈し始めるときなのです。いくつかの症状は、早ければ幼児期に明らかになっています。症状はいつ発育の遅れが出たのかによって違いますが、結果は1つであり、機能的ディスコネクション症候群(FDS)なのです。症状は発育の遅れが左脳なのか右脳なのかのヒントを与えてくれています。次に示すのがその症状です。

■ 症状1：乏しい身体意識

乏しい空間的方向感覚、もしくは固有受容感覚は、機能的ディスコネクション症候群(FDS)の子供たちに典型的に見ることができます。彼らは地に足が着いていないのです。FDSを持った子

供の中には生まれたときからすでに自分自身の身体をよく感じることができていない子供がたくさんいる可能性が十分あります。

　不幸にも、ほとんどのそういった子供たちは、そうであること(身体意識が違っていること)を我々に伝えることができません。なぜならそれ以外の感じ方もわからないのですから。しかし、彼らがどのように身体を動かすかを観察することでそれを見つけることができるのです。では、それをここで説明しましょう。

　空間で自身の身体を感じることができない子供たちは、重力を感じる感覚に乏しく、その結果バランス感覚に問題が出ます。彼らは通常、身体的にぎこちなく見え、歩き方も変わっています。片側によろけたり、物によくぶつかったりします。自転車にも乗れないことが多いようです。これらのことは、彼らが自身の身体を感じられないことに起因しています。中には全く自分自身の身体の感覚がない子供もいるのです。彼らには空間の中での自分感覚がないのです。

　立っているときに目を閉じさせると、ぐらつき、よろけるでしょう。あなたが、両足を揃えて目をつぶるように指示を出せば、彼らの身体は片側に傾くか、よろけて転ぶかもしれません。

　ある子供たち、特にADHDと診断されている子供たちは、周りの空間にほとんど注意を払いません。特に彼らの左側で起こっていることを無視し、左側の足を引きずっているようにさえ映ります。我々は、彼らが視覚的に単語の左側半分を見逃していて、そのことが原因で明らかに読む能力を妨げているという事実を発見しました。

固有受容感覚（身体の関節や筋肉などの位置感覚）：なくては生きていけません

　子供は視覚や聴覚が失われていても正常に機能できるよ

うに適応することができます。しかし、ほんの少しだけでも固有受容感覚が弱いだけで正常に機能することがとても難しくなります。

固有受容感覚はしばしば6番目の感覚と呼ばれていて、筋肉コントロールとバランスを重力に対して使う能力のことです。それは脳の発育のためには他のどの感覚刺激よりも優れた刺激と言うことができます。なぜかというとそれは24時間休まずに脳に刺激を送り続けるからです。

重力はとても強い刺激であり、生命はそれなしでは長く存続することができません。科学者が、生命体を宇宙に送り出して重力なしで脳がどのような反応を示すかを調べた研究で、急速かつ著しい脳細胞の退化が起こることを発見しました。NASAは、宇宙でのミッションを終え、地球に戻った宇宙飛行士などに起こる子供の学習障害に似た精神処理障害に「宇宙失読症」と名づけました。

我々は重力に対して大きな筋肉と関節で抵抗するという大切な機能を持っています。カリフォルニア州バークレイ大学のある研究で、科学者たちはねずみが新しいいつもと違う方法で筋肉や関節を使った際に、脳の柔軟性と発育がより促されることを発見しました。同じ種類のねずみを宇宙に送り出したときには、脳細胞の柔軟性が逆転され急速な退化が見られました。

子供たちがテレビやコンピューターの前で何時間も座っていたり、スマートフォンで何時間もの時間を浪費していたとしたら、脳の発育のために必要な重力からの十分な刺激の恩恵を受けていないであろうことは明らかです。

身体意識の乏しい子供たちには、正常な子供たちが最初の数年で発達するはずの内部マップのようなものが欠けているように思うのです。実際に、たくさんの子供たちが、鏡に映る自分自身の身体の部位を識別することができないのです。たとえ自分自身に鼻があると認知していたとしても、それを指差すように指示をすると、間違って耳を指差したりするのです。

　身体的にディスコネクト（外界および自分自身とのつながりができていない状態）していることは、子供が精神的、社会的に発育することに計り知れない影響を与えています。重力を感じられない子供たちは地に足が着かないために不安を感じ、家族とも正常な感情的関係を育むことができなくなるのです。この「ディスコネクション」が、自分の子供に何か悪いことが起こっている、と気づいた最初の手掛かりだったと多くの母親が私に話します。このセルフイメージの欠乏は、もう1つのよく見られる症状「社交性の欠如」の元になっているのです。

■ 症状2：粗大運動と微細運動に乏しい

　FDSのすべての子供たちは1つの主要な特徴を持っています。それは運動スキルの問題です。彼らの筋肉は滑らかに動きません。

　事実これらの子供たちには、我々がグロス運動スキルと呼んでいる大きな筋肉の使用方法の学習に問題や遅れがあります。その結果、彼らは身体中の筋肉の張力が乏しくなります。最も目立って見えるのは姿勢の悪さと不自然な歩行でしょう。彼らは調整がとれず、タイミングやリズムのセンスもないのです。

　FDSの子供たちは、初期の運動マイルストーン、特にハイハイや

歩行ができるようになるのがとても遅い場合が多く見られます。彼らは不自然なパターン、たとえばお尻ですりすりするようなハイハイをすることもあり、時にはハイハイを飛び越えて、普通より早くに歩き出したりします。ですが、ほとんどの場合、歩行は遅れ、歩行しても不自然に見えたり、つまずいたり、転んだりすることが多く見られます。座っているときにはサポートがないと横に倒れてしまうこともあり、それは姿勢を保つための背骨に近い筋肉の発育が遅れているために起こります。

これらの子供たちの中にはしばしば運動症状がごく軽いため、異常が検知されずに見逃される場合もあります。たとえば微妙な片側への頭の傾斜や身体の傾斜は、実は姿勢筋肉のバランスが崩れているサインなのです。足が内側を向いている、いわゆるX脚も不適切な姿勢筋肉の発育と筋肉張力（強さ）のサインなのです。

FDSの子供は手、指、そして足の操作、いわゆる微細運動スキルにも問題があります。

これはしばしば後に、筆跡の乏しさや筆圧の弱さとして現れます。

症状3：消失していない原始反射

母親の胎内、そして人生最初の数週間で、赤ちゃんは限られた必要最低限の筋肉、たとえば体幹、頭、口、目などしか動かすことができません。手や足を動かすことはできますが、その動きはコントロールされた動きではありません。ですが、赤ちゃんには原始反射運動と呼ばれる大切な反射が備わっています。オートマチックなこの動きは、動きをコントロールしようと考えることを必要としません。その反射は赤ちゃんが息をする、お腹が減れば食べる、居心地が

悪ければ身体をよじったり泣いたりする、そして抱きかかえられればスッと落ち着く、などです。

親が気づく最も明らかな原始反射の1つが、本能的に乳を飲むために頭を動かす動きです。次にわかりやすいのが、頭を動かすたびに手や足が一定の方向に動く反射でしょう。頭が一方向へ動くと、片側の手足がまっすぐに突っ張り、反対側の手足は曲がります。

原始反射は、実は生まれる前から発現している大切な反射です。それらは胎内で発達し、母親の産道を通るときに、その手助けをする準備をしているのです。その反射がうまく働かないと、出産が難しいものになることもあります。逆子は、これらの反射が完全に活発になっていないか、もしくは非対称になっている可能性を示しています。帝王切開出産は、もちろんそれが必要な場合も多いのですが、生まれてくる赤ちゃんにとっては、初めて反射を使う機会を逃してしまうということなのです。

生後3〜5ヶ月経つと、原始反射の最初の到来を迎えます。最も大切なマイルストーンの1つで、それは寝返りです。原始反射の動きが、周りを取り囲む環境と、自身の身体との関係を整理する感覚を活動させます。このタイプの刺激は、脳の発育には欠かせない最も大切な刺激なのです。筋肉の動きと、それによる感覚神経の刺激は、遺伝子に作用して、脳やニューロンを発育させ、新しいコネクションを作り、そして新生児は、はじめのマイルストーンから次のマイルストーンへと進んでいくのです。

脳がだんだん大きくなり、たくさんの細胞間の接続ができ上がるに従い、さらに高次の脳機能が準備段階に入ります。その時期になると、ほとんどの場合、もう原始反射は必要なくなり、脳が原始反射を抑制します。そしてそれが、次のもう少し複雑な運動反射である、姿勢反射の発現を促します。原始反射は完全に消失はしませんが、脳が

コントロールし、抑制するのです。

　もし子供が十分に動くことがなく、脳を発育させる遺伝子を十分に刺激できないとしたら、原始反射は脳によって抑制されないでしょう。ほとんどの原始反射は身体の両側に存在しており、それが意味するのは、脳の両側に存在しているということです。その影響は脳全体に及び、発育の遅れや未成長の原因となり、それがFDSの特徴である脳のバランスの崩れにつながるのです。

　赤ちゃんは強い姿勢筋肉が成長し始めるに従い原始反射をもとに次の段階に成長することになっています。原始反射はおよそ12ヶ月ほどで消失するべきですが、中にはもっと長く残る場合もあります。この遅延は大きな筋肉の発達のタイミングをずらしてしまう可能性があり、それが問題の始まりでもあるのです。

　原始反射の出現の問題、たとえば授乳に問題がある、または母乳が吸えないなどは不適切な脳の発達サインでもあります。もし赤ちゃんに運動マイルストーンの習得に遅れがあるのであれば、それは原始反射がまだ活発であることが原因である可能性があります。

左利き手、右利き足

　我々は2本の足、2本の手、2つの目、2つの耳、そして2つの脳を持っています。

　左と右、完璧な左右対称の人間の形。しかし左右対称のイメージは外側からの見た目に限ったことで、機能的には明らかにそれぞれが違うのです。

　最も明らかなのは、もちろん利き手です。大体2歳くらいまでには左手か右手のどちらをよく使うかが明らかになります。でもそういった子供たちに利き足、利き耳、そして利き目までもがあることを知っていますか？

ほとんどの人、人口の90％は右利きです。FDSの子供の中で左利きは珍しいことではありませんが、それ自体が警告というわけではありません。利き手が問題なのではなく、我々がこう呼ぶ「ミックスドミナンス」もしくは「混合優位性」が危険信号なのです。

　最適なのは、手、足、目、耳の優位性（利き手、利き足、利き目など）が身体の同じ側に統一されていることです。ほとんどの人の場合それが右利きなのです。この事実は、一般的に左脳が言語や随意運動スキルを優位的にコントロールするためと信じられています。学習障害や行動障害を持つ子供たちの中ではかなり高い確率で混合優位性が見られます。たとえば利き手が右、利き足が左、右利き目、左利き耳などのように。これは正常から逸脱しており、実は脳のスピードを遅くします。考えてみてください。もし利き目と利き耳が反対だとしたら、視覚回路が聴覚回路と接続するのに脳の反対側へ情報をジャンプさせないといけません。このプロセスはコンマ何秒もかからずに行われるでしょうが、それでも脳の光速プロセススピードにとってはブレーキになり、子供が学校の授業に追いつく能力を阻害する可能性があるのです。これが、多くの人が読み聞きを同時にできない最も一般的な理由なのです。

　ところで混合優位性（ミックスドミナンス）プロファイルは、ストレスが多くかかった出産によって生まれた子供に多いことがわかっています。

症状4：乏しい眼球調整能力

子供たちは、しばしばわずかな眼の筋肉の張力のバランスの崩れを持っています。これがよく言うレイジーアイ（弱視）で、どちらかの目が少し外側を向いていたり、両目が一緒に動かないように見えます。もう1つのサインは、寄り目にできないことです。もしくは片目が反対側より高く位置していたり、動いているときに目を安定させることができない、目の動きが安定しない、などです。

乏しい眼球調整能力のよりわずかなサインは、両方の目が動いている物体を簡単に追跡できないことです。片目もしくは両目が、速いスピードでターゲットを追跡すると、目がターゲットよりも先まで動いてしまったり、もしくはターゲットのスピードについていかなかったりします。これは本を読むのに問題を生じる原因になります。

症状5：乏しい社交スキル

乏しい社交スキルはFDSの子供の非常に一般的な症状というだけでなく、重要な問題です。

悲しいことに、これらのほとんどの子供たちはとても友好的で、意欲的に社交関係を築こうとしますが、どのようにしたらいいかがわからず、間違った方法で行ってしまいます。

正常な社交スキルの発達は、非言語コミュニケーションをつかさどる脳の領域の正常な発育に依存しています。非言語コミュニケーションとは、ボディーランゲージを読み取る能力です。たとえば、人々の感情や意図を、身体の姿勢、顔の表情、声のトーンや雰囲気な

どを観察して理解することです。これは教えられて学ぶものではありません。人生の早期の脳の発育時に自然に、そして潜在的に発達するものです。実際、その発育は早ければ生後3ヶ月から始まっている可能性があることを新たな研究が示しています。もしこの非言語コミュニケーションスキルを発達させるスピードが遅ければ、子供が人々の感情などを読んで、社会的に周りの人と関わる能力に影響を与えます。

　臨床家や親たちは、ほとんどしゃべることができない自閉症、アスペルガー症候群、ADHDなどの子供たちに対応する際、間違いをしています。彼らは子供たちがしゃべることができない本当の問題が、非言語コミュニケーションであって、言語コミュニケーションの問題ではないことを理解していないがために、しゃべれない子供たちにしゃべらせることに焦点を当てているのです。言語コミュニケーションは、まず非言語コミュニケーションを学習することなしには発達しないのです。

　非言語コミュニケーションは言語コミュニケーションの土台になっています。非言語コミュニケーションが先に発達します。ですからもし非言語スキルが正しく発育しなければ、子供は言語を使ったコミュニケーションスキルが遅れるか、できないのです。コミュニケーションをすることができなければ、子供は社交スキルを発達させることができません。

　このような理由から、社交スキルだけを教えることがほぼ不可能なのです。たとえ子供が社交スキルトレーニングを受けたとして、対人相互作用のルールを学習したとしても、それでは本当の意味で、正常な社交を身につけることはできません。社交は意識的に学習することはできないのです。なぜならそれは潜在意識下で自然に身につけるものだからです。

■ 症状6：異常な感情反応

非言語スキルの発達が遅い子供は同じ理由で感情の発達にも問題が起こります。

感情と社交の発達はミラーニューロンと呼ばれる脳の特別なネットワークによって編成されています。そのニューロンは潜在下で我々が見るもの聞くものの感情とコミュニケーションをとっています。ミラーニューロンは非言語コミュニケーションシステムを働かせ、笑いや微笑を幸せと、そして泣いたり眉をひそめたりを悲しみとに結びつけるのです。これによって、我々は隣の部屋から聞こえてくる叫び声がいったい喜びから来るのか、それとも恐怖から来るのかを区別することができるのです。

赤ちゃんが他の人の顔の表情や身体の姿勢を見たとき、ミラーニューロンが体内の化学反応および本能的な彼らの筋肉の動きを、他の人と同じ感情を映し出すようにシミュレートします。つまり脳が、「あの人がどんな風に感じているかが私にはわかる。なぜなら私があの人のように身体を動かしたときにはそう感じるから」と言うのです。そしてそのイメージは、脳に刻み込まれ、子供もまた他の人の感情を同じように感じ取ることができるのです。

母親が微笑みかけ、赤ちゃんが微笑みかえすとき、ミラーニューロンが働いているのです。少なくとも、そう働くべきなのです。

自分の身体を感じることができず、非言語コミュニケーションが未発達な子供は、叫び声が喜びから来るのか、それとも恐怖から来るのかを区別するスキルに欠けます。良い場合でも、友達を作ったり人と関わることに苦労するでしょう。最悪な場合、全く感情表現の意味

を理解する能力が欠如しています。結果、社会的に受け入れられない方法で行動してしまうのです。

症状7：感覚処理症状

私が今まで診た機能的ディスコネクション症候群（FDS）を持つ子供の中で、感覚が過剰に敏感になっていない子供に会ったことがありません。好き嫌いが多い子供は味や匂いの感覚が敏感であることが多く、中には普通の子供にとってはなんでもない音に我慢ができずに両耳をふさぐ子供たちもいます。そして、両親にでさえ抱きしめられることを嫌う子供もいるのです。

子供の神経過敏は1つ、もしくは1つ以上の感覚（もしかしたらすべての感覚にまで及んでいる場合もあります）、もしくは1つの感覚がとても過敏になっていて他の感覚が逆に非常に鈍くなっているという場合もあります。FDSの子供たちの中には、実際に感覚統合障害と診断されている子供もいます。どういうことかと言うと、すべての感覚システムの働きが、脳に刺激を与えることに関して、標準を下回っているということです。それは、1つの感覚処理に脳のタイミングがずれることで、すべての感覚が被害を被るということに他なりません。多数の感覚を同時に使おうとした際に、特に難しくなることは珍しいことではありません。

健康な感覚システムは、健康な脳の発育のためには欠かせないものです。なぜなら、それが脳にとっての唯一の刺激のもとだからです。それぞれの感覚が脳の発育という大切な過程で重要な役割を果たしています。すべての感覚がチューンアップされている状態でこそ、脳にシグナルが最高スピードで到達するのです。1つでも脱線するよ

うなことがあると、シグナルが到達するスピードを阻害して、まるで鈍行列車の旅行のようにスローダウンしてしまうのです。たとえば、Vanderbilt Brain Instituteの研究では、自閉症スペクトラム障害の子供たちは、目から入る情報と、耳から入る情報を同時に統合することに問題があることを確認しました。「まるで、彼らがひどい吹き替えの外国映画を見ているようでした」「聴覚と視覚の信号が彼らの脳の中で一致していないのであろう」と研究の協力者であるStephen Camarata（PhD）は言っています。

1つかそれ以上の感覚の欠乏は、「感覚処理障害」の原因になります。私は、これをFDSの重要な症状であると見ています。どのように感覚に影響が出ているかが、バランスの崩れが脳の右半球なのか、それとも左半球なのかを識別する鍵になるのです。注意して識別すべき症状を挙げます。

視覚

視覚処理の問題を説明するのに、私は次の質問を使うことにしています。「何か見えますか？ それは何ですか？」。言い換えると、「あなたには森が見えますか？ それとも木が見えますか？」です。

視覚処理に問題がある子供は、木を見て森を見ることができません。事実、検眼医は学習障害を持つ子供たちの多くは、正常な1.5の視力を持ち、ただし周辺視野が小さくなっていることを発見しました。それらの子供の多くは、視野の中に通常よりも大きな盲点が存在しています。これが、彼らが光を処理することが難しいサインです。結果として、彼らは光に対して過敏になるか、鈍感になっていきます。

視覚感覚の問題は、子供の学習能力に直接影響を及ぼします。なぜなら脳の光を処理する役割を持っている部位のスピードが遅いからです。結果、脳が子供が見ているものを、処理するスピードが遅くな

ってしまうのです。

　視覚感覚システムは2つの経路を持っており、それぞれが特殊な仕事を分担しています。1つは「何」システムで、もう1つは「どこ」システムです。

「どこ」システムは、脳の後部に位置していて、全体像のスイッチを入れます。それは周辺視野を担当していて、脳が動きを感知する助けをしています。空間で物の位置を感知することができますが、色は判別できません。「何」システムは、脳の前部に位置していて、細部に焦点を当てています。詳細を判別し、色を判別します。動きを検知することもできるのですが、そのスピードは遅いのです。

　我々は、学習障害がある子供たちは、視覚情報を正しく処理することができないために、木を見ることができても森を見ることができないことを発見しました。言い換えると、彼らの脳は詳細と全体像をブレンドすることが不得意なのです。

　詳細スキルは得意でも、全体スキルが不得意な場合が多く、実際1つのスキルには劣っていて、ある1つのスキルに非常に優れている例が多いのです。バランスの崩れが一方向に傾くことがどれほど多いことか！　これらの子供たちは多くの場合、早期に本を読み始めます。中には生後18ヶ月ほどから読み始める子供もいます。

　正常な視覚処理能力がなければ、子供は情報をまとめ、その情報からさらに高次の意味を抽出することはできません。我々はこれを中枢性統合（セントラルコヒーレンス）が弱いと呼んでいます。FDSを持つ多くの子供たちは、たとえば文章を読むことはできても、それが何を意味しているのかを理解できない場合が多いのです。

　この現象は、自閉症やアスペルガーと診断された子供たちの中で、明白に起こっています。彼らは詳細、数字、配列、重要な日時などを覚える能力に長けていて、物語のすべての単語を、そのまま覚えてい

ることもあります。しかし、その物語がいったい何について書かれているのかを説明することはできません。失読症では、そのまったく反対のことが起こります。

聴力

視力と同じように、脳は聴覚を2つのレベルで処理します。基本的な処理システムと高次処理システムの2つです。聴覚の基本的な処理システムは、視覚の「どこ」システムと同じで、空間の中で音がどこから来るのかを特定するシステムです。そして、そのシステムは人がしゃべるときの感情の抑揚を読み取るシステムであり、単語そのものに焦点を当てることはしません。また低い周波数を聞き取ります。

高次処理システムは視覚の「何」システムと同等の働きをし、言葉の詳細に注意を当てています。言葉を作っている文字のそれぞれの音のように急激に変化する高い周波数を聞き取ります。また視覚と同等に、聴覚処理問題がある子供が聴力に何も問題がないことは珍しいことではありません。

音と光の問題

FDSを持つ子供にとって、聴覚と視覚の両方に問題があることは、珍しいことではありません。

研究者たちは、それを子供たちにとって楽しい実験によって証明しています。それは「音と光テスト」と呼ばれています。このテストでは、光がフラッシュしたすぐ直後に、拍手音がなるのです。正常な感覚受容システムを持っている子供たちは、音と光とどちらが先だったかをほんのミリセカンドの差であっても言い当てることができます。ところが、聴覚処理に問題がある子供たちは、音と光が少なくと

も2〜3秒離れていない限り、まったく一緒に聞こえているのです。音と光テストで間違った結果を出したすべての子供たちは、自閉症、ADHD、失読症などの機能的ディスコネクション症候群と総称して呼ばれる障害を持つと診断されていました。

　もっと最近では私と同僚がJournal of Autism and Developmental Disabilityに出版した論文で、我々は、アドバンスドブレインイメージという最新の脳スキャンを使って、自閉症児が視覚と聴覚の信号を、同時に混ぜ合わせることができないこと、特に右脳と左脳の間でそれができないことを証明しました。これが個々の障害が実は1つの同じ原因から起こるというもう1つの証です。

　聴覚処理問題は、高周波もしくは低周波の音に対する非感受性として現れます。高周波の音に対して非感受性がある子供は、たとえば、言葉の音を聞き分けることに問題が起こります。これは音韻意識と呼ばれ、失読症の主な原因と信じられています。すべての音、すべての言葉を聞き取れない子供たちは、言葉を読むことができません。

　低周波に非感受性がある子供は、感情を伝える誰かの声の抑揚を聞くことができません。これは韻律として知られており、非言語コミュニケーションおよび社交が難しくなります。特に高周波感受性に長けていて、低周波感受性に乏しいのは、自閉症の子供に特徴的に見られ、その反対の場合は失読症の子供に特徴的に見られます。

　中には音に過敏すぎることで、音に我慢ができず、絶えず耳をふさぐような行為を行う子供もいます。また、中には自ら強迫的に高周波の音を出すことで(大きな声を出したり、物を叩いたり、何かを引っ掻いたりなど)その音を中和しようとする子供もいます。

テンプル・ガーディン（PhD）、高機能自閉症と診断された大学教授は、彼女の成長の孤軍奮闘に関して、たくさんの本を書いています。その中で彼女は、「私の聴力は、まるで補聴器のボリュームが常に最大状態で固定されてしまっているようだった。また、すべての音を拾う集音マイクのようだった。私には2つしか選択肢がありませんでした。1つはマイクのスイッチをオンにしたまま、音が殺到するのに身を任せるか、マイクのスイッチを完全にOffにするかです。後に母が、私が時々まるで耳が聞こえないように振舞っていたと教えてくれました」と書いています。

　耳は音を外界の環境から拾い、そのエアーウェーブを、中耳にあるシリアと呼ばれる毛様体を通して脳まで送ります。そして脳がその音を分析して、あなたが聞いている音として認知させます。もし聴覚センターが、この同期に外れていたら、拾い上げられた音のチューンははずれ、脳内で聞こえたとおりに再生することができなくなります。子供に伝えようとして言った言葉が、その通りに聞こえない可能性があるのです。もし子供が音を調整する能力に問題があると、たとえば誰かの声の抑揚の違いを聞き分けることができないのです。興奮を伝える声が、まるでモノトーンのつまらない声に聞こえるのです。これが子供の乏しい社交スキルにつながるもう1つの問題です。

　また別の子供たちの中には、急激に変わる音を処理することに問題がある子供がいます。たとえば、彼らは「ば」と「だ」のような濁音を聞き分けることができません。この2つの音の違いは、最初のほんのミリセカンドの違いなのですが、音節を聞き逃してしまうことにもつながります。これが読みの問題の本質であり、失読症の特質なのです。

　特筆すべき歪んだ聴覚システムの1つの例は、自閉症と診断された子供に見ることができます。自閉症の子供は、完璧なピッチを持っ

ていると知られています（絶対音感）。これは一般の人の中ではとても珍しい才能です。彼らは音符のキーをたったの一度聞いただけでピタリと認識できます。ただし、すべての曲が流れ始めると、彼らはまったく認知することができなくなることも多いようです。

触覚

　触覚過敏は、どうしてそのような行動を子供がとるのかを理解していないと、親にとっては難解になり得ます。

　FDSを持つ子供たちの中には、触れられることに対してとても敏感な子供がいます。彼らは、抱き寄せようとすると身をよじらせて逃げ、家族と一緒に座っていても距離を置くようにして座ります。ある子供たちは、逆に触覚が鈍感で、過剰にまとわりついたり、いつでもあなたに寄りかかっていたりします。彼らは、触れることを切望しています。それはまるで、身体中が無感覚になっているかのようです。

　反対の極端な例は、痛みをあまり感じない子供たちです。自閉症の子供は、たとえば、頭を床に打ちつけても痛みのリアクション（痛がったり、泣いたり）を何も見せません。

　触覚過敏の子供たちは、しばしば軽いタッチの感覚、たとえばヘアーブラシのような感覚が好きではありません。ただし、頭皮をゴシゴシする圧迫のような深いタッチは心地よいようです。親の皆さんはよく、子供が異常なほどに良い子で、幼児時期の悪名高い「2歳の反抗期」を経験することなく過ごした。また穏やかで、全くと言っていいほど文句も言わずに過ごしていたと話します。そして彼らはこう続けます。子供の行動が急に変化し始めて手に負えなくなってきたのは、おおよそ子供が6歳くらいになった頃からだと。私にとっては、このことが子供が触覚感覚システムの発育が遅れているという、最もわかりやすいサインなのです。悪名高い「2歳の反抗期」の行動は、

実際には正常な発育なのです。それが起こることは良いことなのです。なぜなら、子供たちは外界とつながりたいがために、いろいろと探索しているのですから。言い換えれば、子供たちが彼ら、彼女ら自身の身体を認知していく過程の始まりなのです。これが起こることで、彼らは好きなもの、嫌いなものを判断するようになるのです。この過程は脳の発育のとても大切なマイルストーンなのです。

匂いと味

ほとんどの親たちは、子供たちが食べ物に対して曖昧だと言います。どこを探しても3歳児が、魚とサワークリームをランチにオーダーすることなどありえません。

子供の頭には、一般的に限られた食べ物のメニューしかありません。なぜなら、匂いや味感覚はまだ研ぎ澄まされていないからです。ところがある子供たちは、たとえほとんどの子供が好きな食べ物、たとえば、グリルしたチーズ、ピザ、フライドポテト、フライドチキンであっても嫌いなこともあります。これは実は、脳のバランスの崩れのサインなのです。

嗅覚は、われわれの感覚の中でも最も基本的な感覚です。研究では嗅覚は、学習する能力、記憶する能力、社交する能力にとって、とても大切であると明らかにしています。子供たちが、匂いや味の感覚に乏しい場合に、好き嫌いを味ではなく、口の中でどんな感触があるかで決める傾向があります。彼らはクッキーなども嫌がります。それは単に口の中の感触が嫌いだからです。一般的な子供たちは、その反対に、食べ物が口の中でどんな感触があるかを無視することを学習し、そして単に味や匂いに誘われるようになります。特に甘いものには目がなくなります。

これはかなり重要なことです。なぜなら、匂いや味を感じる脳の部

位は、目標を設定し、その目標に向けた行動をつかさどる部位と同じなのです。食べ物の選択だけではなく、社会行動の選択にも関わっているのです。右前島皮質として知られている脳の部位は、事実、自閉症やその他の神経行動障害に見られる異常な行動を説明できる鍵となる可能性があるのです。匂い、味、感情に関わるスキンシップ、免疫の抑圧、内臓調整、消化、直感、「胸騒ぎ」および潜在身体意識、前庭、空間感覚、ミラー細胞機能と非言語コミュニケーション、そして自身と他人の感情意識など、すべてがこの脳の部位に収束されているのです。ですから、嗅覚および味覚が低下していることは単に食べ物の選択や好みよりももっと重要な意味を持っているのです。

　私は自身の臨床経験から、明らかに著しい数の神経行動障害を持つ子供たちが、未熟もしくは未発達な嗅覚を持っていることを発見しました。検査をすると、これらの多くの子供たちは匂いをかぐという行為すらも知らない場合があります。匂いのかぎ方をきちんとデモンストレーションして見せた後でさえ、鼻から吸い込むのではなく反対に吐き出してしまうのです。これは確かに嗅覚がうまく働いていない証でしょう。我々のブレインバランスアチーブメントセンターで、我々は何千、何万にも及ぶ標準化された客観的な検査を行ってきましたが、ほとんどすべての子供たちが嗅覚と感覚行動に問題を持っています。子供たちの嗅覚が正常に働き出すと、食習慣も向上するのです。

■ 症状8：損なわれた免疫システム

　脳は免疫反応をコントロールするシステムを持っています。免疫システムは脳の両方の半球がどのようにして1つになって

働くかということを示すとても良い例です。ほとんどの身体的な操作と同じように、免疫システムは脳の両半球に属しています。しかし、それぞれの半球がそれぞれ個別の仕事を持っています。左の免疫センターはまるで防衛軍のようで、病気が襲ってきたときに抗体システムを活性化させます。右側は免疫システムが過剰に反応することを防ぐことで抑圧します。それはまるで防衛軍が戦いを始めないように安定を保っているかのようです。ところが、免疫システムが戦いを始めると、時に自分自身を攻撃することがあります。その場合、大混乱がアレルギーや喘息のような自己免疫疾患として勃発します。

　ですから、左脳の働きが弱くなると、免疫防衛システムがダウンしてしまいます。バクテリア、ウイルス、その他の外敵が抵抗力が弱まった防衛ラインを越えて副鼻くう、肺、呼吸器システム、もしくはどこへでも住み着きたいところへ到達してしまうのです。左脳が低下している子供はよく病気になります。何か流行しているようならば、すぐにもらってしまいます。また、耳の感染症にかかりやすく、8歳、9歳になるころまでに15～20回も抗生物質のお世話になっていることなども珍しくありません。

　右脳が低下すると免疫システムが過剰に働き出すようになります。すると免疫システムは外敵がいないのにディフェンスモードのスイッチが入り、コントロール不能になります。それが原因で、自己免疫疾患、たとえば喘息やアレルギーなどを発症します。それだけでなく、もう少し微妙な症状、たとえば慢性の食物過敏症などを引き起こします。ところが、これらの子供たちは一般的な子供の頃の病気や感染症、たとえば風邪や気管支炎などにはかからないことが多いのです。彼らは「テフロンキッド」（テフロンのように病原菌をすべて跳ね返すように感染症にならない子供のこと）と呼ばれることもあります。

　FDSの子供は、ほぼ間違いなく免疫システムの調整がうまく働か

ず、病気などに対しての免疫反応活動が低すぎるか、もしくは高すぎるというように、突拍子もなく外れていることが多いようです。いずれにしても、明らかに通常よりも感染症やその他の免疫が強すぎるためにかかる病気などにもなりやすく、それがFDSの子供の中で優位を占める特徴なのです。

これらの子供たちの多くはとても免疫反応が弱く、慢性の感染症に悩まされます。その他に、過剰な免疫システムを持ち、それが湿疹、喘息、アレルギーなどの自己免疫の問題に発展します。しばしば、免疫反応はもっと微妙で、食物アレルギーという形ではなく、慢性の炎症や食べ物過敏症という形で現れます。事実、多くの研究家は自閉症を持つ子供は、自己免疫疾患を持ち、それが原因で慢性の一生続くような炎症を、身体だけでなく脳にも持っていると考えています。

ただし、これらの免疫症状は神経障害の原因ではありません。それよりも、今まで話したその他の症状と同じように、もっと大きな問題の一部なのです。

■ 症状9:頻脈と未発達な消化器官

子供は呼吸、心拍、そして消化器官などの、オートマチックにコントロールされる原始的な神経システムを持った状態で生まれてきます。これは動物たちが、原始的な脳として持っている「辺縁系システム」と呼ばれています。

この辺縁系システムは、空腹感、のどの渇き、そして生命の保護という基本的な生命維持のためのスキルを提供しています。赤ちゃんは、生命の維持のために必要なものに対してとても衝動的に反応します。これが、赤ちゃんが何か怖い目にあったり、驚いたり、または

何かが必要なときに、泣いたり叫んだりする理由です。

子供の脳が成長し成熟していくに従い、高次センターが、これらのオートマチックな身体の機能を引き継ぎます。これは通常3歳くらいから始まります。大きな大脳皮質が心臓や消化器システムの機能を抑制し、スローダウンさせるのです。

このとても大切な脳の部位の発育に遅れがあると、子供は引き続き頻脈で、呼吸が速くて浅く、消化器系も未発育になるのです。これらの症状は、しばしば小児科医ですら混乱のもとになります。なぜなら他のすべては健康に働いているように見えるからです。

症状10：食物過敏症

FDSを持った子供たちを苦しめる食物過敏症は、一般の親たちが知っている食物アレルギーとは違います。この2つには大きな違いがあります。よく知られている食物アレルギーは、通常子供がアレルギーを持っていれば、認識するのは難しいことではありません。なぜなら、症状はすぐに湿疹や涙目、くしゃみや呼吸困難などという形で1～2時間のうちに現れるからです。中には生命に危険があるアナフィラキシーショックを起こす場合もあります。それはピーナッツやそばなどを食べて危うく生命を失いそうになるという可能性もある、とても危険なアレルギー反応です。ほとんどの親の皆さんはこのアレルギー反応に関しては認知していて注意していることでしょう。この種類のアレルギーは、FDSの子供の中ではおよそ10％ほどの子供が持っています。

そして我々が、FDSの子供たちの85％が持つと考えている食物過敏症の症状ですが、それは前述したような、身体的なアレルギー反応

の症状を引き起こすことはありません。しかし、炎症反応を引き起こす原因になり、その結果もっと微妙な精神、行動症状として現れます。しかも、その症状は6〜72時間経過してから現れます。研究者たちは脳のバランスの崩れと、このタイプの食物過敏症が、直接関連していることを確認しています。

両親が、私のブレインバランスセンターに検査を受けるために子供を連れてきたときに、我々が聞く質問の1つが、「あなたのお子さんは食物アレルギー、もしくは過敏症はありますか?」です。ほとんどの答えは「いいえ」で、子供が何か特定の食べ物に反応を示せば、すぐにわかるはずだと主張します。その場合、その考えがなぜ間違っているかを私は説明しています。

明らかな、そして時には激しい身体的な症状を出すアレルギーと違い、食物過敏症は、症状が緩やかに現れることからも、血液検査をしないで特定するのが難しいのです。次に示すのが食物過敏症の症状の一部です。

- [ ] 過敏性と時折起こるメルトダウン（突発的な症状の出現）
- [ ] 集中力低下、もしくは欠如
- [ ] 突発性行動
- [ ] 攻撃的行動
- [ ] 疲労
- [ ] おねしょ
- [ ] 睡眠障害、うなされる、よく起きる
- [ ] 学習障害
- [ ] 他動

子供はおよそすべての食べ物に過敏症になる可能性があります。

その中でも特に一般的なのがグルテン（麦に含まれるたんぱく質のような物質）、ミルク製品のたんぱく質であるカゼインです。グルテンとカゼインは、子供たちが大好きな、パスタ、ピザ、ベーグル、ミルク、シリアル、マカロニチーズなどに含まれています。

その他の過敏症の元になりやすい食べ物は次の通りです。

◎柑橘果物──オレンジ、グレープルーツ、レモンなど
◎とうもろこし
◎卵
◎豆類──えんどう豆、小豆、大豆、落花生
◎トマト
◎イースト製品

症状11：リーキーガット

も し子供の脳の一部分でも未発達のままだと、消化器システムもまた未発達になります。FDSを持つ子供たちは、3つの基本的な形で消化器機能が異常を起こします。

◎食べ物を分解し、吸収する働きを助けるための胃酸や消化液の分泌が弱い
◎胃壁や腸壁の筋肉の反応や働きが低く、筋肉の収縮が弱いために、食べ物を分解する機能が弱い
◎胃壁や腸壁の血液の流れが弱い

子供の成長と共に新しい食べ物を導入していくに従い、消化のプ

ロセスを正しく働かせるためにはますますたくさんの血液が必要になります。消化器システムがきちんと成長していなければ十分な血液が供給されず、消化プロセスがきちんと働くことは不可能になります。

通常、胃壁は細胞がきっちりと隙間なく並んでいることで、小さな分子構造を持った物質などが血流に漏れ出さないようにバリアを作っています。このバリアが、胃を異物、たとえばバクテリア、ウイルス、カビや細菌などの侵略から守ります。血流が不足すると、細胞がきっちりと密閉することができなくなります。

血流不足によって異物の攻撃に対しての胃の防御力が低下するだけでなく、大きな分子構造の物質が、きちんと分解されてビタミンやミネラルなどの栄養分が取り出される前に血流に漏れ出してしまうのです。結果、栄養素が失われてしまいます。

この悪循環はリーキーガット症候群として知られています。このリーキーガットの子供たちはたとえ常時健康で、栄養豊富な食事を摂取していても栄養素が欠乏する可能性があります。リーキーガット症候群はまた食物過敏症も引き起こします。事実、2012年にAmerican Academy of Pediatricsは、リーキーガットが自閉症の不可欠な要素であることを定めました。

ほとんどの免疫システムの抗体（およそ60％）は、砦を防衛する兵隊のように腸壁に存在しています。それらは異物の侵略によって腸壁の防衛が脅かされ、通常の働きが阻害される恐れが出るまでは平和な状態を保っています。ところが、もし不審な侵略者が近づけば、あっという間に防御体制を整えます。部分的に消化された大きなたんぱく質の分子が腸壁から漏れ出ると、まるでバクテリア、ウイルス、カビなどが侵略してきたかのように免疫システムが反応し、抗体反応を起こしてしまうのです。この反応が十分起こると、身体はこれら

のたんぱく質に過敏になり、それを外的のように扱うようになります。この悪循環が、FDSの子供が特定の食べ物に過敏になるメカニズムなのです。そしてFDSが治ると、食物過敏症も消えてなくなります。

■ 症状12：学業における悪戦苦闘

FDSの子供たちはしばしば知性にあふれています。中にはずば抜けて知的な子供もいます。それでも学校では通常の授業についていくことや、学生生活を送ることが難しい状況です。ある教科では平均かそれ以上の成績をとることもありますが、それ以外は平均以下です。

多くのADHDやアスペルガーの子供たちは、たとえば言語スキルが幼児期には最高に良い状態でスタートすることが多いようで、早い時期に言葉を読み始めます。自閉症の子供たちの中にはとても早い時期から自分自身で勝手に読みを覚えてしまう子がいます。ある子供は、18ヶ月で子供用の本に書かれている言葉をすべて読みこなし、親をも仰天させるようなこともあるのです！

その他には、数学演算に秀でていて簡単に数字の暗算を頭の中ですることが可能な子供もいます。ですが、彼らは数学的推論には著しく困難なようです。

これらの子供たちは、学校の先生や両親を算数や書読スキルにおいて、はじめは驚かせるほどに優れているところから始まります。ところが4〜5学年になる頃には彼らは学業において困難な状態になるのです。読みに優れていた子供たちは、たとえば読んでいる内容を把握することが困難になります。先生たちは、なぜ物語の主人公が特

別な場面でそのような行動をとったのかを彼らが理解できないことを発見します。彼らは特に言葉の実際的な面と比喩表現などに困難を感じます。また、推論ができません。これらが原因で、彼らは読むことを楽しめず、一般的に読むことを避けるようになります。

基本的な小児IQテストでは、彼らは明らかな言語と非言語スキルの得点に違いが出ます。典型的な場合はそれぞれの得点に微小な違いが現れますが、中には30、40、もしくは50ポイントも違う子供もいます。私が治療に関わった子供の中には言語スキルがなんと150点（これは天才レベルです）、そして非言語スキルが70点だった子供もいます!!

どうしてこんなことが起こるのでしょう？ どうやって子供がある特定の学業分野では天才レベルで、その他では智弱と言われるようなことが起こるのでしょうか？

この答えが見つからない問題は今まで教育者たちを混乱させ、そして答えを探すことから長い間逃避させていました。私はたくさんの教育者たちや、学校心理学者たちにレクチャーをしてきました。彼らはこれが不可解なことであると認めていて、特に驚くべきことではありません。なぜなら、その原因については過去に何の説明も存在していなかったのですから。

読解や数学的推量が苦手な子供たちは、言葉やコンセプトの心的イメージを生み出していないことがわかっています。提示された全体の情報を処理する代わりに、彼らが読んだり聞いたりする一部だけにコネクトするようです。

これが起こる理由は、右脳のスキルである読解と、左脳のスキルである言語イメージとが、うまくブレンドしていないということなのです。うまくブレンドしない理由は、左右の脳がバランスを欠いているからです。左脳と、右脳が正しくコミュニケートしていないのです。

FDSの子供が示すこの学業の問題の症状リストはかなり長いものですが、ここに特に一般的なものを紹介しましょう。

- [ ] 乏しい口頭および書面表現
- [ ] 乏しい文章読解力
- [ ] 乏しい書字スキル
- [ ] 整理できない
- [ ] 集中力欠如
- [ ] 読み書きの問題
- [ ] 指示に従うことができない
- [ ] 原因と結果を理解することが難しい
- [ ] 配列能力の欠如
- [ ] 多数の情報を与えられると混乱する
- [ ] 社交スキル欠如

症状13：乏しい認知意識

乏しい認知スキルは、ほとんどの人が、学習および行動障害と結びつけて考えることができる症状であり、両親や教育者、医療従事者などが最も焦点を当てていて、最も恐れている症状でしょう。

なぜならほとんどの皆さんは、ADHDは主に注意力の問題、自閉症はコミュニケーションと社交スキルの問題、失読症は読みの問題というように考えているからです。

しかし、それは間違っています。もちろんそれらのスキルの欠如は問題ではありますが、本質的な問題ではありません。それらは本質的な問題から起こるただの症状であって、本当の問題は脳の左右の半

球間のバランスを欠いているところからくるのです。

認知スキルはユニークな個性、一人一人の違いを作り出すものです。子供たちがどのように考え、学習し、正当化し、決断をして、プランを立て、開始し、感情を表現し、衝動をコントロールし、ゴールを定め、行動を制御し、そしてその他の高次活動に従事する意志を突き動かす原動力なのです。それはいわば、脳のリーダー的な役割であり、まさしくすべての機能とオペレーションを管理する最高経営責任者なのです。これが、認知スキルが前頭葉の前頭前皮質という場所でコントロールされる、実行的機能と呼ばれる理由です。この部分は最も後に成長する最も高度な機能を持つ脳部位です。

成長段階において、年齢にそぐわない行動、たとえば学校で注意を注ぐことができない、社交的関係や友達が作れないなどは、大切な脳の部位が正常に発育していないというサインなのです。その主な症状は、次のようなものです。

- [ ] 不適切な笑いや、クスクス笑い
- [ ] 恐怖感の欠如、特に危険な状況において
- [ ] リスクを恐れない
- [ ] 優しく抱かれたりすることに嫌悪感を感じる
- [ ] 不自然な、繰り返し遊びに執着する
- [ ] 目をそらす
- [ ] 一人遊びが好き
- [ ] 欲しい物などの意思表示に欠ける
- [ ] ジェスチャーが大げさ
- [ ] すべての物が同じであるように主張する
- [ ] 他の子供たちと関わるのが苦手

- [ ] ゴールを設定したり、優先順位をつけるのが苦手
- [ ] 感情をコントロールするのが苦手
- [ ] 学習、記憶、そして注意力を注ぐことが苦手
- [ ] 運動コントロールが苦手
- [ ] 自分の行動を監視することができない
- [ ] 友達を作ること、もしくは関係を維持することができない

　おそらく皆さんはこれらの症状がすでにこの章の他の症状の部分で何度も出てきていることに気がついていることでしょう。そうなのです。これがディスコネクションされた子供たちの脳に起こっていることの相互関係なのです。

　左右の脳が同調していない、医師たちが呼ぶ「時間的コヒーレンス」が、左右の脳半球間や、もしくは中枢神経系の大きな範囲間で欠如していることが、機能的なディスコネクションを生み出すのです。それは大きな部屋中に散りばめられた電球の、あちこちが切れているかのように。

　2つの脳半球が、情報を共合したり共有することができないと、脳が働くときに片側の脳に頼ることを強いられます。これが原因で、機能的に高い側の脳に配置されている能力が誇張されることがあるのです。これは決して脳がダメージを受けているのではありません。単に片側の機能がとても速いのに比べて、もう片側の機能がとても遅いだけなのです。これは修復可能です。すべての電球に明かりを灯すことで、部屋が明るさを取り戻すことができるようになります。

　この修復を永久的なものにするには、根本的な原因を突き止めなければなりません。これは物議を醸す分野であり、次章で説明することにします。

Brain Balance Profile

ロビーとポール
たったの6ヶ月で驚くほどの進歩

　彼らの両親が私のところに来たのはロビーが3歳、そして弟ポールはまだ6ヶ月のとき、二人共が重度の自閉症と診断された直後のことでした。

　彼らの母レジーナは運動生理学者、理学療法士で、妊娠前から元気な子供を生むためにすべてのことに注意を払って計画を立て、出産も全く正常でした。彼女は子供たちには一切予防接種も受けさせず、家族全員の食事はすべてオーガニックの食事を用意しました。ところがレジーナと夫は、二人の子供がはじめから何かおかしいと気づきました。

　両方の子供とも、発達マイルストーンに遅れがあり、ロビーはハイハイと歩き始めが遅く、私が最初に会ったときは、全く言葉がしゃべれませんでした。ポールはハイハイもヨチヨチもできず、お尻を引きずって動いていました。

　ポールの症状はさらに重症で、彼は両親以外の誰かが近づこうものならば、身体中の力を振り絞って叫び続けるのです。母親の腕に抱かれていても、気分が良くないと激しく嫌がり、座って自分の頭を床に打ちつけても、全く痛みに関してのリアクションがないことなどが両親をさらに心配にさせていました。ロビーは基本的な指示には従えるものの、感情表現がなく、周りで何が起こっているか全く気がつかないようで、彼は音や触覚などの感覚が弱いようした。それ以外にもたくさんの症状が、両方の子供たちに右脳の発育の遅れがあることを示唆していました。尿と血液検査では、彼らがたく

さんの食物過敏症を持ちビタミン、ミネラル、アミノ酸の欠乏があることがわかりました。

　私は二人の子供たちに、それぞれの右脳のバランスを整える個別なエクササイズと、感覚刺激プログラムを処方しました。そして彼らの食事の問題も、過敏症のもとを排除する食事法と、サプリメントも合わせて処方しました。ポールは重度の自閉症にもかかわらず、彼の兄よりも年齢が若かったこともあり、速いスピードで反応しました。たったの6ヶ月で、ポールはトランポリンで遊び、笑い、アルファベットを暗唱し、そして初めて鏡に写った自分を認知しました。同じ頃、ロビーは話したり、自分を表現したりできるようになりましたが、彼の本来の歳の発育に追いつくまでには、少し長い時間がかかりました。両方の子供が共に、正常な幼少期を実現する方向にしっかりと向かっていきました。

第4章
何が原因なのでしょうか?

Chapter 4
What's Causing it All?

問題を混乱させるのをやめましょう

もしも若い身体が不健康に育っていたならば、
その身体についている脳は一体どうなってしまうのだろう?

ジェーン・ヒーリー (PhD)

私が、親や教育者たちと話をするときに、いつも受ける質問は、「なぜこんなにたくさんの子供たちが、自閉症やADHDになっているのでしょうか? どうして教室は、薬をとっている子供たちでいっぱいなのでしょうか? 子どもたちに一体何が起こっているのでしょうか?」です。

その答えを与えることは簡単なことではありません。それは決して私が答えを知らないからではありません。答えを知っているのです。ただ、とても多くの人が、小児神経障害の本質的な意味を取り違えて教えられているために、混乱してしまっているからです。これは非常に不幸なことです。なぜなら、その混乱は家で、また学校でこれ

らの神経障害に計画的に対応しようとしている人々に、単に不安と絶望感を与えているだけなのですから。ですから、この章がとても大切なのです。私のホームブレインバランスプログラムを使い、良い結果を導き出すことはできても、あなたが我々が考える脳のバランスの崩れの本質的な原因を理解し、持っているすべてを注いで問題を修復しないことには、その修正は永久的なものにならないからです。

20年間に及ぶリサーチと、精神的に機能不全の子供たちの治療に携わって、私は躊躇することなしに、こう言うことができます。我々が現在直面している問題の大部分の原因は家庭の周りにある――それは毎日さらされている環境毒素だけでなく、我々がどのように人生を生きるか、そしてどのように子供を育てるかの選択の仕方、つまり環境です。

たくさんのいわゆる専門家と呼ばれている人たちは、これらの問題の増加は激化されすぎていると言います。彼らは自閉症やADHDの発生率が増加しているのは、早い段階で診断が下せるようになったために、あたかも増加しているように映っていると言います。それは正しい部分もあるのですが、適切な答えではありません。事実、ここ数年で出版された2つの自閉症に関するメジャーな研究が、この論争に決着をつけてくれることを、私は望んでいます。

1つ目の研究は、イェール大学の研究者たちの研究です。彼らが、500万人に及ぶ出生証明と、カリフォルニア発達サービスデパートメントからの、2万人分の記録を審査したところ、「我々が現在見ている自閉症の増加の、約半分の増加率が根拠を持って説明できる」と結んでいます。彼らは、約25%の増加が、「診断率の増加」に起因するものだと言っています。どういう意味かと言うと、10年前に、たとえば精神遅滞という診断を受けた子供は、今であれば精神遅滞と自閉症という両方の診断名を受けるであろうということです。その他

の15％は、認知度の高まりによる検出率の上昇に起因すると信じています。そして4％は「地域的な集中」に起因していると言っています。高い診断率がある地域では、たくさんの検査が行われ、さらに多くの診断名が出るということです。これらを足すと44％になります。研究者たちは、加えてもう10％が高い年齢の両親から自閉症が生まれやすいということに起因にしていると言っています。私の見方では、これは環境的要素だと思いますが。いずれにしても、すべてを加えても54％にしかなりません。研究者たちは、その他の46％の増加の背景については説明ができないようです。

あなたがどちら側の論争の立場に立つにしても、46％が大きな数字だということを誰も否定することはできません。すべての研究を見てみて、認知度が上がったから、診断率が増えたからという理由で、自閉症率が上昇しているということを、全体の半数しか証明できないとしたら、その他の半数は新しいケースの発現が背景にあると考えることができます。私にとってこれは、流行と呼ぶにふさわしいと考えています。

さらなる証明は、アメリカで行われた最も複雑な自閉症の研究のうちの1つです。カリフォルニア州立デービス校の研究者たちは16年のスパンで、自閉症の診断を受けた子供は800％増加していることを見つけました。彼らは、診断の基準の変化、軽度のケースの増加、そして早い年齢層での診断が可能になったことなどが、ひいき目に見ても50％ほどの増加に関係していると結んでいます。

最新の研究者たちと同じように、私はこの2つのメジャーな研究が現在の現実を物語っていると信じています。私は、過去にもしかしたら見逃されていたかもしれない、たくさんの子供たちが、今であれば発達障害という診断を受けているのは、認知度や検出率の増加から来るとしても、実際に半分の新しいケースが記録されている事

実を見逃してはならないと思います。たとえそれが半分だとしても、400%は大きな増加なのですから。デービスの研究者たちはそれを「大きな公衆衛生および教育の問題である」と言っています。私も同感です。

その他に、たくさんの人がこれらの問題——特に自閉症——は単純に遺伝子の問題だとしています。

しかし、やはりこれも適切な答えではありません。なぜならどんな科学者でも、遺伝的な問題がこのような形で爆発的に増加することはありえないと立証しているからです。増加率が急激で、特殊すぎるのです。

それにも関わらず、有名な、もしくは悪名高いリサーチが1977年に行われました。このリサーチで、自閉症が遺伝子的な病気であるという、長い間に及ぶ信念が作り上げられました。この研究は、今までに何千回も紹介されてきましたが、片方が自閉症と診断されている11組の一卵性双生児と、10組の二卵性双生児の研究です。研究者たちは、もう片方の子供が自閉症を発症する可能性は、一卵性双生児に高く、やや二卵性双生児に低いと言っています。その後4〜5つの研究が同じように行われましたが、それぞれが小さな研究で、結果は二人目の一卵性双生児が自閉症を発症する可能性が60〜95%であると言っています。明らかに制限のある研究に関わらず、自閉症は100%遺伝子によるものであるという考えが定着してしまいました。

もう1つの遺伝に関連づけた主張は、たくさんの研究結果においてADHDやその他の神経発達障害を持つ子供たちの50%が医学的に確立された1つ、もしくはそれ以上の他の精神障害、たとえばムード、強迫性、学習、行動障害なども持っているとして診断されていることです。専門家はこれらの障害はみな同じような基準になる遺伝子異常を持っているためと理論化しているが、実際のところこの理

論を裏づける証明はなされていません。やはりこの考えも妥当ではありません。私は、遺伝子セオリーは見事に砕け散ったと信じます。2011年7月にもう1つ、規模が大きく、よくコントロールされた双子研究がなされました。この研究はスタンフォード大学医学部によって、192組の一卵性双生児と二卵性双生児に対して行われ、自閉症を発症するかどうかが、遺伝子の影響よりも、環境の影響のほうが大きい、という納得できる証拠を提供したのです。

以前の研究の結果のおかげで、研究者たちは予想通り、もし一卵性双生児の片方が自閉症を発症すると、もう片方も同じように発症することを発見しました。ただし、面白いことに、彼らは期待していなかった事実を発見してしまうのです。それは、双子共に自閉症を発症するのは、実際には一卵性双生児よりも二卵性双生児のほうが高い割合だったのです。それは遺伝子だけでは説明ができません。これが意味するのは、この障害が発症するのには、環境が影響しているということです。二卵性双生児は共通のDNAを持ちません。しかし彼らはほぼ同じ環境を共有するのです。研究者たちが統計の分析をして見つけたのは、環境要素が自閉症のリスクの半分以上に関わっているということです。遺伝子は40%ほどの影響を与えますが、環境要素が自閉症リスクの60%に影響しているのです。

この研究は、環境こそが子供たちの発育している心に多大な影響を及ぼすということを証明した、最も説得力がある研究のうちの1つです。以前に行われた例の小さい研究結果をもう少し掘り下げてみると、同じことがわかります。一卵性双生児の両方共が自閉症にならないことがある事実は、それ自体が遺伝子ではない何かが働いてることを示しています。たとえば、1989年のスカンジナビアでの研究では、91%というとても高い、一卵性双生児の双方が自閉症になる確率を示しました。ところが、その研究では、ほとんどの子供たち

が母親の妊娠時にかなりのストレスを受けていて、出産後のストレステストで、かなり高いストレスレベルであると結果が出ていたようです。その2つは今では、確立されたリスク要因です。

これらの新しい双子の研究でわかるように、遺伝子だけでは発育している心の健康的な経路を歪曲させることはできないのです。しかし、遺伝子はある程度の割合では影響を及ぼします。それは遺伝子がどのように表現をするかです。脳の発育の大切な時期に、どのようにスイッチが入り、どのようにスイッチが切れるかで、エピジェネティクス効果と呼ばれています。

■エピジェネティクスの新しい考え

遺伝子科学はここ100年間で驚くほど進歩しました。ある時期我々は、遺伝子は同じ必然を作り出す運命のようなもので、茶色の目を持つ親からは茶色の目を持つ子供しか生まれないと考えました。また、遺伝子は変えたり、修正したり、改善したりできないと考えていました。この考えが、もしも心臓病の血筋ならば、血族は皆心臓病になると信じさせました。しかし、以前考えられていたような、遺伝子は最終的な運命であるという考えは変わってきました。遺伝子に関わる特定の病気である以外は、あなたがどのように人生を生きるかの選択の仕方、どれだけのストレスを日々受けているかのほうが影響が大きいのです。それがエピジェネティック効果です。DNAの青写真は変えることができませんが、あなたのDNAが将来どのような表現をするかは変えることができるのです。これが発育している子供の心に起こっていると指摘している、新しい研究なのです。

エピジェネティクスによると、遺伝子が人生の早い時期に、今後どのような表現をするかは、環境と経験によって方向性が変わってくるのです。あなたのDNAをピアノの鍵盤として考えてみましょう。本質的にエピジェネティクスは、いつ、どのようにして鍵盤を演奏するか——脳が完璧なハーモニーで発育するか、それとも別のエピジェネティック効果によって音程を外すか、です。たとえば、病気になりやすい体質（心臓病、糖尿病、ADHD、自閉症）はエピジェネティック効果です。あなたはその傾向を受け継ぐことはできますが、それはあなたの運命ではありません。その通りにならなければならないわけではないのです。どういうことかと言うと、あなたがたとえADHD、もしくはあなたの子供が自閉症であるとしても、子供そしてその子供が必ずしもその障害を受け継いでいくものではないのです。しかし、現在我々にはわかっています。もしもあなたが、遺伝子の表現を変え得るいくつかのリスク因子を持っていたとしたら、あなたが発達障害を持つ子供の親になる可能性が増加します。それが現在すべての人に起こっているのです。

■ 現代的なライフスタイルの影響

　私はこう信じています（それにはたくさんのそれを支える証拠があります）。神経行動、神経学業障害などの流行の増加は、環境のマイナスの影響が原因である。それは現代的なアメリカンライフスタイルを形作っている、たくさんの方法論です。このことを見極めるには、ここ10〜20年間にアメリカで起こっている、基本的な社交のあり方の変化を見れば、自ずと答えが出てきます。たとえば親の不健康な日常的活動の仕方（晩婚、結果として親の年齢が高い時期に

子供を生む、しかも初めて)、母親の妊娠期の健康(妊娠期の怪我、急激に増えている帝王切開も含みます)、我々の周りの環境毒素(テレビやコンピュータの前で運動をしないであまりに長い時間を費やしている子供たち)、そしてとても微妙な問題である育て親の不在。

ところが、これはとても大切に心に留めおいてもらいたいのですが、自閉症、ADHD、OCD、そして私がFDSのカテゴリーに分類したすべての障害に対して、1つのリスク因子が働いているのではありません。それは累積的なのです。エピジェネティック効果を生み出し、遺伝子や遺伝子グループのスイッチをオンにしたり、オフにするには、いくつものリスク因子が相互干渉する必要があり、最終的に発育している脳に、発育を阻害するように働くのです。

覚えておいてください。乳児の脳は大人の脳のミニバージョンではありません。発育している脳は、化学毒素やその他のマイナス要素によって、大人の脳よりもその影響を受けやすいのです。これは胎内にいる時期が最も当てはまります。脳は環境と対話することで複雑に発育していくことから、初期段階で受けたマイナスの影響は、その後様々な脳の発育のステップすべてに影響を及ぼすのです。胎盤はある部分、そういった環境の悪影響からのバリアシステムではあるのですが、すべてを防御できるのではありません。

脳の機能に影響が出ると、脳にコントロールされている他の部位にも影響が出ます。FDSの子供たちは一般的に、消化システム、免疫システム、ホルモン生成に問題を持ち、研究では多くの場合、彼らの親にも同じことが見られると示しています。私たちが知っているFDSに関わる環境要因を考察すると、妊娠をする前の母親と父親の健康と、妊娠中の母親の健康が、脳バランスの崩れた子供を持つリスクに潜在的に働いていることが考えられます。遺伝子がどのように受け継がれていき、あなたの子供が一生のうちに、その遺伝子によっ

てどのように成長していくかに、環境が大きく影響するのです。

　健康な子供にとって、発育に対する環境の影響はとても重要な問題です。ナショナルアカデミーオブサイエンスは、10年ほど前、環境因子にさらされることが神経発達障害に影響を及ぼしていると公に発表し、注意を喚起しました。このアカデミーが定義した環境は、単なる化学毒素だけではなく、両親の健康に対する取り組み方やライフスタイルも含んでいました。

　2009年に本書の初版が出版されてから、たくさんの新たな研究が、改めてこれらの親のライフスタイルと、様々な形の小児神経発達障害との関係が、実際にあることを証明しています。最も最近の研究では、アメリカンメディカルアソシエーションの信頼のおけるジャーナルであるJAMAが、他の研究が我々に警告したいと思うよりも、環境要素がはるかに重要であることを示す研究を出版しました。この研究では、スウェーデンの2千万人以上の子供たちの健康の分析を行い、14,516人の自閉症を発症した子供たちにとって、遺伝子は50％ほどの影響しか持たなかった、と結論づけています。残りの50％は環境、難産だった、社会的経済的状況、そして両親の健康とライフスタイルが影響しているということです。

■環境について考える

　今日までに、我々が子供たちに現在見ている神経障害と、たくさんの環境要素との影響が関連づけられました。発達に困難がある子供の親の皆さんは、それが一体何なのかを知る必要があります。それは誰かのせいにすることではなく、あなたがこれから持つ子供や家族の健康を守ることになるのです。私はこれらの発見をかな

り詳しく、『自閉症：自閉症スペクトラム障害を予防、診断そして治療するための科学的な真実──いま親に何ができるのか』に書きました。次に示すのが現在科学が示している、神経発達障害の子供が生まれる率が増加している理由のいくつかのハイライトです。さらに詳しい説明が必要な人は、私の『自閉症』を読んでください。

高齢の母親と父親

研究によると妊娠する時期が遅ければ遅いほど、自閉症、ADHD、その他の障害──ひとまとめにFDSのカテゴリーに入る障害──を持つと診断される子供が生まれる率が上昇します。単に子供を育てていく母親の年齢だけでなく、最近の研究では父親の年齢と健康状態が母親よりも強い要素であることがわかっています。何歳以上だとその影響が増えるのでしょう？ 自閉症と女性の妊娠期の関係を研究した11の研究では、女性が35歳を過ぎると、自閉症の子供が生まれる可能性が50％増えるという結果を示していますが、2014年の417,000人以上の出産記録の研究では、そのラインは30歳だと結論づけています。父親はどうでしょうか？ 様々な出産と父親の関係を研究した資料をまとめてみると、自閉症の子供が生まれる可能性は40歳で50％増え、50歳を過ぎるとさらに2倍になるようです。

脳のバランスの崩れ、片親もしくは両親

ここに遺伝子が関係してきます。脳のバランスが崩れている親からは、脳のバランスが整っている親に比べると、かなり高い可能性で、脳のバランスが崩れた子供が生まれるリスクが高いことが言えます。そしてそれが片親でなく両親の場合は、さらにリスクが増えることになります。FDSを持つ子供たちが表現する症状が家系的に存在することは疑う余地がありません。たとえば、自閉症が兄弟姉妹の間で

起こる可能性が15〜30%、一般の兄弟姉妹よりも多いという研究が一貫して数多く見られます。自閉症の子供を1人産めば、もう1人も自閉症である可能性が500人に1人、もし2人とも自閉症であった場合、3人目も自閉症である可能性は3人に1人です。

両親の食事

健康な妊娠出産を迎えるのに、食事、栄養の重要さを考えることは、無理なこじつけでも何でもありません。ところが、ほとんどの人は栄養がどれほどの広い範囲で影響を及ぼすかまでは認知していないでしょう。それは、エピジェネティック効果に影響する最も重要な要素のうちの1つです。そして、父親と母親との両方に当てはまるのです。たくさんの研究が示していることは、良くない食事法、崩れた栄養価の食事をとっていることが、未来の世代に引き継がれ、その影響は、同じような悪い食事をとらなくなった世代にも引き継がれてしまうということです。

母親と父親のストレス

胎児が妊娠期にストレスにさらされることが、健康な脳の発育にとって大きなリスクになることは、科学的に解明されてからかなり経ちます。神経発達障害と診断を受けた子供の両親に、高いレベルのストレスホルモン「コルチゾール」が検出されるのは、珍しいことではありません。高いレベルのコルチゾールが検出されるのは、慢性のストレスがある証です。最近の予備段階の研究での証拠ですが、ストレスが多い父親は子孫の脳の発育に影響を及ぼすことを示しています。たとえそれが、子供の頃の強いストレスであっても、精子に、長期的に持続するインプレッションを残すのだそうです。その結果、子供のストレスに対する反応に影響し、神経発達障害を発症するリス

クとなるのです。

父親、母親の超過体重

ジャーナルオブペディアトリクス(小児科ジャーナル)によると、平均体重の母親よりも、肥満の母親の子供が自閉症を発症する率が67%多いとレポートしています。そして、それらの子供たちが、それ以外の発達の遅延にも直面する可能性が2倍になると言っています。繰り返しますが、子供の健康に直接関係していると考えやすい母親の体重だけではありません。新しい初めての研究が、同じく小児科ジャーナルに発表されました。その研究によると、自閉症およびアスペルガー症候群と診断を受ける子供の率が、肥満の父親の場合は2倍になることを発見しています。

親のビタミンD欠乏

少なくともある1つの脳バランス障害、自閉症とビタミンD欠乏とに関係があるようです。ボストンのハーバード大学医学部の小児病院、そしてマサチューセッツ・ベルモントにあるMcLean病院の研究者たちによる大きな再調査によると、妊娠前の親のビタミンD欠乏は、自閉症のリスクの鍵になることがわかりました。研究者たちは加えて、妊娠前にビタミンDを食事の補助的に摂取することが、将来自閉症の子供が生まれるリスクを減少させるのではないかと推奨しています。

家族内の神経症の病歴

たくさんの研究が、精神疾患の病歴がある親と、その親が、自閉症、自閉症スペクトラム障害、双極性障害のような神経症、その他の精神健康問題を発症する子供を持つ関連を示しています。

母親の健康

研究で、妊婦の現在と過去の身体や精神の健康、身体活動、食習慣、睡眠習慣、ストレスが後に子供の行動や知的能力に影響を及ぼすことを示しています。加えて、妊婦のホルモンレベル、自律神経、免疫、神経系の機能にマイナスに働くすべてのことが、胎児の脳の発育にネガティブに働きます。これらは妊娠中の毒素、悪い栄養、アルコール、薬物、薬など、たばこも含みます。ある研究では、たとえば、研究者が300人の多動児と300人の健常児との症歴を再評価したところ、ADHDの子供の母親は、健常な子供の母親よりも、妊娠中に年齢層が高く、健康状態もすぐれず、高いレベルの毒素が血液から検出され、初めての子供の出産、そして出産にかかった時間が長かった（13時間以上）ことを示しました。その他の、神経発達障害の子供を出産するリスクが増えることに関連している症状はシリアック、タイプ1型糖尿病、そしてリュウマチです。

慢性の炎症と母親の免疫

炎症は、たとえ自己免疫疾患ではないとしても、とても厳しい体内環境を胎児に与えます。研究では、一部の自閉症の子供と、その母親の間で高いレベルの炎症を生み出すタイプの免疫抗体をシェアし、それは母親の胎盤を透過して胎児に入り、胎児の脳の発育に影響を及ぼしていることを見つけました。さらに多くの証明が他の研究からなされていて、それらによると、自閉症の子を持たない母親には存在しない、自閉症の子を持つ母親特有の抗体が存在するそうです。

ホルモンレベルの上昇

妊娠中にテストステロンとエストロゲンという両方の性ホルモンがとても活動が活発になることがわかっていて、研究では、胎児、

そして出産後にこれらのホルモンレベルに異常があると、自閉症とADHDなどを発症するリスクが増えるという結果を示しました。何年か前のイギリスの研究では、自閉症の子供の母親の羊水中のテストステロンレベルが高い事実を発見しました。

女性である利点

自閉症とADHDが4倍の割合で女の子よりも男の子に多いことは疑いもない事実です。2014年の研究が、この事実を確認しています（男子は女子よりも遺伝子の変異に対して脆弱であり、女性のほうに明らかな利点がある）。

この研究は、American Journal of Human Geneticsに掲載され、16,000人以上のDNAのサンプルを検査したところ、脳のバランスの崩れが発現するには、女性のDNAの場合、もっと強く、大きな遺伝子の変異の累積が必要なことを発見しました。「これは、女性は自閉症や発達の遅延から防御されていて、より多くの遺伝子変異の負荷、もしくはもっと重度の変異が起こらない限り、DNAの変異が起こりにくいことを強く主張している」「一方、男性は、炭鉱のカナリア（いち早く毒性に影響を受けるというたとえ）のようで、あまり強靭ではない」とシアトルのワシントン大学研究者Evan Eichlerが言いました。

この研究ではどうして起こるのかの説明はなされていませんが、私が考えるに、環境要素、ホルモン要素、これらの変異を引き起こすタイミングのコンビネーションであることは疑いようもありません。

甲状腺機能欠乏

妊娠時に母親が十分な甲状腺ホルモンを生成しない場合に、健康な母親に比べると、自閉症児を出産する可能性が4倍になります。これは、4,039人のオランダ人の母親と子供を対象に行った研究の結果です。研究者たちは加えて、自閉症の子供たちは、母親のT4レベル（サイロキシン）に重度の低下があるほどはっきりとした症状を表していることを見つけました。

薬品にさらされる胎児

投薬を受けている妊婦、もしくは薬が必要なほどに病気がちになった場合は、必ず小児科などに相談しましょう。すべての薬はリスクとベネフィットのバランスを考えたうえで摂取する必要があります、特にそれが胎児の健康に関わる場合は。薬は大きく分けて5つのタイプに分けられます。処方箋であっても、処方箋が必要のない薬局で買える薬であっても、脳のバランスが崩れた子供を出産するリスクは増加するのです。それらの例は、一般的な痛み止めであるアセトアミノフェン、出産を誘発する薬、抗うつ薬、てんかん薬、抗不安薬、そして現在クローン病という炎症性腸疾患および多発性骨髄腫の治療薬であるサリドマイド、です。

妊娠時の病気

妊娠前から準備をして身体的、精神的にも健康な生活を送ることは妊娠時の優良な健康状態を維持することに役立ちます。なぜなら、妊娠期9ヶ月の間に母体に起こることはすべて胎児に影響するからです。研究者たちが行った、Nurses' Health研究IIに登録した66,445人の女性の出産歴に対する研究では、自閉症、アスペルガー症候群、広汎性発達障害などのリスクの増加と妊娠中の合併症との関連を見

つけ出しました。関与していると思われる合併症は、妊娠糖尿病、子癇、インフルエンザおよび他の感染症、風疹、発熱、そして妊娠悪阻です。

出産時のトラウマ

ハーバード大学講習健康科とブラウン大学の研究者たちが、50の自閉症のリスクを増加させると言われる、出産に関連した障害に関わる研究のうち40を再評価した結果、彼らはいくつかを再確認、そしていくつかは無視しました。ほっとしたことに、ただ1つだけの出産時の合併症が原因で、自閉症につながることはないと結んでいます。ハーバードの研究とその他の研究者たちの間で発表された、脳のバランスを崩すことにリンクしているトラウマは次のとおりです。

◎未熟出産
◎帝王切開
◎逆子
◎妊娠中の胎児の成長が遅く小さい
◎胎児仮死
◎長時間出産
◎へその緒合併症
◎酸素欠乏

喫煙、そして副流煙

ここにもう1つの喫煙をするべきでない理由があります。ですので、たばこを吸う人からは離れましょう。胎児がたばこが含む毒素にさらされた場合に、自閉症やADHDとつながるという、十分に文章化された証明があります。

環境汚染

　環境ケミカルは世界中の子供たちの発育中の心にとってとてつもない脅威です。2人の世界をリードする研究者はそれをパンデミック（世界中に広がる流行）と呼んでいます。「我々が最も恐れていることは、世界中の子供たちが今なお認知されていない毒素ケミカルにさらされていることです。それらは静かに、知性を侵食し、行動を混乱させ、将来の達成を削り取り、社会を破壊しているのです」。Fhilippe Grandjean（MD）、そしてPhilip Landrigan（MD）は、2014年に出版された『Lancet Neurology』の中でコメントしています。研究でGrandjeanとLandriganは神経行動発達障害とリンクしている12の環境エクスポージャーについて指摘しました。そして、「さらにたくさんの神経毒素はまだ発見されないままでいる」と主張しています。ここにその12のエクスポージャーを挙げます。

◎クロルピリホスとその他の有機リン……我々がこれらを散布された食べ物を食べたり、染み出た水を飲んだり、蓄積した空気を吸気したりすることで接触する
◎ポリ臭化ジフェニルエーテル（PDBE）……建物の建材、家庭の家具材、マットレス、繊維、車、飛行機、プラスチック、難燃剤などに広く使われている
◎ポリ塩化ビフェニル（PCBs）……断熱材やエンジンの冷却剤などに使われている
◎DDT/DDE……米国では禁止されているが、世界中の水や土壌、そして輸入フルーツ、野菜などに見られる
◎テトラクロロエチレン……ドライクリーニングで一般的に使われる溶液
◎トルエン……ガソリンのオクタン価をよくするために使われてい

た、その他ナイロンやプラスチックの原材料
- ◎水銀……煙突排煙から海や川に落ち、我々が食べる魚に入る
- ◎鉛……まだどの程度のエクスポージャーならば安全なのか議論のもとになっているが、1970年代には、1デシリットルの血液に60ミリグラムと言われていたが、現在では10デシリットルに60ミリグラム
- ◎マンガン……ステンレスは缶詰の内側などのさび止めに使われている
- ◎ヒ素……青銅、花火製造、農薬などに使われている
- ◎エタノール……妊娠期にアルコール摂取をするリスクはすでに十分に確立している
- ◎フッ素……パニックにならないように。フッ素の利点は虫歯を予防して、骨格などの発育をサポートすることは十分に確立しているが、それはかなり低い摂取量での話である。LandriganとGrandjeanは米国で、フッ素に過剰にエクスポーズされることはそれほど危険なことではないと言っていますが、中国など他の国では危険な可能性がある

自然に戻り、エクスポージャーを減らせ

　妊婦が胎児を守るためにできる最も重要なことは、食べ物の農薬などにさらされる機会を減らすことで、そのためにはオーガニックの食品を選ぶことでしょう。そうすることで、80〜90%のエクスポージャーを減らすことができるとPhilip Landrigan（MD）、環境毒素のエキスパートが言っています。現在45の有機リン系の農薬が使われており、ほとんどが発達している神経システムを破壊する可能性を秘めていると警告しています。

■ 身体を動かさない弊害

あ る夕方に近所を歩き回っていると、たくさんの物を見つけるでしょう——木々、車、家々、歩道。ところが、おそらく見ることがないのは、子供たちが遊ぶ姿です。いったい彼らはどこに行ったのでしょう? 家の中でテレビを見ていたり、コンピューターゲームをしていたり、それとも椅子に座って友達にショートメッセージを送っているのでしょうか。これらが、成長している脳にとって、子供たちがしている最悪のことなのです。

最近の若い人たちは、過去に例を見ないほど最も身体機能が悪く太っています。全くもって身体機能も劣っていて、1989年にはUS Armyが基本的トレーニングの身体必要条件を緩和しなければなりませんでした。当時の軍の公式発表ではこう言っています。「軍に最近入隊する若い人々はテニスコートやソフトボール場にいるよりもテレビの前にいる時間のほうが長いようだ」と。しかもそれは今から20年以上も前の話なのです！

それからさらに状況は悪化し、その証明は肥満の流行がアメリカの子供たちの健康を脅かしているという形で現れています。アメリカの子供たちは世界で最も身体機能が低下しているだけでなく最も体重が重いのです。

2～5歳までの子供の肥満率はここ30年間で2倍になり、6～11歳までの子供に関しては驚くことに3倍になっているのです。17％の子供たち、言い換えれば9万人の子供たちが肥満なのです。

科学者たちが子供たちの体重が増えていることと、運動不足であることを1980年代からすでに観察しています。特にここ10年間で明らかな体脂肪率の増加と身体エクササイズの低下が直接関係して

いると示すことができます。その10年間で重度の行動問題、社交スキルの欠如、学習障害および集中力の問題、そしてリタリンや他の強い精神薬をとっている子供たちの割合が最も急なスロープを描いて上昇していることは偶然の一致ではないでしょう。同時期の教師たちのレポートでは子供の集中力の持続時間は短くなり、クラス内での生徒の行動は悪くなり、情報処理スピードは遅くなっていると指摘しています。

肥満は脳の発育に対して、非活動的な生活習慣と同じように危険な影響を及ぼします。肥満と非活動は共に成長段階の筋肉の量を減らし筋力を弱め、特に良い姿勢や歩き方をつかさどる姿勢保持筋肉群である大きな筋肉ほどその影響を受けるのです。筋肉量の減少は直接脳への刺激の減少につながり、その減少は学習や思考を行う、特に高次機能をつかさどる脳の部位ほど大きな影響を受けます。

トロントの研究者たちは、高脂肪食をとっている子供は脳に十分な栄養がいかないことを発見しました。研究対象であった子供たちの記憶と集中力に問題が見られたと報告しています。脂肪が脳への栄養供給をブロックしてしまい、脳を飢えさせているようであると研究者たちは説明しています。そして、その影響は永久的に神経系路にダメージを与えるのではないかという危惧をレポートしています。

最も悲しいことにこれらすべては、必ずしも子供たちが悪いわけではないということです。これは本来、家族の問題なのです。

■誰が子供を育てているのか？

これから私が話す考えは、論争のもとになるかもしれません。しかし、それを承知で話します。その考えに至るにはたくさんの

きちんとした根拠と証拠がもとになっているからです。私はこう考えています。親の皆さんがある部分は無意識的に、または無意図的に行っている現代の子育てのスタイルが、今日子供たちに見る問題の原因に関わっているということです。

　ある種の神経障害を発症するほとんどの子供たちは、両親が共働きで忙しいために発育期（脳の発育も含めて）に親以外の人にケアを受けて過ごしています。子育てがしばしばセカンドジョブ（第2の仕事）になっていて、私はそれを「ムーンライト子育て」と呼んでいます。

　2つのキャリアを保持する欲求、もしくは必要性によって、最近の両親は過去の家族の状況に比べて子供たちと十分な時間を共にしていません。時間的な制約に起因して、親は子供たちに本を読んで聞かせたり、ただ一緒に時間を過ごしながら会話をする時間が、10年以上前の家族と比べると激減しています。

　とても大切な母と子の絆は今や第三者によって共有されています。最近の統計によると、半分以上のアメリカの1歳児は毎日、母親以外の第三者と過ごしているのです。4分の3の学童児および3分の2の幼稚園児の母親は仕事を持っています。これは、大部分の学童児が学校が終わって家に帰るときには両親がいないということです。

　また別の統計では、アメリカの50%の共働き家庭、もしくはシングルマザー家庭で、適切なデイケアを利用できていないことを示しています。加えて、かなりの頻度でデイケア労働者にとって英語が第2言語であり、その場合、子供は英語を母国語としない人から習っていることになるのです。私はこういったケースで子供が微妙に外国語訛りの英語をしゃべっているケースをたくさん見ています。

　教師たちはその影響をクラス内で見ることができると言っています。両親が不在だと、テレビ、コンピューター、ビデオゲームなどが

代理ベビーシッターになり、不活発な行動がさらに不活発な習慣を生み出すのです。たくさんの研究が実際に、これらの行為が健康な脳の発育を促すのにためにならないことを証明しています。

たくさんの学習および行動問題がある子供の親は肥満で健康状態が悪く、それが子供の体重や身体的活動量に重要な影響を与えるのです。

この場合、親たちの多くは健康な栄養バランスのとれた食事という基本的なコンセプトを知らず、自分自身と子供たちに適切な食事を与えていません。

子供たちは無意識のうちに両親の動きをモデルにしながら体を動かす学習をしていることは、広く一般的に受け入れられている事実です。子供たちが、両親と全く同じようなしゃべり方をしたり、歩き方をしたりすることは珍しいことではありません。これは遺伝ではありません、模倣なのです。

ですから、もし両親が正しい身体活動をしないのならば、彼ら自身の脳パワーが減少するだけでなく、子供にとっても同じことが起こるのです。子供たちは単に親を見て、真似するのです。成人の身体適正が歴史的に低く、肥満率が前例のない成人の70％以上を占めている今日では、たくさんの両親が子供に良い例を示しているとは言えないことが、簡単に推測できます。

■テレビが脳を鈍くする

テレビ視聴時間が長いほど脳や身体によくありません。たくさんの研究で、子供がテレビの前に座って見ていると脳の活動が低下することがわかっています。何時間も続けてテレビを見ると

実際に筋肉が、特に良い姿勢や歩き方を保持する背骨の周りの筋肉（姿勢を保持する抗重力筋）が萎縮します。筋萎縮性は筋肉の張力を下げ、脳に行く刺激の量を、特に高次学習や思考をつかさどる前頭葉への刺激を減らします。

テレビの悪い影響についての研究があまりに多いために、10年前にはアメリカ小児科アカデミーが、2歳以下の幼児には一切テレビを見せないようにと警告しました。それより最近の研究では、幼稚園児がテレビを視聴すると、1時間に対して後にADHDを発症する可能性が10%増えるという発見をしています。

日本のある研究では、1日に平均2時間テレビを見た子供は言語IQが低いという結果でした。また別の研究では、4時間以上テレビを見る子供たちは、1〜3時間見る子供たちに比べて体脂肪率が高く、1時間以内しかテレビを見ない子供たちが最も低い体脂肪率だったと報告しています。

さあ、これらの研究結果を踏まえて最近の子供たちの脳に何が起こっているのか考えてみてください。高校卒業までで、学校にいる時間が1万2千時間に対して平均で1万5千〜1万8千時間もテレビを見ているのです。

■コンピューターゲームと脳

多くの親はコンピューターゲームは子供の心を育てるのに役に立つと信じているようですが、それは必ずしも正しいとは限りません。ある研究ではコンピューターを使うことで、ある認知スキルに役に立つという結果を示してはいますが、それよりもマイナスの効果のほうがさらに大きいのです。事実、アップルの創始者スティーブ・ジ

ョブズは、テクノロジーが子供にとってはリスクを伴っていることを直感的に知り、自身の家族にはテクノロジーへのエクスポージャーを制限していたそうです。ニューヨークタイムズの記事によると彼はあの有名なiPadが初めて世に出たときにも使わせなかったそうです。

最も明らかなのは、子供たちがモバイルデバイスで使っている時間の多さです——1日平均7.5時間と予測されています。改めて何時間が使いすぎなのかを言う必要はありませんね。子供がコンピューターゲームで遊ぶときに心がしている情報処理の方法は、校庭で走り回っているときとは全く違う方法なのです。ゲームをしているときには、あたかも集中しているように見えるかもしれませんが、その集中の仕方は、学校で良い成績をとるために集中力を保つのとは全く違うのです。最近の研究でわかったことは、コンピューターゲームで遊ぶことで強くなるのは短い期間の集中（Short Term Attention）だけで、ひっきりなしにご褒美（ゲームの達成など）が必要なのです。学校や社会で成功を収めるためには、長期無褒賞の注意力を養わなければならないのです。それはまさしくゲームやテレビなどから受ける刺激とは正反対なのです。

たとえば、ビデオゲームは伝統的なクラスルーム内での学習や人生経験を通しての学習と同じようには働きません。ある研究者は、ゲームが与える唯一の有意義なスキルは、アイコンとシンボルを認知する能力だけだと示しました。

他の研究ではビデオゲーム、特に暴力的なものは、左脳を刺激し右脳の前頭葉を抑制することを示しています。右の前頭葉は無褒賞の注意力、抑制力、社会性の発育と関連した大切な脳部位です。何時間もビデオゲームで遊んだり、バーチャルリアリティーの世界に陶酔したりする人の多くは、よく実際の現実の世界とバーチャルリアリ

ティーの世界の区別がわからなくなると言っています。現実との関わりが薄くなることは精神病の定義なのです。あるビデオゲームで、プレーヤーがショッピングセンターに行き、人を殺す、もしゲームと現実がごっちゃになったら、これほど恐ろしいことはありません。

ある研究でコンピューターゲームで遊ぶと脳の発達が阻害されるという結果が出ています。日本の研究者たちは、高度に特殊化された心理描写テクノロジーを使って、何百人ものティーンエイジャーたちの脳の活動を、任天堂ゲームで遊んでいるグループと簡単な算数計算をしているグループに分けて比べました。結果は、任天堂ゲームで遊んでいるグループの脳の活動は視覚と動きをコントロールする部位だけが活発になり、前頭葉の活動が全くないことを発見しました。それに比べ、算数計算をしていたグループの脳は左右両方の脳半球で活動が活発でした。

少なくともこの結果をもとに、両親は子供がコンピューターで遊ぶ時間をきちんと制限する必要があるということです。調査によると、ほとんどの親は子供たちのコンピューターを使う時間をモニター（観察、記録）していないということです。たとえテレビの時間を制限する親であっても、コンピューターの時間までは制限していないのが現実のようです。

Brain Balance Profile

サバンナ
学習障害から優等生へ

　サバンナは健康に生まれた後、夢のような幼児期を迎えていました。完璧なマナーと行動は、両親が高級レストランで心地よい会話を楽しむのにも十分でした。ところが幼児期に、彼女はつまずいて転び、医者が言うには、軽い脳震盪を起こしたそうです。

　初めて両親が、サバンナに何か悪いことが起こっていると気づいたのは、彼女が1年生になり、クラスについてけなくなった頃でした。彼女はADHDであるかのような振る舞いをしたわけではなかったので、先生は学習障害の検査を進めたのです。その結果、診断名は処理障害でした。この診断後、サバンナは精神的に坂を転げ落ちるようになってしまいました。よく泣くようになり、家庭でも難しい状態になりました。友達と遊ばなくなり、学校に行かずに家に居たいとぐずりだしたのです。成績は落第するほどではありませんでしたが、すべて平均以下。彼女は自分のことを「バカ」だと言い、両親の前で泣くのです。このサバンナの苦しみが、両親にブレインバランスセンターに来ることを決心させたのでした。

　サバンナを検査すると、我々は彼女の学習障害が、初期の左脳の発育が不十分なことからくることを特定しました。可能性としては、彼女が転んで脳震盪を起こしたことに関係しているかもしれません。なぜならその時期は、左脳が優先的に発育すべき時期だったからです。私は、彼女の両親に修復できないことではないと伝えました。

　サバンナは、ホームスクールに切り替えるのと同じタイミングで

ブレインバランスを始めました。我々は彼女の食生活を改善し、サプリメントを処方し、左脳を刺激するエクササイズをカスタマイズしました。数週間が経つと、彼女はすでにとても落ち着きを取り戻していました。エネルギーレベルも向上し、殻を打ち破ったように元気になりました。とても素晴らしいことに彼女は再び笑顔を取り戻したのです。ブレインバランスを続けていくうちに学業も処理スピードも向上していきました。

　9ヶ月後、成功裏にブレインバランスを終了し、彼女の母親から手紙を受け取りました。それには「サバンナは美しさと知性と両方に焦点を当てた、ナショナルページェントへの招待状を受け取りました。そして優勝したのです!」と書かれていました。彼女にもう自尊心の問題はもうありません。今日、サバンナはミドルスクールで優等生 (Honor Roll Student) アワードを受け取り、多くの友達と一緒に楽しくゴルフをしたりしています。彼女の母親が言います。「彼女は誇りと達成感に満ち溢れています」と。

第 5 章
左脳、右脳

Chapter 5
Left Brain, Right Brain

どちらが欠けても脳は強く育ちません

ほとんどの親は、子供たちは決して良くはならないと聞かされ、希望を失っています。

私は、皆さんにこう言います。「私の子供たちを見てください。もし彼らが良くなることができたのなら、あなたの子供も必ず良くなります」

レジーナ、重度の自閉症と診断された2人の子供を持つ母

子宮の中で脳が育ち始めた瞬間から出生の瞬間まで、そして約2歳になるまでは脳の発育は右脳に集中します。これは非常に脳にとって不安定な時期で、第4章で紹介したような、環境のマイナスの影響を受けやすい時期なのです。この時期に脳の発育を邪魔するような何かがあると、右脳の発育を阻害します。これが、おそらく右脳の発育の遅れが左脳の発育の遅れよりも多い、最も重要な理由だと思われます。

どのように右脳が働くのか

右脳は世の中をビッグピクチャーとして認知します。右脳は全体を見渡すのは得意ですが、細かい部分を見るのは得意ではありません。「森を見て木を見ず」と言ったところでしょうか。

また、右脳は大きな筋肉を動かすことを得意としています。それは姿勢や歩行をコントロールすることです。そして空間認知の脳でもあり、子供たちが空間の中で自分の身体の位置を感知する脳でもあります。バランスをコントロールし、固有受容と呼ばれている自分の身体が重力の影響下でどのように位置しているのか、周りとの位置関係などを感知する能力をつかさどっています。

また、右脳は脳の非言語コミュニケーションの役割があり、他の人の身体の姿勢、表情、声の抑揚、そして何を考えて何を感じているのかを解釈する脳です。非言語コミュニケーションは社交の基本です。そのため右脳は社交脳であると言えます。非言語コミュニケーションですから、右脳は潜在意識的、無意識的な学習をします。子供たちは学習していると気づかなくても、彼らを取り囲むどんな些細なことであっても、すべてが新しい学習経験なのです。気づかないからといって、それが大切ではないということでは決してありません。

非言語能力は実は後に左脳で発達していく、言語コミュニケーションの重要な基盤になっています。

右脳は感情脳であり、子供たちが自分の感情を感じ、人の感情を感じる脳なのです。これを我々は感情インテリジェンス、もしくはEQと呼んでいます。

右脳はまた感覚のコントロールに強く関与しています。ですから身体の内外すべてを感知しています。これは、右半球の島皮質が内臓

や心臓、肺など身体のすべての臓器などを感じていて、胸騒ぎがする、嫌な感じがするなどの感覚とも関係しているのです。

右脳はまた共感する脳でもあります。子供たちは、自分の感情を感じることができるようになって初めて他の人の感情を非言語コミュニケーションを通して感じることができるようになるのです。

右脳は匂いや味感覚とも同調しています。この匂いは良い匂いなのかそれとも良くない匂いなのかを判断します。良くない匂いがするからこの食べ物や物体は自分にとって有害なものであり、避けたほうがいいものである、またいい匂いがするからこの食べ物や物体が無害で安心であるなどの判断をするのです。同じように聴覚システムからの情報を受け取ることもしています。

右脳は回避行動をとるように統制されています。ですから右脳は注意深い脳で、危険から遠ざける働きをします。知りたがりの左脳が何かにアプローチする前に右脳がそれが安全かどうかの同意を与えているのです。回避行動をコントロールする右脳はたとえば、恐怖、怒り、憤慨などのネガティブな感情脳と言うことができるでしょう。

右脳は注意深く、感覚脳であることから、注意や注目能力に関与しています。衝動性をコントロールし子供がすること、特に社交的に適切でないことをするのを抑制するのです。

右脳は新しいこと、斬新なシチュエーションや場所が好きです。同じことを繰り返しすることを望まず、ルーティーンにはすぐに飽きてしまいます。

右脳は免疫システムをコントロールしています。免疫システムが過剰反応をしないように、免疫が自分自身の抗体のスイッチを入れないように制御しているのです。

また最も生命の維持に関与している自律神経の反射もコントロールしています。たとえば、消化器系、心臓の心拍のコントロールです。

サバン症候群

　サバンは男の子の方が多く、重篤な精神障害、時には身体障害にも関わらず、並外れた才能を発揮する子供のことです。時に天才と言われるほどの才能を持つ子供もいて、ほとんどの場合は自閉症と診断された子供、右脳の働きが欠乏している子供に起こります。

　サバン症候群は桁外れに増幅された左脳の機能と共に、重度な右脳の能力の欠乏のコンビネーションの結果なのです。事実、たくさんのサバン症候群の子供たちは、天才的な能力を持ちながら全くコミュニケーションがとれません。中には、脳の機能障害があると言われるケースもあります。

　サバンの子供たちの中でよくある優れた能力の1つは音楽です。一切レッスンなどを受けたことがなく音符も読めない子供なのに音楽才能に優れているのです。また正確に物体や場所などを、記憶の中から再現して描くことができる子供もいます。信じられないくらいに詳細で、指先の微細運動スキルがずば抜けているからこそ描くことができるのです。

　音楽の能力は、ずば抜けた左脳の能力である絶対音感からくるもので、聞いた音符を完璧に再生してしまう特別な能力です。一般の人々の中ではとても珍しい能力で、たとえ高い能力を持った音楽家であってもめったにその能力を持ち合わせている人はいません。モーツアルトは実は自閉症サバンだったと信じられています。モーツアルトの音楽はとても特別だと言われています。なぜなら、他のどの音楽よりもあまりに高い頻度で高周波の音符を使う特徴があるからです。高周波の音は左脳を刺激します。

他のサバンの一般的なスキルは、ずば抜けた計算能力です。また、信じられないほど詳細に及ぶ日にちや統計、たとえば野球の統計などの記憶スキルです。

　おそらく今日最もよく知られているサバンは1988年のバリー・モーロウが作ったヒット映画「レインマン」の主人公キム・ピークでしょう。彼は2009年に55歳で亡くなったのですが、IQスコアは平均以下であっても、信じられないほどのスピードで本を読むことができ、これまで読んだすべての本を詳細にわたって完璧に思い出すことができたのです。彼は一生の間で1万2千冊以上の本を読んだと言われています。ピークは自閉症とは考えられていませんでした。左右の脳半球をつなぐかけ橋（脳梁）が欠如していることから小脳に異常を持って生まれました。これこそが真の構造的なディスコネクション症候群なのです。

右脳の働きがうまくいかないと……

　右脳の働きが欠乏している子供は、自分の身体を感じることができません。彼らの筋肉の張力は低く、特に大きな背骨の近くにある姿勢を保持する筋肉が弱いようです。そして最も明白な症状が、奇妙な歩行です。

　彼らはまたグロスモータースキル、いわゆるバランス、リズム、そしてコーディネーションスキルなどが劣っていて、理由もなくよく突っかかったり、バランスを崩して転んだりします。

　この奇妙さは社交スキルにも見ることができます。彼らは間違ったことを言っていることに気づくことなく、状況にそぐわないことを口に出します。そのせいで友達をつくるのが難しいようです。

　これらの子供たちは通常とても好き嫌いが激しく、匂いや味の感

覚が正常でないためにいろいろな食物を避けるようになります。一般の子供たちが好きな食べ物、たとえば甘い物には興味を示さないことも多いようです。

右脳は人の気持ちを読んだり状況を読んだりする脳で、左脳が言葉を読む脳です。ですから子供が右脳による非言語スキルを発達させないと言語スキルを学習することが難しい、もしくは不可能になってしまうのです。右脳欠乏の子供たちはたとえ言葉を読むことはできても、その文章が何を意味しているのかを解釈することは難しいのです。

右半球の働きが弱い子供たちは注意力が散漫です。彼らは突発的で、不安症で、また強迫性傾向でもあるのです。普通ではない、もしくは不適切に軽はずみだったり、欲求が満たされないときに突然怒り出したりすることもあります。

自己免疫障害、たとえばアレルギーや喘息はしばしば右脳のバランスの崩れと一体になっていて、これらの子供たちは環境、特定の食べ物などに過敏に反応し、多くの接触アレルギーなどを持ち合わせています。右脳が免疫システムを鎮静することができないと、免疫システムが過剰反応を起こし身体だけでなく脳にも炎症を起こしてしまい、これは慢性化する可能性があります。これらの子供たちは消化機能が弱く、心拍が一般の子供よりも速いこともよく見られます。

右脳の欠乏は以下の様な診断を受けることが多いです。

◎ADHD
◎アスペルガー症候群
◎自閉症
◎ティレット症候群
◎強迫性障害

◎反抗挑戦性障害
◎非言語学習障害
◎広汎性発達障害
◎協調運動発達障害
◎行為障害

右脳バランス低下の子供のプロファイル

右脳バランス低下の傾向は、まず行動問題として現れます。母親はしばしばこう言います。「小さい頃からとても問題が多く、面倒がかかる子供だった」。母親のお腹にいる頃から母親が眠れないほど周りを蹴っ飛ばしながら活発に動き回るのです。そして少なからず出産も簡単ではなく、分娩に非常に長い時間がかかったり、予定日を超えてしまって誘発分娩が必要になることもあるようです。

これらの子供たちは乳児期には授乳の困難や夜泣き(コリック)などで母親に苦労をかけます。ぐずりやでなかなか眠りません。しかし、やがてこれらの子供たちはとても頭が良く見えてくることで両親の悩みは反転し、誇らしくなるようになります。早い時期に学習を始め、のみ込みが早く、幼児になると本を手に取り読もうとし始め、実際にいくつかの言葉が読めることもあるでしょう。親の言うことすべてをよく聞いていて、非常に良い記憶力を持っています。

この時期に両親の一番大きな不平は、子供がそこら中で暴れまわることです。母親が疲労困憊になるまで追い回し、たとえ1分でもその場に静かに座っていることができません。にも関わらず、彼らは異常なまでの興味とスピードラーニングによって相変わらず両親を驚かせません。ほとんどの場合、こういった状況は親の皆さんを混乱さ

せます。なぜなら、どんなに子供が頭が良いように見えても、初めて言葉を発するのは遅れることが多いからです。事実全くしゃべらない場合もあるのです。言葉表現においては欠如していても学習のスピードでそれをカバーし、はじめは学校で非常に優れた読み書きスキルを発揮します。不幸にもそれはそれほど長くは続かずに、じきにその世界は崩れ落ちるのです。

先生からの連絡は比較的早い時期にやってきます。子供が言うことを聞かない、メルトダウン（切れる）、強情、衝動的、クラスで混乱を引き起こす、反抗的な態度などが両親が先生から受け取る苦情の例です。もしかしたら、これらの行動問題も時間や成長とともによくなるのかもしれないというのが両親の希望です。少なくとも子供の成績が引き続き良好であるならば。しかし、これもやがて変わってきます。普通は4年生になった頃からです。

突然これらの知的な子供たちは学校で苦労し始めます。本を読むことができても、実は読んでいる本の要点をつかんでいないことが明らかになってきます。算数にも苦労し始めます。彼らは注意を払うことができず授業についていけなくなり、学業的な基盤を失い始めているのです。基礎スキルはとても弱くなり、彼らが早期に得た知識の土台はまるでチーズのように穴だらけになり、その穴を埋めることができなくなります。

他の子供たちと同じように友情を欲っするのですが、友達を作ることに苦労します。どんなに友達を作ろうと努力をしようが、どうしてもうまくできないのです。他の子供たちの領域を侵略し、状況に合わない間違ったことを間違ったタイミングでしゃべります。他の子供たちは、彼らのことを「変」だと思っているのです。

特に彼らは、クラスメイトの中でも自分が知性的であることを知っているがために、欲求不満を引き起こします。そして、その不満が

高まり、それが恐怖感になり、もっと反抗的になってしまうのです。ほとんどの場合、それはまず母親に向かいます。あたかも自分に権威があるように振る舞うのです。これらの子供たちは同時に「感覚的な問題」を持っています。彼らは周りの感覚世界に関する感覚が非常に過剰か、もしくは非常に鈍感で、またとても好き嫌いが激しいのです。

母親はいつも私に他の子供と比べて「この子はどこか違っていた」という言い方をします。また、その子供の他にも兄弟がいる母親は、思い起こしてみるとこの子は早いうちから親や兄弟との「コネクションを失っている」ようだったと言います。感情を表現せず、しゃべり方もモノトーン(抑揚がない)ということも打ち明けてくれました。何人かはそれこそすべてにおいてに問題があるようでした。そして、不幸にも両親が耳にするのは衝撃的な名前(自閉症、アスペルガー、ADHD、広汎性発達障害)なのです。親の皆さんは全くもって困惑してしまうのです。

分析的脳 vs 創造的脳

社会通念ではアーティストやライターなどは右脳優位型だと言われます。なぜなら彼らは創造性を求められるからで、コンピュータープログラマーや会計士は左脳優位型で、彼らは分析的であるからというように言われています。しかし、そのすべてが正しいわけではありません。

偉大な音楽家たちは、実はかなり高度な左脳優位型の人々なのです。これには論理的な説明があります。

音楽や芸術を極めることは、すでに創られて存在するパターンに従うことから始まる場合がほとんどなのです。たとえば、楽器を演奏する場合は楽譜に沿って演奏しますし、芸術に関しても自然の中から何かをコピーすることから始

まります。実際、静物画や肖像画を描く画家たちは、描く物体が目の前になければいけません。彼らにとって記憶の中から描くことはとても難しいことなのです。

ところが抽象芸術となると話は違ってきます。それはとてもユニークです。なぜならそれは真実を元にしていないからです。この事実が、抽象芸術は右脳の能力と言われる真の理由なのです。ここから右脳の創造性というコンセプトが生まれたのでしょう。全く新しい独創的で斬新な何かを考えたり、描いたり、創り出したりすることが右脳の仕事なのです。

ですので、あなたの子供がたとえ左脳優位型であれ、右脳優位型であれ、いずれにしても創造的になれるのです。

どのように左脳が働くのか

左半球は世界をスモールピクチャー(詳細画像)として認知します。それは映画の1コマ1コマを作り出す一枚一枚の静止画のように。全体像を無視して詳細な部分にターゲットをあわせ、物事を詳細に分解し、その小さな部品を細かく検査するのです。

左脳は小さな筋肉やファインモータースキルをコントロールします。靴紐を結ぶ、ピアノを弾くなどの手や指でするすべてのことは左脳のスキルなのです。左脳が喉や口の小さな筋肉を急速な順序で動かすことによって、子供たちはしゃべることができるのです。同様に文字や音節の急速に異なる音を言葉へと変換させます。左脳は言語サイドの脳であると言えるでしょう。言語に関するすべてが左側に配置されていて、読み、書き、しゃべる、そしてその解釈がここで行わ

れています。単語の一句一句を読み、その意味を解釈するのです。左脳はリテラル脳で、単語の主要な意味だけを理解します。

それは言葉に同調していますので、左脳は意識脳なのです。意識して行うすべての身体の動きだけでなく、同じように意識思考にも関与しており、子供たちが自分自身にしゃべるときや頭の中で考えるときには左脳を使っています。宿題をしているとき、本を読む、数学の問題を解いている、テスト勉強をしているときには左脳を使っています。左脳は直線的で理論的な脳です。基本的な数学演算、そして算数の計算、順々に数字を記憶するなども左脳の仕事です。

左脳はパターン認知スキルに優れていますので、物事の順序から次に何が来るのかを分析したり、そのパターンを見つけ出すことが得意です。これが子供たちが新しい言語を簡単に学習してしまう理由であろうと信じられています。楽器を演奏することも実はパターン認知スキルで、左脳でコントロールされる微細運動スキルも使います。コンピューターゲームやビデオゲームはすべてパターン認知スキルです。ですから左脳はコンピューターゲームが大好きです。

左脳は直線的で論理的な考え方を使い、体系化する脳です。1つ1つを順々に検査していく行為を好みます。結果、基本数学、基本科学、そしてその他の論理的追跡などが好きになります。

また、考える脳であり、同じルーティーンを繰り返すことが好きですが、新しいことは好みません。

左脳はとても好奇心が強い脳と言えるでしょう。探求、そして特定の目標を設定した行動をコントロールします。知性を担当し、言語知性と言われる伝統的なIQテストで計測される部分が右脳よりも強いのです。

行動的には左脳は接近行動と呼ばれる行動をコントロールします。すべての状況に接近することで詳細を学習し、パターンを認識して

記憶します。感情的には肯定的感情、たとえば幸福感、楽しむ、やる気などを起こすモチベーション感情に関与しています。また、怒りをコントロールし、もし目標を達成する過程で何か邪魔が入るとイライラしたり、怒り出したりする反応を起こします。それが逆境であっても目標達成に向かっていく助けになるのです。

左脳は急速に変化する高周波の音を聞くこと、そして高度に詳細化された視覚処理入力を得意としています。これらの処理入力には時間がかかりますので、速度の変化に対応するためには脳のタイミング機能が完璧でなければなりません。

右脳のように左脳も免疫システムのコントロールに関与しています。左脳は感染源や毒素などに対して防衛機能を作動させる役割をしています。白血球やその他の免疫介在性のケミカルを保有するリンパ組織と呼ばれる免疫組織の発育と発達を刺激します。そして外界からの侵入者たちと戦うための抗体を作り出すために免疫システムを起動させるのです。

子供たちが感染症にかかり病気になると、左脳が免疫システムを起動して感染源と戦うのです。そしてまた、左脳は身体の自律神経の働きにも関与していて、心臓のリズムなどを調節しています。

左側のリズムが狂うと……

左脳の機能低下のサインは右脳の問題よりも微妙で、しばしば子供が学校に行くようになるまで発見されないことも多いようです。

これらの子供たちは内気なように見えたり、引っ込み思案な場合もあり、一般的に他の子供たちが好んですることでもあまりやる気がないように見えることも多いようです。どちらかと言えば、外で友達と遊ぶことより家の中で過ごすことが好きで、時には不機嫌で悲しげに映ることも多いようです。事実、うつは脳の左側の機能が低下

することで起こると信じられています。

　これらの子供は通常話し始めるのが遅く、言葉が得意でなかったり、しゃべることが好きでないこともあります。そしてセンテンスをごちゃごちゃにしゃべってしまい、時にそれが彼らを理解することを難しくしています。

　特に子供がある程度の年齢になっても言葉スキルに乏しいことは、左脳のバランスの崩れのホールマーク（目印）です。これらの子供は文字の音の違いを明確に判断できないために、読み書きに問題を持っていて、これがしゃべる能力にも現れてきます。これらすべての問題は言葉と音を処理する機能に問題があることから来ているようです。この問題は読みや話すスキルに影響を及ぼすだけでなく、音楽で旋律を追うのを苦手にさせることがあるのです。彼らはたくさんの科目に問題があることが多く、中でも特に基本数学に問題が出ることが多いようです。そして手を使う細かな微細運動の問題、それが顕著に現れるのが明らかに下手な手書きです。

　左脳のバランスが崩れている子供たちは、人からどう見えるか、何を着ようかということにとても気を使うことがあります。彼らは自分自身の感覚に非常（過剰）に敏感なことから、自身の感情に圧倒されることもあります。また、他の人を喜ばせてあげたいという気持ちが強すぎることから、かえって罪悪感と羞恥心に押しつぶされそうになります。そのせいで、特に成長した女性では自傷行為や、摂食障害になることもあります。

　彼らは人の気持ちを読んだり状況を読んだりする、とてもユニークな能力を持っているようです。引っ込み思案や不安な部分を乗り越えることができれば、とても社交的になることができます。運動神経がよく人々や先生は彼らのことを大好きになります。とても人気があり、学校のクラス外でのリーダーになることが多いようです。

左脳のバランスが崩れている子供たちは、風邪や耳の感染症などの慢性の感染症になりやすく、不整脈と呼ばれる心拍が異常だったり、不安定な状態を持っていることもあります。

　左脳機能が欠乏している場合の診断の多くは次のとおりです。

◎失読症
◎摂食障害
◎処理障害
◎中枢聴覚処理障害
◎統合運動障害
◎書字障害
◎学習障害
◎言語障害
◎読書障害
◎計算障害
◎場面緘黙症

■ 左脳バランス低下の子供プロファイル

　左脳バランス低下は、まずはじめに学業の問題として現れます。ですので、右脳バランス低下の場合と違って、左脳バランス低下の子供の人生は比較的正常に始まっていくのです。

　左脳バランス低下の子供たちは、右脳バランス低下の子供たちに見られる多岐にわたった問題を持つことはありません。学校でケンカをしたり、問題を起こすこともありませんし、多動行動で両親を疲労困憊させることもありませんし、また食べ物の好き嫌いなどで耐

えられないほどのメルトダウンを起こすこともありません。事実、親の皆さんは「はじめはまずまず」というように説明します。

　早期に起こる大きな問題は病気がちということです。慢性の耳の炎症が最も一般的で、多少なりとも聴覚の発達に影響を引き起こしている可能性があり、それがまだ両親が知る由もない学業の問題を悪化させるのです。

　これらの子供たちを見ているのはとても楽しいのです。彼らは調整機能に優れていて、早いうちから運動能力を発揮する子供もいます。にも関わらず、手を使うことに関してはぎこちないことがあります。それをよく見て取れるのが、ものすごい書記です(字が汚い)。しばしば親の皆さんの中に、もしかしたらこの子は左利きか、両利きだからなのかという疑問を引き起こす原因にもなるようです。

　彼らはとても空間的な子供たちで、外でのアクティビティー(身体的なアクティビティー、木登り、自転車乗り、スケーティング、スケートボードなど)が大好きです。そして、これらをこなす能力を早い時期から発揮します。なぜなら、とても良いバランス機能を持ち合わせているからです。しかしながら、ダンスをしたり、チームスポーツ、たとえばサッカーや野球などをしたりすることを避ける傾向があります。それはタイミング、リズム、そしてルールを理解する部分に問題があるからです。これらの子供たちはしばしばしゃべり始めるのが遅いのですが、非言語コミュニケーションに非常に優れているため、十分に補ってしまう傾向があるようです。母親は子供が周りの人たちの気持ちをよく読むことができることを知っていて、彼らは母親や父親にくっついているのが好きなとてもかわいい子供たちなのです。ともすると「甘えん坊」のように見えることもあるでしょう。

　この愛すべき創造物の人生は、学校が始まるやいなや著しく対照的になってしまうのです。左脳バランス低下の子供たちは通常、第1

日目から学校で苦労します。彼らは学習や覚えなければならないことすべてに問題を生じます。その日に習ったことはしばしば次の日には忘れてしまいます。また、読み方を学習することに苦労します。なぜなら単語が音として発せられると、それが理解できなくなるからです。読書は特に欲求不満のもとになることから非常に嫌がります。幼稚園や小学校の先生はこれらの子供が大好きです。なぜなら規則に関する問題などが、全くないからです、少なくとも今は。ところが、この子供たちが学術追及への興味がないことが先生を心配させ始めます。

　先生たちは、彼らが座っているのを嫌がり、それよりも外で遊びたがることに気づきます。この子供たちは、先生が「能力があるのに努力をしない」と言っている子供たちです。もしくは「怠け者」と言われることもあるかもしれません。しかし、これは単に彼らが学校が嫌いなだけなのです。嫌がることをさせるために、気持ちを持っていこうとするのはとても大変です。それらは、逆の右脳バランス低下の子供たちに見られるような、意図的でも反抗的行動でもないのです、少なくとも今のところは。単に「ただそうしたくない」「そういう気にならない」だけなのです。そして、それが除々に問題に発展してきます。

　変化は学校の授業が少しずつ難しくなってくるおよそ4年生になったくらいから始まります。このあたりから欲求不満は高まり、彼らの本来持っている良い性質が試されるようになってくるのです。彼らは、周りの生徒たちが自分のことを「バカだ」「頭が悪い」と言っているのを耳にすることで、自分でもそうだと感じ始めます。特にクラスで本を読まされ、うまく読めなかったときなどに周りの生徒たちが自分のことをバカにしていると考え、実際に周りの子供たちがどう思っているかを敏感に感じることができてしまうのです。中には快活な性格、もしくはずば抜けた運動能力でこの苦難を乗り越える

ことができる子供もいます（脳が筋肉でできているなどという決まり文句が思い浮かびます）。しかしながら、少なからず内面に怒りが高まり、反抗的になってきます。この状況になると、突然何が起こったのか全く理解ができないという声が両親から聞こえてきます。誰もが愛し、誰とでも仲良くできた子供が今では問題児、学業だけでなく行動でも。その結果、家庭教師を雇い、特別授業を受け、おそらくは特別学級に編入することもあります。そして、その先は精神科医および行動変容プログラムです。

左 vs 右

ここにそれぞれの脳半球の活動を覚えやすいリストにしたものを紹介します。身体が車、そして脳がエンジンとして考えてみてください。左脳はたとえるならばアクセル、右脳はブレーキです。

左脳	右脳
スモールピクチャー	ビッグピクチャー
言語コミュニケーション	非言語コミュニケーション
微細筋肉運動コントロール	大きな筋肉運動コントロール
IQ	EQ
単語の読み	理解力、包括力
数学計算	数学的推論
情報処理	情報解釈
意識的活動	無意識的活動
ポジティブ感情	ネガティブ感情
高周波音	低周波音
低周波光	高周波光

左脳	右脳
聴覚入力理解	聴覚入力解釈
直線的、論理的思考	抽象概念の理解
好奇心と衝動的行動	慎重かつ安全行動
ルーティーンや同じ物を好む	新しいもの斬新なものを好む
免疫を作動させる	免疫を停止させる
―	空間認知
―	味や匂い感覚
―	社交スキル
―	消化

左脳に起因している 可能性がある症状	右脳に起因している 可能性がある症状
言語理解に問題がある 反応をコントロールするのが難しい 物事を順番にすることが難しい 自己啓発に弱く、自信がない 自分を表現するのが難しい ロジックがわからない 言語記憶に問題がある	視覚記憶の問題 顔認証のトラブル 柔軟性の欠如 問題解決や、理解力に乏しい 感情を理解することが難しい 空間感覚に乏しい 視覚学習が難しい 創作力に乏しい

Brain Balance Profile

ローリー
彼女の重篤な問題は終わりを告げた

ローリーにとって人生ははじめの1日目から辛いものでした。

彼女は出産時にへその緒が巻きついていて、さらに出産前に胎盤が破れるという重篤な外傷出産を経験しました。幼児期には発育がとても遅く、頭から爪先まで重度の湿疹に覆われている状態でした。彼女はすべてにおいてマイルストーンが遅延していて、それに合わせて筋肉の発育もとても乏しい状態でした。5歳になる頃には彼女は明らかな自閉症であると診断されたのです。我々が会ったときローリーは7歳でしたが、発達・発育に乏しく両親はローリーを施設に預けなければならないのではないかと途方に暮れていました。両親によると、彼女には恐れという感覚が全くないようで、両親は彼女が突然道に飛び出し、車にひかれてしまうのではないかと日常的に恐怖に怯えている状態でした。

ローリーは偏頭痛に悩まされていて、左半身には四六時中筋肉の震えが出ており、重度の体重不足で、攻撃的で、言葉はほんの2、3語しかしゃべれませんでした。そして彼女は、多動性のために夜を通して眠ることができず、ほとんど他の人とのインタラクションをやめてしまったのです。さらに何度も繰り返し再発する膀胱炎にかかり、ついには抗生物質にアレルギー反応まで出るようになったようです。加えて、彼女は6歳のときにとても珍しい心臓の弁の病気があると診断されてしまいました。

ブレインバランスを始めて3週間が経つと、彼女の母親が興奮してやってきて、「ローリーが5年ぶりに朝までぐっすり眠れることが

できたのです!」と伝えてくれました。でもこれは彼女の進歩のほんの始まりに過ぎないのです!! 6ヶ月が過ぎると、筋肉の震えがほとんど出なくなり、毎日どんどんしゃべるようになり、そして彼女はついに生まれて初めて人と目を合わせることができるようになったのです。両親は、もはやローリーが道に飛び出して車にひかれてしまうのではという心配をする必要もなくなったのです。筋肉、そして調整力も上達し、驚くことに自転車にも乗れるようになっていました。

そして最も良いニュースは彼女の発達小児科医から届きました。ローリーの精神発育の検査結果が、なんと2歳から6歳にジャンプアップしたというのです。

今日、ローリーはほとんど正常な女の子のように振るまい、「彼女は明るく楽しい日々に満ちていて、自分の人生を楽しんでいるようです」と母親が我々に伝えてくれました。以前のような攻撃性も消え、体重も増えて成長し、ガールスカウトに参加して教会で歌を歌うようになったそうです。彼女はキャンプに行き、ハイキングを楽しみ、そして学校に行くことが嬉しくて嬉しくてしょうがないのだそうです。

「私は他の子供たちと同じように普通に彼女を学校で(車から)下ろして通わせることができるし、もうメルトダウンを心配して学校に彼女の病歴などを知らせる必要もなくなりました。偏頭痛もなくなり、あれほど悩まされた慢性の感染症にもかからなくなりました。彼女は人懐っこく、愛情いっぱいで、そしてよく微笑むのです」と母親が言いました。

Part 2

The Melillo At-Home Brain Balance Program

メリロ ホームブレイン バランス プログラム

第 6 章
脳の再接続

Chapter6
Reconnecting The Brain

> ## ブレインバランスプログラムの 10原則
>
> ブレンダが達成した進歩を考えると喜びの涙が溢れてきます。
> 彼女がしゃべることができ、流動的に動いている。
> 欲することを主張し、彼女は新しく生まれ変わりました。
>
> **カーラ、ブレンダの母**

　ブレインバランスプログラムは自閉症、ADHD、アスペルガー症候群、失読症、その他の神経行動、そして神経学障害を治療する最も包括的なアプローチです。他には世界中どこにも同じようなアプローチをするプログラムは見当たりません。

　完全にホリスティック（薬を使わない）で、行動や学業パフォーマンスにおいて測定可能な変化を達成できることが証明されているプログラムです。そして、うまくいけば完全に障害を正常にすることができるのです。つまり、症状も、そして診断も完全に消えるということです。少なくとも、症状は明らかに軽減され社会的にも、学業的にも子供は現実の世界の中での機能を再開、もしくは始めることがで

きるでしょう。

　ブレインバランスは20年以上前に我々が初めて施設で使い始めた時、革命的なプログラムでした。そして今新たに革命的な出来事が起こりました。それは我々の施設のプログラムを一般の人々が家庭の中で行えるように私がここに適合させたからです。必要な物は、コミットメントと適切なツールのみです。私はツールを提供しますが、コミットメントをどうするかはあなた次第です。

　メリロ・ホームブレインバランスプログラムは、我々が使っているプロフェッショナルな設定と同じユニークなアプローチを脳のリハビリテーションに使います。3つの脳の発育の柱と呼んでいる部分。それは、次のとおりです。

◎感覚運動エクササイズ
◎神経学業エクササイズ
◎バイオ栄養活動

　ここからこの本は、あなたのテキストブックです。あなたは自分のお子さんにこの3つの分野のアセスメントを行い、お子さんが機能的ディスコネクション症候群であるかどうかを明確にし、どのようなバランスの崩れがあるかを見つけ出すのです。また、お子さんの根本的な問題の解決のヒントになる可能性がある免疫システムの働きを評価する方法も学びます。症状を悪化させている可能性がある隠れた食物過敏症を探し、消化器システムの機能の弱さを評価する方法も習得するのです。

　そして、脳の発育の鍵となる3つの柱を含んだ脳の機能を改善させるプログラムを選択する方法を教えます。それは、子どもと家族全体のストラクチャーとなる食事法とサプリメントプログラム、そし

て効果的な行動修正プログラムをも包括しているのです。

あなたはこれらすべてのことを自信を持って自分で行うことができるようになります。このプログラムではあなたを導くための医学的な診断名は必要ありません。あなたの自信はブレインバランスプログラムが一体どんなものなのか、どのようにして効果が出るのか、そして最も重要な、なぜ効果があるのかを完全に理解することで生まれます。次にブレインバランスの10の原則のすべてをまとめて説明します。よく読んで、わからないときにはいつでも参考にして吸収してください。もしもわからないようだったら、第1～6章まで、再度読み返してみてください。

あなたのお子さんはブレインバランスの候補者でしょうか

脳への障害が、物理的損傷の結果でない限り学習や行動の問題があるすべての子供が施設および家庭でのブレインバランスプログラムから恩恵を受けることができます。

だだし、これから挙げるコンディションの例に当てはまる子供は除外されます。有機的な脳の障害、たとえばダウン症候群、脆弱X症候群、感染および代謝性障害や怪我、物理的な脳障害、脳梗塞や脳腫瘍、精神病、人格障害、そして真性の行動障害、または、壊れている家庭、もしくは未熟な子育てによる行動問題など。

ブレインバランスプログラムは次のような子供たちにとって最大限に効果があります。

◎話すことができ、反応することができる
◎基本的な指示に従うことができる

◎4歳から17歳までである

　年齢が高い子供になればなるほど、動機づけが大切で、それがなければあまり効果が期待できません。13歳以上の子供に、彼らがしたくないことをさせる、もしくは彼ら自身が一切治療が必要と思わない状況でこのプログラムを実施するのはとても困難になります。もしあなたの子供がこのケースに当てはまるのならば、お子さんはこのプログラムを実施する前に行動カウンセリングか、心理療法を受ける必要があるかもしれません。ただし、私の今までの経験で、最も驚くべき結果が、自分を変えるためのやる気がとても強いティーンエイジャーから何人も生まれ出ていることも事実なのです。

　このホームプログラムは脳そして身体のバランスや調整力を診査し、そして向上させる助けになるようにデザインされています。この本は医学的、精神学的、および心理学的な治療の代わりになるということではありませんし、機能神経学や機能メディシンなどの、きちんとした教育と、トレーニングを受けたプロフェッショナルでしか診断を下すことはできません。加えて、我々がセンターで行っている、もっと複雑で、個人個人の必要性に合わせて作り出している、ブレインバランスプログラムの代替でもありません。

　もしも我々のブレインバランス施設の近くにお住まい、または金銭的に通院が可能な場合は、お子さんをそのプログラムに参加させることをおすすめします。センターのロケーションは、Brainbalancecenters.comで検索できます。

ブレインバランスの10原則

ブレインバランス、そしてプログラム実施の成功は、このユニークな10のコンセプトが基準になっています。

1. **小児神経行動および神経学術障害は、違った組み合わせの症状ではあるけれども実は1つの問題である。** ブレインバランスはほとんどの小児神経障害は1つの障害であると認知しています。それを機能的ディスコネクション症候群（FDS）と呼んでいます。子供たちは、影響を受けている脳の部位によって、違った症状を呈します。
2. **根底にある問題は、左半球もしくは右半球の機能的な不具合による、脳の未同期である。** すべての人間の機能は、左右どちらかの半球に分散されていて、両側に同じように分散されているのではありません。ところが脳が全体として正常に働くためには、両方が一体となって働く必要があります。FDSの症状は、機能異常の原因が、脳半球の片側の機能の低下によるものか、それとも片側の機能亢進のために起こるのか、もしくは片側の機能低下、および同時にその反対側の脳半球の機能亢進との組み合わせで起こるかによって決まります。
3. **問題と機能障害は正しく識別されなければならない。** ブレインバランスは最も最先端の特定の部位の機能を測るテストを通して審査、記録そして客観的にFDSを数値化することに特化しています。
4. **唯一の問題の解決法は、症状を治療するのではなく、バランスの崩れを治すことにある。** 機能のバランスの崩れを治せば、症状は

消えます。薬で症状を治療——現在最も一般的な対処法ですが——しようとすれば脳の機能は一切向上しません。症状も薬が切れればすぐに元通りになってしまいます。

5. **脳の機能的な問題は、すべて個々に対処されなければならない。**
もし脳のすべての機能障害が修復されなければ、症状は再発し、そして問題は継続するでしょう。それぞれの機能は、1つずつ対処されなければなりません。

6. **成功はヘミスフェリックベースプログラムによって導かれる。**
唯一のバランスの崩れを治療する方法は、正常に機能している側の脳に影響を及ぼすことなしに、バランスが崩れている側の脳を刺激することです。ブレインバランスは感覚、運動、そして学術エクササイズ（行動テクニックを含む）の3つの方面、そして栄養プログラムから作られているプログラムを使います。

7. **同時統合が脳を同期させる。** ブレインバランスプログラムは、はじめに個々の障害のある機能を明確にし、徐々に右脳と左脳のタイミングとリズムのバランスを取り戻すためのエクササイズを組み込んでいきます。同時統合は、左脳と右脳を調和して働かせるために、同じタイムフレームの中ですべてのモダリティー（様式）を統合して組み込むことです。

8. **脳と身体は同時に成長しなければならない。** ブレインバランスは身体が調和を崩すと脳も調和を崩し、脳が調和を崩すと身体も調和を崩すという新しい科学の証明を元にして作られています。

9. **問題の本質は遺伝子ではなく、故に永久的に修正が可能である。**
ブレインバランスは、様々なFDSの症状は様々な環境要素の結果起こされているという、科学的なバックグラウンドのもとに作られています。遺伝的な体質とは、我々の遺伝子がどのような表

現をするかという部分に、環境要素が影響した結果作り出されるのです。言い換えると、遺伝子は運命ではありません。

10. 子供の個々の成功は両親の重要な役割に委ねられている。 両親はこのメリロ・ホームブレインバランスプログラムを使うことによって、成功を導くパワーを持っています。この目的を達成するためには、両親は絶対的なモチベーションを持たなければならず、子供が決められた課題をすべて完了することに対して、絶対的に関与しなければなりません。行動および学習障害を、プロフェッショナルの指導と学校関与だけで修正するのは不完全です。しかし、このプログラムと同時にそれらを利用することは、両親にとっての助けになるばかりか、結果を向上させるのにも役に立ちます。

いかがですか、それでは始めましょう。

Brain Balance Profile

ローラ
アスペルガーはもはや過去の出来事

　私が初めてローラの母親に会ったのは、自分が住む街でPTAの職員の皆さんに学習障害について話をしたときでした。彼女は講習の後私のもとに来て娘について話し始めました。

　彼女は言いました。13歳のローラが数年前に専門医師たちからアスペルガー、自閉症に近い、自閉症スペクトラムの一種であると診断されたと。ローラは聡明で学校でも普通に過ごしていました。ところが他の子供たちには、奇妙な子供と思われていたようです。

　ローラはクラスの中でも目立つ存在でした。ただし、それは喜ばしい意味ではありませんでした。彼女は歩くというよりはいつも自分の足を見ながら頭をもたげてよたよたし、しょっちゅうつまずくのです。とても気まぐれで、決して微笑まず、めったに表情も変えません。

　また、ローラは音と触覚にとても敏感でした。彼女は音に我慢できないために他の子供たちのように音楽を楽しむことができません。どんな大きな音、たとえば列車や野球場での応援がテレビで（野球場には決して彼女を連れて行くことはできません。）流れているだけでも、彼女は両方の耳をふさぎ、まるでどこかが痛いかのように顔を歪めるのでした。そして、彼女は洋服が肌に触れていることでさえも嫌がり、いつでもゆるゆるのバギー服を着るのです。「ローラは私の知っている子供の中で唯一、ジーンズを履かない子供なんです。」と母親が嘆きました。

　彼女の年くらいの他の女の子たちがメイクアップを試したり、耳

にピアスの穴を開けたりしている頃に、ローラは全くそれらに興味を示しません。

最近ではローラはベッドで寝ることをやめ、家族部屋のソファーでしか眠らなくなりました。それは彼女の奇妙な行動のうちの1つで、家族の日々の生活リズムを崩す原因なのです。私はローラの母親に、ブレインバランスプログラムについて、そして自閉症やアスペルガー症候群などの障害は一般的な医学的な意見に反して修正可能であるという私の信念について話しました。母親は当初我々がローラを助けることができるということに懐疑的でしたが、それでもローラを我々の施設での検査に連れてくることに賛同したのです。

我々は、他のどの専門家も指摘しなかったいくつものことを指摘しました。ローラはとてもひどい空間認知能力を持っていました。それが原因で不自然な歩き方をして、ぎこちなく見えたのです。彼女には特定の筋肉の不釣合いと筋肉の張力と強さの違いがありました。そして彼女は目をつぶるとそれがさらに悪化するのでした。まさに古典的な右脳の機能低下の兆候でした。彼女の過敏さとすべてのぎこちなさは右側の脳の成長が遅いために起こっていることで、それが左脳の発育についていくことを不可能にしていたのです。その結果、彼女は右半球の脳が行うべきスキルを実行する能力が著しく低下していたのです。

両親はこれらの説明に納得し、ローラに我々のプログラムを受けさせることを決めました。我々は、まず毎日の学校後、感覚、身体そして精神エクササイズおよび食事法プログラムを開始しました。

プログラム実施後3週間が経ち、母親は彼女の進歩に興奮せずにいられない様子でした。ローラは以前とは比べられないほどに微笑み、そして笑い、感情を表現し始めたのです。誰かがローラの母親

に悪ふざけをしたときに、ローラは笑い、こう言いました。「ママ、自分がどんな顔をしているか見てごらんよ、とてもおかしい!」。母親は唖然としてこう言いました。「ローラは今まで一度も誰かの顔の表情に気づいたことなどありませんでした」。さらに、ローラは自分のベッドで寝ることをまた始めたのです。

それからは、ローラのすべての世界はみるみる変わっていったのです。ケリークラークソン(アメリカン・アイドル第1期生)のコンサートが近くで行われるときに、ローラが行ってもいいかと聞きました。「あんなに音が嫌いだった彼女がコンサートに行きたいと言い出すだけでも本当に驚きだったのに、彼女が着るものを選んでいるところを見たときには私は卒倒してしまうほどに驚きました。ジーンズ(同世代で流行りの)、アクセサリー(ぶらぶら揺れる大きなイヤリング)、そしてメイクアップ。ローラは、本当に楽しそうで、歌を歌いながら家に帰ってきたのです」と母親が言いました。

数ヶ月が経ったある日、彼らが私のクリニックに訪ねてきたときに、母親が私を側に呼び寄せました。彼女が本当に興奮しているのが私には手に取るようにわかりました。「昨日私がバス停までローラを迎えに行ったときに、ローラを見つけることができませんでした。彼女がバスから降りてこないのです。私はパニックになり、何か悪いことが起こったのではないかと考えてしまいました。そして私の方に向かって遠くからまっすぐに歩いてくる姿を見たときには、はじめそれが娘だと気がつきませんでした!ローラが、背筋を伸ばして頭を高い位置に保ちながら、何人かの女の子のグループと一緒に楽しく笑いながら歩いてくるのです」。ローラの母親は、嬉しさのあまり涙を流していました。

我々が規定のプログラム終了後にローラを再検査したときには、結果はすべて我々が期待したことを証明する形になっていました。

彼女にはもう右半球の機能低下のサインは何1つ見られず、彼女のWIATスコアでは、左脳と右脳のスキルがほぼ同等になったという結果が出たのです。医学的な診断テストでは、彼女はもうアスペルガー症候群、およびその他の自閉症スペクトラム障害の基準には当てはまらないということが明らかになりました。今日のローラを見たら、彼女が過去に、「治療不可能な」アスペルガー症候群と診断された子供だったなどとは、誰も想像がつかないでしょう。

第 7 章
マスターヘミスフェリックチェックリスト

Chapter7
Master Hemispheric Checklist

> ## 左脳もしくは右脳の
> ## バランスの低下を判別する
>
> あの混乱の中で生活をしていたことを考えると、我々の家族にこんなに穏やかで平和な生活をもたらしてくれたことは、お金に変えられるものではありません。私の感謝の気持ちを表す言葉は世界中どこを探しても見当たりません。
> **ドリス、自閉症と診断された6歳のショーンの母**

　このマスターチェックリストはすべての機能的ディスコネクション症候群の兆候を含んでいて、我々がブレインバランスプログラムを通して使う鍵になるツールです。それによって、あなたの子供がどのようなバランスの崩れを持っているかを判断する助けをしてくれます。

◎右脳のバランス低下（最も多いタイプ）
◎左脳バランス低下
◎左右脳両方の低下
◎バランスの崩れなし

もしあなたの子供に脳バランスの崩れがあるならば、このチェックリストを使うことでそれが明らかになるでしょう。また、脳のどちら側が低下しているのかも明らかにすることができるでしょう。このチェックリストの中には200の特徴が記されており、そのうち100の特徴が右脳の低下を、残りの100の特徴が左脳の低下を示していて、7つの脳の成長部位に分けられています。

◎運動：筋肉の張力、調整力、そして強さ
◎感覚：5つの感覚に分類。触覚、嗅覚、味覚、視覚、聴覚
◎感情：適切なタイミングで感情を表現、またコントロールできる
◎行動：適切な行動をとり、社交をする
◎学業：学習やその知識の保持をするために必要とされる能力
◎免疫：アレルギーや慢性の疾患になりやすい傾向
◎自律神経：身体の機能の自己制御

　このチェックリストはあなたのお子さんがFDSであるかどうか、そしてもしそうであるならばどちらの脳が原因となっているか、もしくは両側の成長が遅いのか、を探し出す手助けになります。もし特徴が子供に思い当たるようならば、その特徴の横にチェックマークを付けてください。そしてそのチェックマークを足した数を、それぞれのカテゴリーの下に書き込んでください。1つ1つの質問をしっかり考えて実施してください。あなたの子供と同じ年齢の、典型的に成長している子供と、あなたの子供の比較を基準に判断してください。もしあなたの子供が投薬を受けているならば、できる限り、薬を摂っていないときにどのようであるかを比べて判断してください。チェックリストの数値が大きければ大きいほど、バランスの崩れが大きく、お子さんが自然の脳の発育バランスを取り戻すまでに時間がか

かる可能性があります(第9章のチェックリストが、どの脳の機能が低いのかを、さらに特定する手助けになります)。

チェックリストはプログラムを進めていくにつれて重要になってきます。第9章のアセスメントプログラムを始める前にまずチェックリストにとりかかりましょう。そして、このチェックリストは、お子さんがどれだけ進歩したかを判定する働きも持っています。このリストはいつでも使うことができますが、できれば4週、8週、そして12週といったような周期で見直しましょう。実際に、プログラム終了後に定期的にこのチェックリストを使い、再発の予防などの確認に使うのはとてもいい考えだと思います。

リストを最後まで終了し、子供を評価したことで、その結果にあまり疑心暗鬼にならないようにしましょう。以下のことを心に留めておいてください。脳のバランスの崩れがあることが、脳にダメージがあり不健康な状態であるということではないのです。どのような理由があるにせよ、あなたの子供の脳が、正常に発育段階を進んでいない、ということなのです。マスターヘミスフェリックチェックリストを実施することで、何が問題なのかを判断する助けになるでしょう。

■ 右脳発育遅延の特徴

運動特徴
- [ ] 動きがぎこちない、不自然な姿勢をする
- [ ] 動きの調整が鈍い
- [ ] 身体を動かすことがあまり好きでなく典型的な子供が好きな運動に興味がない
- [ ] 筋肉に張りがない

- [ ] 自転車に乗る、走るなどの総合運動スキルに乏しい。歩き方が変わっている
- [ ] くるくる一定の場所で回る、腕をパタパタ動かすなどの常同行動をとる
- [ ] もじもじすることが多い
- [ ] 目をあまり合わせない傾向がある
- [ ] つま先で歩く、もしくは歩いていたことがある

　　　　　　　　　　　　　　　　　合計:＿＿＿＿＿＿

感覚特徴

- [ ] 空間感覚が良くない──よく物にぶつかる
- [ ] 音に敏感なようである
- [ ] 身体のいろいろな部位を指差すように指示すると混乱する（自分の身体の部位がよくわかっていない）
- [ ] バランス感覚があまり良くない
- [ ] 痛みに強い──ころんでも泣かない
- [ ] ぐるぐる回るもの、ブランコ、自転車など動き回るものが好き
- [ ] 必要以上に物に触る
- [ ] 女の子で、お化粧や飾りに興味がない
- [ ] 洋服が腕や足に触れるのが嫌い（自分の洋服をひっぱったり、たぐったりすることが多い）
- [ ] 触られるのが嫌いで物に触るのも嫌い
- [ ] よく物の匂いをかぐ
- [ ] 味のない食べ物を好む
- [ ] 木が燃える匂い、ポップコーンやオーブンで食べ物が焼ける匂いなどの強い匂いがわからない
- [ ] 見かけで食べず嫌い

- [ ] 甘いものであっても、食べることがあまり好きでない
- [ ] とても好き嫌いが多い

合計:＿＿＿＿＿＿＿＿

感情特徴
- [ ] 自発的に泣いたり笑ったり、突発的に怒ったり怖がったりする
- [ ] 心配性、怖がりの傾向がある
- [ ] 過去の"傷"にこだわる傾向がある
- [ ] 状況にそぐわない過剰反応をしたり、突発的な感情のあふれがある
- [ ] パニックや不安症のような症状が見られる
- [ ] 時に暗い、もしくは暴力的な考えを表示することがある
- [ ] ボディーランゲージに乏しい(顔に表情があまりない)
- [ ] 過緊張(リラックスできない)
- [ ] 共感性がなく他人を感じることが苦手
- [ ] 感情の起伏があまりない
- [ ] リスクに対する恐怖感があまりない

合計:＿＿＿＿＿＿＿＿

行動特徴
- [ ] 論理的思考
- [ ] 物語の要点を見逃すことが多い
- [ ] 冗談がわかるのが遅い
- [ ] ある行動にこだわり執着してしまう
- [ ] 社交性の欠如、非社交的、引きこもり傾向
- [ ] 時間の配分が苦手(いつも遅れる傾向)

- [ ] オーガナイズが苦手
- [ ] 注意力に問題がある
- [ ] 活動過多もしくは突発的である
- [ ] 取りついて離れない考えや行動がある
- [ ] いつも口答えをしたり、あまり協力的でない
- [ ] 偏食、摂食の傾向がある
- [ ] 幼児期の成長が遅かった(体重など)、母乳で育てるのに問題があった
- [ ] 音をまねたり、言葉を意味もわからずに何度も繰り返す傾向がある
- [ ] 退屈して隔絶しているように見え、時に突発的なようだ
- [ ] 周りの子供から変だ、変わっていると思われている
- [ ] 交友関係を結ぶのが苦手
- [ ] 他の人と楽しみや興味、達成感を共有することが難しい
- [ ] 不適切に笑い出したり、思慮分別にかける
- [ ] 社交的に不適切な行動をとることがある
- [ ] 絶え間なくしゃべり、同じ質問を繰り返す
- [ ] 注視行動(指を指すなどの人の注目を引くための行動)があまりない
- [ ] 幼児期に鏡で自分の姿を見ることをしなかった

合計:＿＿＿＿

学術特徴

- [ ] 基本的な計算式は理解できるが、論理算数に弱い(文章題、地学、算数応用問題など)
- [ ] 読解問題、論理問題が苦手
- [ ] 全体像をつかむのが苦手(部分しか見ない)

- [ ] 分析的である
- [ ] 「どたばた劇」や明らかな身体的ユーモアが好き
- [ ] 文字などの間違いを見つけるのが得意
- [ ] すべて言われた通りに受け取る
- [ ] 話していて結論にたどり着かないことが多い
- [ ] 言葉を話し始めたのが早い
- [ ] IQテストでは高得点をとることがあるが、総合点はバラバラな得点配置、もしくは言語能力ではIQが平均より高いが成績は平均より低い
- [ ] 単語を読み始めたのが早い
- [ ] 変わったことに興味を持つ
- [ ] 物を暗記することで学ぶ
- [ ] 特定のことに関して、異常なほどの量の学習をする
- [ ] 辛抱強い方ではない
- [ ] モノトーンのしゃべり方（声の抑揚が少ない）
- [ ] 非言語コミュニケーションに乏しい
- [ ] 花火などの大きな音が好きでない
- [ ] 頭で考えていることを口に出すことが多い
- [ ] 人の視界をさえぎるような話し方をする（スペースインベーダー）
- [ ] 読むことは得意だが、好きではない
- [ ] 分析的（論理派である）
- [ ] ルールを疑わずに守る
- [ ] 時間追跡能力に優れている
- [ ] 言葉の綴りや数式を記憶するのが早い
- [ ] 参加より観察が好き
- [ ] 何か新しいことを始めるときには、説明書などを先に読む

方である
☐ 学校で問題になった最初の科目が数学である

合計:＿＿＿＿＿＿＿＿

免疫システム特徴
☐ アレルギーが多い
☐ 風邪や感染症にはほとんどならない
☐ 湿疹や喘息がある、もしくはあった
☐ 特に腕の裏側などに白いぶつぶつができる
☐ 行動にむらがある（あるときは良く、あるときは悪い）
☐ 特定の食べ物、特に乳製品や麦製品ばかりを好む

合計:＿＿＿＿＿＿＿＿

自律神経特徴
☐ 慢性の便秘や下痢などの消化器系の問題がある
☐ 年齢にしては心拍や血圧が高い
☐ 食後お腹が膨れやすい、よくお腹が痛いと言う
☐ 体臭がする
☐ よく汗をかく
☐ 手がいつも湿っている

合計:＿＿＿＿＿＿＿＿

右脳発育遅延 総合得点：

右脳のバランスの崩れの7つのカテゴリーの合計を足して総合得点を計算します。

左脳発達遅延の特徴

運動特徴

- [ ] 細かい手先の動きに問題がある、例えば手書きが遅い、もしくは乏しい
- [ ] ボタンをはめるなどの微細運動が苦手
- [ ] ペンの持ち方が弱い、もしくは乏しい
- [ ] 年や学年の割りに字が大きい
- [ ] 疲れると言葉がつかえる傾向がある
- [ ] ハイハイ、立ち上がる、歩くなどの時期が遅かった
- [ ] 運動が好きで得意である
- [ ] 筋肉は強い方である
- [ ] 絵を描くのが苦手
- [ ] 楽器などを弾くのが苦手
- [ ] 手で物を直すのが好き、機械的な物が好き
- [ ] 身体の動きを予め準備して、調整するのが苦手

合計:＿＿＿＿＿＿

感覚特徴

- [ ] 音、匂い、触覚（触る感覚）に敏感などの、感覚に問題はないようである
- [ ] 空間感覚に優れている
- [ ] バランス感覚がいい
- [ ] 何でも食べる
- [ ] 味や匂い感覚は、平均か、それよりやや優れている
- [ ] 抱かれたり支えられているのが好き

- [ ] 洋服に関しては特に変な特徴はない
- [ ] 聴覚認知に問題がある
- [ ] 聴覚テストは正常だが、よく聞こえていないようである
- [ ] 言葉の遅延は中耳炎と関係しているように思う
- [ ] 乗り物酔いをする傾向がある
- [ ] 痛みに関しては過敏でも鈍感でもない

合計:＿＿＿＿＿＿

感情特徴
- [ ] 幸福感、愛情が過剰に深い（抱きついたりキスするのが好き）
- [ ] 気分屋で、イライラが多い
- [ ] 新しいことや物が好きだが、飽きやすい
- [ ] やる気にかける
- [ ] 内気でシャイである
- [ ] 過剰に注意深い、悲観的、ネガティブ傾向
- [ ] 人生に楽しみがあまりないようである
- [ ] 社交は好きでないようである
- [ ] すぐに泣く（感情が傷つきやすい）
- [ ] 自分の感情に浸りやすい傾向がある
- [ ] 他人の感情に共感できる（人の感情を読み取ることがうまい）
- [ ] すぐに恥ずかしがる
- [ ] 人が自分をどう考えているかにとても敏感である

合計:＿＿＿＿＿＿

行動特徴
- [ ] ぐずぐずが多い、のばしのばしにする

- [ ] 特に知らない人の前では引っ込み思案
- [ ] 非言語コミュニケーションの表現および読み取ることが得意
- [ ] 他の生徒や先生から好かれる
- [ ] 学校内での行動には問題がない
- [ ] 社会のルールを理解している
- [ ] 自己啓発に乏しい
- [ ] 宿題が嫌い
- [ ] 社会的な人との関わりは得意なようである
- [ ] アイコンタクトをとるほうである
- [ ] 誕生パーティーなどの社会行動が好きで、人と関わるのが好き
- [ ] お泊りは好きではない
- [ ] 日課をこなすのが苦手
- [ ] 複数の指示に従う、もしくは答えるのが苦手なようである
- [ ] 自分の感覚に敏感である
- [ ] 結論に飛びつく

　　　　　　　　　　　　　　　　　　合計:＿＿＿＿＿

学術特徴
- [ ] 概要をつかむのがうまい
- [ ] 感覚的で直感的思考である
- [ ] 抽象、自由連想が得意
- [ ] 分析的、論理思考が苦手
- [ ] とても視覚的で、画像やパターンが好き
- [ ] なぜそれをするの？ どうしてそう決まってるの？ とよく質問をする

- [ ] 時間感覚に乏しい
- [ ] 実在の物に触ることが楽しい
- [ ] 優先順位をつけるのが苦手
- [ ] 何か新しいことを始めるのに説明書をまず読むということはしない
- [ ] もともと創造的ではあるが、その能力をフルに発揮するにはかなり頑張らないとならない
- [ ] 観察より参加型である
- [ ] しゃべるときには抑揚がある
- [ ] 単語を読み間違えたり、省いたりする
- [ ] 長い単語を読むのが苦手
- [ ] 読むのがぎこちない、もしくはかなり遅い
- [ ] 幼児期に色や物、文字を認識するのが苦手だった
- [ ] コンセプトを学ぶのに何度も見たり聞いたりする必要がある
- [ ] 成績がだんだん下がってきている
- [ ] 学業が安定しない
- [ ] 話し始めるのが遅かった
- [ ] 発音が苦手
- [ ] 小さいときアルファベット（仮名）、子守唄、童謡、歌などを覚えるのが苦手だった
- [ ] 宿題や会話を最後まで終わらせるのが苦手
- [ ] 考える前に行動し、不注意な間違いをする
- [ ] 空想をよくする
- [ ] 行事などを正しく順序だてて行うのが苦手
- [ ] ちょくちょく単語を逆さに書く
- [ ] 基礎的な算数が苦手
- [ ] 記憶することが苦手

- [ ] 全体的に学業成績はあまりよくない
- [ ] IQが思ったより低く、言語スコアは非言語スコアより低い
- [ ] 口頭テストは苦手
- [ ] 何度も言わないと理解しない
- [ ] どもりがある、もしくはあった
- [ ] 単語書記が苦手
- [ ] 説明書を読むのが苦手

合計：＿＿＿＿＿＿＿＿＿＿

免疫システム特徴

- [ ] 慢性の耳の感染症によくかかる
- [ ] 良性のできものや、のう胞ができやすい
- [ ] 抗生物質を10歳までで少なくとも10回は摂ったことがある
- [ ] 耳にチューブを入れるように医師に勧められたことがある
- [ ] よく風邪をひく
- [ ] アレルギー体質ではない

合計：＿＿＿＿＿＿＿＿＿＿

自律神経特徴

- [ ] おねしょをよくした
- [ ] 不整脈や心雑音がある、もしくはあった

合計：＿＿＿＿＿＿＿＿＿＿

左脳発育遅延総合得点：

　左脳バランスの崩れの7つのカテゴリーの得点を足して総合得点を計算します。

結果を読み取る

　もしも左脳の得点が右脳の得点よりも高ければ、あなたの子供は左の脳半球にバランスの崩れ（働きが弱い）があり、もしも右脳の得点が左脳の得点よりも高ければ、あなたの子供は右の脳半球にバランスの崩れ（働きが弱い）があります。どちら側かに偏りがあるのが、多くのスキルが不均一な、FDSの典型的なホールマークです。

　FDSと示すには、明らかな得点の左右差がなければならないわけではありません。たとえ違いが1〜2点だったとしても、それでもバランスの崩れを意味しています。もしもそれぞれの得点が近いようであれば、もう一度繰り返して注意深く検討してみるといいでしょう。たとえ小さなバランスの崩れでも、日常生活や行動に、影響を及ぼす可能性を秘めているのです。

　バランスの崩れの度合いを判断するには、すべてのチェックリストから、左右それぞれのチェックマークの総数を集計して、その数値が高ければ高いほどバランスの崩れの度合いが大きいということになります。

右脳総合得点_____　　　**左脳総合得点_____**

すべての総合得点_____

　一般的なバランスの崩れの度合いの基準ガイドラインは、両方のチェック数の総合点を基準にして考えられていて、それは以下の通りです。

軽度	中度	重度
50以下	51から99	100以上

　これをバランスの崩れのレベルとみなして考えてください。どういうことかというと、2つの総合得点の違いが大きければ大きいほどバランスの崩れが大きく、修正するのにも時間がかかる可能性があるということです。間違わないように注意してください。得点が大きい方が弱い大脳半球側を示しています。

脳半球の弱い側は＿＿＿＿＿＿側の脳です。

　もしたくさんのチェックマークが右にも左にも見られた場合、おそらく脳全体が未熟で、発育が遅れているのでしょう。緊急と考える必要はありません。左脳、右脳両方の働きが低下している可能性もあるのです。実際にそのパターンは、ブレインバランスアチーブメントセンターを訪れる子供たちの中に年々多く見られるようになってきています。
　では、それはどういうことなのでしょうか?
　それは、あなたの子供は、いずれにしてもFDSを持っているということであり、おそらく中でも片側が、もう片方よりも遅れを見せているのです。そして結果として両側の脳の成長が、年齢に適正なレベルに追いつかないのです。しかしながら、左右脳の働きにバランスの崩れがあるのと同じで、この脳全体が未熟なタイプも、脳にダメージがあるわけではありません。それが意味するのは、単に脳が子供の成長段階に応じた成長をするのに必要で十分な、そして適正な刺激を、脳やその神経ネットワークが受けていない、ということだけなので

す。年齢が低く、脳の機能が低い子供たちは、彼らの年齢の基準から比べると、すべてのスキルが未熟で欠乏していることを我々は見ています。脳の発育が、同期していないのです。それはまるで、オーケストラの旋律が合わないように。そして我々は、この現象を、女の子よりも男の子のほうにより多く見つけています。左脳、右脳、または脳全体の欠乏に関わらず、それは、このプログラムの一部である第9章のアセスメントを行うことでさらに明らかになってきます。それを始める前に、あなたがこのプログラムを子供に実施し、子供の脳が同調し始めていくにつれて、おそらく将来経験するであろう、症例を次章で紹介しましょう。

| Brain Balance Profile |

ブライアン
まるで新しい
小さな人格のように

　ブライアンと母親がはじめてブレインバランスセンターに来たとき、彼は小さい頃から大変な人生を歩んでいることは明らかでした。母親は彼がどんなに大変な状況で生まれたか、そして生まれた瞬間からどんなに虚弱であったかを話してくれました。

　母親にとってブライアンは3人めの子供だったことで、母親は彼の発育が通常通りにうまくいっていないことに早くから気づいていたようです。彼には、理学療法士に指摘されたという明らかな首の傾斜が見られ、ハイハイや歩き始めも明らかに遅れていて、彼のハイハイは兄弟姉妹と比べても明らかに違ってたようです。そして、母親が言うには、18ヶ月頃になると彼の発達は中断してしまったというのです。彼の言語は発達を止め、「彼を取り囲んでいる世界をまるっきり無視するようになりました」と母親は描写します。そして彼は自閉症と診断されたのでした。

　ブライアンがブレインバランスセンターに来たときには、まだトイレのトレーニングができておらず、自分で着るものも着ることができず、そして一切アイコンタクトをとりませんでした。彼はほとんどしゃべらず、他の同じ年の子供たちがスリルを感じるようなこと、たとえばブランコやジャングルジムで遊ぶことがとても怖くて嫌いでした。彼はすべてから、両親からでさえも孤立していました。検査結果によると、栄養的にも欠乏を示していて、それは彼が食べるものがほんの数種類に限られている事実から考えれば驚くべき結果ではありません。ですから我々は彼の栄養欠乏を解決するための

栄養補助食品のプログラムを作りました。

　2週間のブレインバランスプログラムと栄養補助食品プログラムによって、彼はついにトイレのトレーニングを「理解」したのです。そして彼の睡眠もとても改善され、12週間後にはまるで別人のようになっていました。始めの頃は彼はたったの数語しか話すことができなかったのが、今では感情を伝えることができ、よく話すようになりました。周りの人々をよく見るようになり、挨拶もできるようになったのです。そして、母親が「私がブライアンを公園に連れて行ったときに、彼がブランコに乗り、できる限り大きく高くこぎたがるのです」と報告してくれました。それだけではありません、ブライアンは自分で衣服を着るようになり、そして今まで食べなかった食べ物にも興味を示すようになったのです。あんなにたくさんの問題があった小さい男の子が、もうすでに75％も回復したのです。

第 8 章
ブレインバランスによって、なにが期待できるのか

Chapter8
What to Expect from Brain Blance

あなたが経験することを
どのように解釈するか

それはすごく変な感覚だよ、お母さん。私はゆっくりと違う人間になっていくみたい。
私の心が、本当に落ち着いてきました。

ジーナ、11歳、母、パトリシアへ

行動は、他のすべてのことと同じように、脳に関連しています。そして、それには2つのサイドがあります。ほとんどの親の皆さんが認知していないのは、行動には左脳行動と右脳行動があり、いくつかの良い行動と悪い行動がそれぞれの側に存在しているということです。ですので、親の皆さんは健康な脳の発育をしている子供にも良い、悪い両方の行動を見るのです。

最もわかりやすい例は、時にこう呼ばれる「魔の2歳の反抗期(Terrible Two)」です。それは親が、もしかしたら恐れている、でもある意味楽しみにしていることかもしれません。なぜならこの時期の脳は、自立への欲求が芽生える時期で、それがしばしば、イラ

イラした腹立たしい感情、よく言うかんしゃくを起こす(Temper Tantrums)という形で現れるのです。2歳半の完璧な小さい天使が、両親に「なんて我々は幸運なんだろ」と思わせているとしたら、それは良いサインではないかもしれません。

　脳のバランスが崩れている子供の親として——たとえそれが左、右、それとも全体の脳の欠乏（機能が弱い）だったとしても——あなたはすでに、その特定の年齢にとってそぐわない子供の行動を経験しているでしょう。年齢にそぐわない行動とは、かんしゃく、メルトダウン（怒り狂う）、頑固な行動、そして反抗などで、それは右脳の欠乏がある子供によく起こります。もしくはそれらの行動が、あきらめや（そのことでイライラする）、照れ（恥ずかしい）、または強迫的傾向（強迫観念や行為など）などからくる行動であれば、それは左脳欠乏の特徴です。

　実際、もし脳の発育の適切なタイミングで現れるのであれば、これらの行動は異常ではありません。それぞれの発育段階において、「ポジティブな」、そして「ネガティブな」感情や行動が起こることは、単に正常なばかりでなく、正常な感情や行動の発育を促していくために必要なことです。ただし、通常よりも長い期間起こっていたり、通常の年齢と違うタイミングで起こったりするのであれば（FDSの子供によく見られるのですが）、問題になってきます。たとえ常同行動、やSTIMS（自己刺激行動）と呼ばれる行動、たとえば、子供が腕を羽ばたかせたり、身体を前後に揺らしたり、ぐるぐる円を描いて走ったりするのは4歳半の子供にとっては正常です。ただしそれ以上の年の子供にとっては正常ではありません。その他、口ごもる、チック、強迫性行動、そして反抗的行動もある年齢であれば正常なのです。新しい行動が現れるときに、それらは消えてなくなります。ですから、行動が同調していないのではなく、それはタイミングなのです！

問題なのは、ほとんどの状況で、親にとっては、悪い行動をとったとしてもそれが良いことだと、もしくはその逆であることを理解するのは、いつでも簡単ではないことです。これは、特に診断を受けていない脳のバランスの崩れを持つ子供の親に当てはまります。ですのですべての親が、発育マイルストーン（子供の発育段階の指標）に敏感になっていなければならないのです。

バランスの取れた行動

　バランスの取れた行動とは、すべての親が期待して、自分の子供にできることを切望するような、際立った良い行動。また、どんな状況でも、それに合わせて適切に反応して行動すること、そしてそれができる能力です。そのためには、子供の脳は非常に柔軟性に富んでいなければなりません。十分で適切な電気信号が、脳の中でネガティブ、そしてポジティブな感情と行動の間を、行ったり来たり飛び回ることができなければなりません。子供は、適切な行動を起こすためには、どのような行動が今の状況において適切かを理解しなければなりません。

　不幸にも、これはFDSの子供にとっては手に負えない仕事なのです。子供が脳のバランスを欠いている場合、行動においてもバランスを欠いています。実際に、それらの行動が脳のバランスが崩れている最も明らかなサインなのです。片方の脳半球の電力がもう片方よりも低いために、行動が「立ち止まって」しまうのです。そのように状況に合わない行動を起こすのは、あなたに対してでななく、脳がそう行動するようにシグナルを発しているからなのです。彼らのせいではないのです。

■マイルストーン：発育の時計

　私が第3章で説明したように、健康な脳は、まるで時計のように、子供の発育のための特定のタイミングに合わせた環境や感覚刺激をきっかけに反応を起こす遺伝子が、右側と左側とに成長の波を映しながら発達していきます。3つの発達時計を支配している原子時計として脳を考えてみてください。

◎身体的：小さい、またそして大きな筋肉の発達。そして我々は立ち上がり、歩き、書き、手を振り、編み物をし、身体的に動き回ることができる
◎感情・社交：行動を駆り立てる。社交をしたり、関係を築いたりする行動を起こす能力
◎認知：学習スキル、言語、知性に関わるすべてを統治する

　これらのエリアの発達は、脳のタイミングにとってきっちり正確なリズムで起こらなければなりません。もし1つもしくはそれ以上の時計が、環境と感覚刺激によって正しく巻き上げられなければ、時間が遅れ、発達のランデブー、つまりあなたが赤ちゃんの参考書で読み、そして小児科の先生が毎回チェックしているマイルストーンが時間通りに現れないのです。突然、すべてが不調に陥り、一体どの時計は正しく、またどの時計が時間通りでないのかを見極めるのは簡単なことではありません。
　発達の遅れの可能性の最も早いサインは、子供がある種のマイルストーンに遅れているか、もしくは全く到達しないことです。早くに問題の可能性を発見すれば、それだけ早くにそれを修正する行動が

とれるし、その長期的な結果が良いのです。

　私は、小児科の先生たちが、「正常」な発育を広(すぎる)い尺度で測り、たとえ子供がハイハイ、歩く、しゃべる、またはその他の大きな成長マイルストーンなどの達成時期が遅れていたとしても、親に「心配することはないですよ」と告げていることに同意することができません。

　そうです、一人一人の子供はそれぞれ違います。そしてみんなそれぞれのペースで成長します。それは、ある意味真実です。ですが私にしてみれば、それは私の経験上ほんの小さな範囲内での真実だと考えます。確かに、たとえ子供がちょうど1歳で歩き出さなかったとしても、それが緊急の問題にはなりません。しかし子供が14ヶ月まで歩かなかったとしたら、注意が必要でしょう。

　発達問題は、それこそ子供が3歳になっても話さないという以外、一般的にはあまり懸念されていません。しかしながら、ほとんどの場合、少なくとも1年、時には2年早めに、マイルストーンに細心の注意を払っていれさえいれば、診断することができるのです。

　マイルストーンのタイミングに加えて、親の皆さんに注意して確認してほしいのは、発達の3つの時計が、左と右の脳の間でバランスを取りながら進んでいるかどうかです。

■ 脳の発達が自然に退行（後戻り）するとき

　健康な脳の発達段階において、脳が急成長する時期があります。これらの急成長は、生後最初の4〜4年半の間の特定の時期に起こるのですが、それは一時的な行動や、その他のスキルが変化、もしくは退行（後戻り）するという特徴を持っています。たとえば、言

語、もしくは微細運動能力、さらにそれは、気まぐれな「難しい時期」として現れます。

たとえば、正常な脳の発育を迎えている子供たちは、言語スキルの退行を17～18ヶ月で経験します。その後、おねしょをし始めたり、または手書きが見るからに汚くなっているように見えるかもしれません。これらは正常と考えられています。ところが、例えば、後に自閉症と診断された子供たちは、17ヶ月の言語の退行が劇的です。

これらの退行は一般的に下記の時期に起こります。

◎5ヶ月
◎9ヶ月
◎11ヶ月
◎1年5ヶ月
◎2年2ヶ月
◎3年1ヶ月
◎3年9ヶ月
◎4年5ヶ月

■ブレインバランスに関連した変化

私は、何千人という、家庭でブレインバランスプログラムを実施した親の皆さんからのフィードバックを受け取っています。ほとんどの皆さんは、プログラムを進めていく2週間、3週間、そしてその他の時期にも、彼らの子供たちが表現し出した行動(修正プランをすることによって見られるとは思っていもいなかった行動)によって、不安を感じていたと、私に伝えました。寡黙でおしとやかな子

供が、突然かんしゃくを起こしたり、おとなしく素直な子供が突然反抗的になったり、そして完璧な小さな天使が、突然弟を叩き出したり。

　私は、そういった親の皆さんにこう言います。大丈夫です。それは実は、グッドニュースです。それはこのプログラムがうまく働いている証拠です。単に今まで脳の発育段階の中で、そういった行動が「スキップ（飛ばされて）」されていたのが、きちんとした形で現れただけなのです。そして脳がバランスを取り戻すと、良い、そして悪い行動はプログラムのうちの一部になるのです。その寡黙で必要以上におとなしい左脳の働きが低下していた女の子が、突然叫び出して手がつけられなくなったのも、左脳が脳の働きのバランスが崩れていたおかげで、抑制されていたネガティブな行動特徴に、ついに接続を作り、機能し始めたサインなのです。

　脳は逃がしてしまった行動を「馬飛び」することはできません。完全に機能的な脳になるには、すべての発達段階を踏んでいかなければならないのです。それには悪い行動も含まれています。それらは必要な、予測された、そして欲求された行動なのです。正常な脳の発達をしていくには、子供たちはそれらの行動を経験し、通過していくのです。ですから、これはグッドニュースです。あなたの子供は、これらの段階を比較的速いスピードで通過することができるのです。何年もに値する「キャッチアップ（追いつき）」は、実際にたったの数週間で起こることもあるのです。

　このことが意味するのは、ブレインバランスプログラムを実施している間にあなたが見るすべての行動の変化は――良いも悪いも――ほとんどの場合、脳にとってポジティブなサインなのです。子供の脳の神経は、我々が成長を刺激するに従い変化し、行動は、絶対的に変化するでしょう。そしてその行動の変化がどういう形で現れるかは、どこに欠乏があるのか、その度合いはどのくらいなのか、子供

の年齢はいくつかによって変わってきます。

　ポジティブな度合いが過ぎる感情や行動特性を持った、右半球の発育が遅れている子供が、右脳の発育が左脳の発育に追いつくにつれ、ネガティブな感情と行動が強調されて現れます。そしてその正反対のことが、左脳欠乏の子供に現れます。同様に、同じような変化が、子供の運動、感覚、そして認知スキルにも起こるでしょう。それらの変化が、たとえ子供の実年齢にとって不適切だったとしても、それがその子供の現在の「脳の年齢」として予想されることなのです。

　たとえば、6歳の子供が、左の脳は8歳相当の発育をしていて、それに比べて右の脳は2歳相当の発育の場合もあります。ブレインバランスプログラムを通して右半球の刺激をこの子供に与えたとしたら、性格は突然魔の2歳になることでしょう。この子は今まで感じたことのない感情を感じ始めることでしょう。そして突然のように食べ物に興味を示すようになります。なぜなら初めて味を感じることができ始めたからです。

　バランスの崩れがある7歳の子供が、バランスが取れ始めたときに感情のあふれを表すこともあるでしょう。反抗期によくあるように、すべてのことに「No」と言い始め、おもちゃや特定の本に突然のように執着し始めたりするかもしれません。子供が2歳のときであれば、あなたはこのことを予測していて、その後は思い返すこともないでしょう。でも、6歳の子供に起これば、親は子供が強迫障害ではないかと考えるかもしれません。しかし、本当に何か悪いとしたら、それはその子の脳全体が、6歳として活動していないのです、今のところは。

■ 行動の流れのままに

　たとえば、あなたの6歳の静かな、右脳の機能が欠乏している子供が、ブレインバランスプログラムを始め、突然に2歳児のようにかんしゃくを起こし始めたとしましょう。さてあなたは、どのように対処したらいいのでしょう。

　それは、あなたが2歳児の行動に対処するのと同じです。脳のバランスが関係している際には、どんな行動であっても、子供の実年齢ではなく、脳の年齢に合わせて対応しましょう。

　たとえば、一般的な6歳の子供が、まるで赤ちゃんのようなかんしゃくを起こしたら、あなたは直ちにその行動への対処をします。なぜその行動が適切ではなかったのかを証明する機会にするのです。問題が起きたその機会を無視すべきではありません。しかしながら、もしも6歳の子供が、右の脳の働きを回復させるためのプロセスの過程で、魔の2歳を経験しているのだとしたら、あなたの反応は、2歳の子供に対するのと同じでなければなりません。どういうことかというと、その状況に反応してはいけないのです。なぜなら、さらにその行動を補強してしまうからです。6歳の子供であれば、理由を付けて説明してわかることも、2歳の子供には、わからないのです。

> Brain
> Balance
> Profile

エヴァ
「すべてが違っている」から典型的な幸せな子供へ

　エヴァは10人の子供の末っ子でした。ですから、両親にしてみれば、彼らの小さな女の子に、何か良くないことが起こっているのに気づくのは、それがたとえ彼女が赤ちゃんであっても難しいことではありませんでした。彼女が幼児に成長するに従い、問題が、それもたくさんの問題が起こっていることは、さらに明らかになりました。

　彼女は触られることを痛がり、兄弟や姉妹から離れるようになりました。12人が家の中にいるということから考えると簡単ではありません。たとえ両親が暖かくそして包容力豊かに接する努力をしたとしても、彼女は両親と愛情を共有することもありません。両親は、彼女の髪をとかしたり、服を着せたり、そして歯を磨いたりすることにさえ孤軍奮闘しなければなりませんでした。彼女は家族以外の人々を怖がり、そして外に連れていかれると、完全に崩れてしまいます。また、普通でないほどぎこちなく動き、絶えず物にぶつかります。彼女の目は物を追いかけることができず、そしてとくに激しい好き嫌いがありました。また、彼女は乗り物酔いをせずに、車に長い間乗ることもできませんでした。

　保育園に入る頃には、色、文字、そして数字を覚えることが困難になり、スピーチは自然に年齢に応じて発達せずに、センテンスを最後まで終えることが難しい状態でした。4歳半になったときのテストによると、彼女はほとんどの範囲で、1歳の機能しかないことが明らかになりました。エヴァは広汎性発達障害（PDD-NOS）、自閉症スペクトラム障害の1つ、と診断されました。それが両親がブレイ

ンバランスのことを聞き、我々のアチーブメントセンターの1つにエヴァを連れてきた時期でした。

我々のアセスメントの結果、エヴァは重度の右脳の欠乏がありました。さらに眼科医が気づかなかった重度の視覚処理障害をも持っており、その結果その他の感覚も影響を受けていました。匂い感覚が全くないことから、息を正しく吸うことにも問題がありました。彼女の粗大運動スキルはとても弱く、バランスはとても不調、リズムと調整力は全くありませんでした。彼女は、典型的なFDSの症状、彼女自身の身体が感じられない症状を持っていたのです。

彼女の母親テイマーはすでにグルテンと乳製品を排除した食事をさせていて、食事が問題だとは考えていませんでした。ところが、それだけでは十分ではなかったのです。検査をしてみるとエヴァには36種類の食物過敏症が見つかりました。それにはエヴァが毎日食べる食べ物がほとんど含まれています。

エヴァと両親が、大きな壁を乗り越えなければならないのは明らかでした。たくさんのことがきちんと機能していない彼女の脳と身体、両親は、エヴァが決して良くならないのではないかという恐怖にかられていました。後にそれが間違いだったと判明するのですが。

我々は、エヴァに彼女の右脳を刺激するようにデザインした、マルチモーダルなプログラム、主要な運動スキルを強くするエクササイズや、彼女の視覚問題、そして匂いを修正するエクササイズを実施しました。両親は、家族エクササイズの時間を設定して、ホームエクササイズを続けることでフォローアップしました。エヴァと両親にとっての一番高いハードルは、食事でした。たくさんの食べ物が、検査でNo Eat Zone（食べるべきでない）の中に入っていて、たとえエヴァの協力を得られたとしても、彼女がこれからの食事法にどう感じるかを想像しただけでも、両親にとっては胸が痛むことでした。

しかし我々の栄養士が、テイマーと一緒に考え、消化酵素、プロバイオティック、そしてフィッシュオイルなどを含み、砂糖、人工甘味料、そして加工剤や保存剤をすべて取り除いた、エヴァのためのバランスの取れたホールフードダイエットを見つけ出したのです。

　ほんの数週間が経ち、すべての歯車があってきました。エヴァは食事療法にとてもよく協力し、彼女の脳のバランスの崩れが修正されるにしたがって、テイマーは徐々に、イチゴ、お米、チキン、大豆などのいくつかの健康な食品を元に戻すことができるようになってきました。生まれて初めて彼女は、食べるのを楽しみ始めました。味わったり匂いをかいだりすることができるようになったのです!!

　今日、エヴァは完全に違う女の子です。「彼女は、私たちの膝にすり寄るのが好きでそして背中をさすられること、歯を磨くこと、そして髪の毛をいじられることも嫌がらなくなりました。彼女が走り回って大騒ぎするので、以前はスーパーマーケットに連れていくことが大仕事だったのに、今では彼女は子供用の小さいショッピングカートを彼女自身で押してその中を彼女の特別な食べ物でいっぱいにし、それを袋に詰めることもできるのです。最も素晴らしいことは、彼女は宿題をするのが大好きになったのです。私は、彼女の学ぼうとする欲求に感嘆しています」とテイマーは言います。

　過去には他の人と一切コミュニケーションをとらなかったエヴァは、今ではおしゃべりな女の子です。彼女は知らない人にも手を振り、それを見た彼女の兄弟は目をくるくる回します。でも母親は気にしません。そして彼女は言います。「これまでの長い間の沈黙を考えると、彼女の声を聞くことが、なんと幸せなことか」と。

第 9 章
ヘミスフェリックホーム感覚運動アセスメント

Chapter 9
Hemispheric Home Sensory-Motor Assessment

どのように左と右脳の欠乏を見極めるか

クリスチャンは学業とそして社交との両面で、もし、このプログラムを実施しなかったら、これほどの夢のような大きな変化はなかったでしょう。彼は再び人生を楽しむことができるようになりました。私はいつでも彼は素晴らしい、外交的で、愉快で、賢く、優しい愛すべき子供だとわかっていましたが、今では周りのすべての人がそれを実際に目の当たりにして口々に彼を褒めてくれるようになりました。

クリステンM、クリスチャンの母

あなたは、ここまでで、メリロ・ホームブレインバランスプログラムを実施するのに、必要な基本的な情報を身につけました。そして機能的ディスコネクション症候群とは、発育中の左右脳のバランスに崩れが起きて、どちら側かの脳の発育スピードが速いか遅いかによって、違った症状として現れる、一般的に行動および学習障害スペクトラムと呼ばれる障害を総括的に表してることも理解しました。

さらにこれらは脳にダメージがある病気ではないことも学びました。実は環境が原因で引き起こされる機能的な不全で、感覚運動や学術エクササイズ、栄養バランスの改善によって修正が可能です。これ

らのエクササイズは、機能不全が起こっている側の大脳半球の特定の機能不全に応じて適切に処方されなければいけません。機能不全が起こっている側の大脳半球、そしてその部位を探すことがまず第一で、それがディスコネクトされた子供を再接続し、脳の働きの正しいリズムを取り戻すステップを踏むために、極めて重要なことです。さあ、今からそれを始めましょう。これらのアセスメントテストとチェックリストは、お子さんが右脳バランスの崩れなのか、それとも左脳バランスの崩れなのか、それとも脳全体の機能が低くなっている中でさらにどちらかの脳機能が低いのかを、探し出す手助けをしてくれます。そして次の章でそれらの情報を処理して、いかにしてエクササイズプログラムを個別に作り出すのかを明らかにしていきます。

■ あなたのアセスメントのブリーフィング

それぞれの大脳半球は別々の回路を持っていて、それが様々な感覚、そして運動機能をコントロールしています。これからあなたがすることは、最も弱い機能を判別することです。このアセスメントテストをするに従い、お子さんの強い機能が片側に、そして弱い機能がその反対側の脳半球に現れていることが明らかになるでしょう。アセスメントは10種類に分類されています。

◎母親と子供の健康歴
◎発育マイルストーン歴
◎感覚運動スキル
◎左利き、右利き
◎前庭（バランス）スキル

◎聴覚スキル
◎視覚スキル
◎固有受容体スキル
◎触覚スキル
◎臭覚（匂いと味）スキル

　いくつかのアセスメントは、アセスメントを始める前に、まず10問の質問チェックリストに答えて、お子さんを1から10の得点で評価をしてください。1は「当てはまらない」、5は「なんとなく当てはまる」、そして10は「間違いなく当てはまる」──「まさしくうちの子供のことである」です。
　すべてのチェックリストとアセスメントを終了した後にそれをどのように集計し、お子さんが左脳欠乏か、右脳欠乏かを判別する方法を教えます。その後にそれをどのように修正していくかを教えましょう。

■ 基本的なルール

　これらのアセスメントは、1日で終わらせるべきではありません。3～4日、もしくは1週間くらいかけて実施しましょう。アセスメントを実施する間にチェックリストをよく読んで終わらせてください。これらの質問にはできるだけ正確に答えるように努めてください。必要ならば学校の先生、デイケアセンターの職員、ベビーシッターなど、他の人の意見を聞いてみることも大切です。テストは片親だけでもできますが、両親共が参加して、相談しながら答えに合意して進めていくことができればそれが一番いいと思います。

もし両親共にチェックリストに答えたければ、それぞれが終わらせた後に結果を比べて話し合ってください。あなたの子供と、両親が、皆同じ気持ちでいることが大切です。たとえば、あなた自身がイライラしていたり、お子さんが落ち着きがないようでしたら日を改めて実施してください。

　FDSのほとんどの子供たちはとても明瞭ですので、何をしているのかをすべて説明してあげてください。ただし、なぜそれをしているのかまで説明する必要はありません。たとえば、悪いところを見つけ出すために検査している、というような説明はするべきではありません。それよりも、ゲームをしているというようなイメージをもたせるといいでしょう。私はこのアセスメントを何千回も実施しましたが、子供たちが楽しんでできる状況を作り出しました。怖い思いをしなければならないものでも、プレッシャーを感じなければならないものでもないことがわかれば、子供たちは楽しんで実施してくれます。あなたが観察し、発見した事柄については、子供には指摘しないようにしましょう。子供たちをいつでも励まし、ポジティブなフィードバックを与えましょう。もし子供が恐怖を感じていたり、不安になっている様子があれば直ちにアセスメントをやめましょう。いつでもやり直すことができるのですから。実際のところ、お子さんはこのアセスメントを楽しんで実施することでしょう。なぜなら、すべての注目を独り占めにしてあなたとの時間を独占できるのですから。

　また、アセスメントは子供にとっては馴染みの場所で行いましょう。静かで、心地よく落ち着けて、気が散らない、そして明るい場所がいいでしょう。もしお子さんが光に過敏な場合はその都度調節しましょう。

　このテストをするには、いくつかの道具が必要です。それらはテストを行う前に作るなり、借りるなり、買うなりして準備をしておきま

しょう。道具のリストを次に挙げます。

◎ペンライト、あるいはフラッシュライト
◎チューニングフォーク（C-128が好ましい）
◎使っていない筆2本
◎椅子
◎ぐるぐる回る肘掛け椅子
◎マット
◎空のフィルムケースか小さいガラス容器をいくつか
◎エッセンシャルオイルなどの子供に馴染みがある匂いのもと。（たとえばオレンジやレモンなど）

　子供の中にはこのアセスメントをするには小さすぎる、もしくは機能の低下度が大きい場合もあります。またはアセスメントの結果が、あまりはっきりしなかったり、機能の低下の度合いがはっきりと決められなかったりすることもあるかもしれません。もしアセスメントの結果があまりはっきりしない場合は、症状のチェックリストの結果を参考にして判断をしてください。最後にどのようにして症状のチェックリストと、マスターヘミスフェリックチェックリストとを使うか説明します。チェックリストはそれぞれの感覚、そして運動領域の機能低下が脳のどちら側にあるのかを判断する材料になります。

　それぞれの感覚運動テストは、可能であれば3段階の機能レベルに分類されます。
レベル1：一番機能が低いレベル
レベル2：中間レベル
レベル3：一番機能が高いレベル（ゴールになります）

始める前にとても重要なメッセージを送ります。これらのチェックリストとアセスメントは、正式な神経学および身体検査、もしくはプロフェッショナルな診断を構成するものではありません。それらは唯一プロフェッショナルによってのみ実施されます。これらチェックリストとアセスメントは、単にあなたがお子さんを評価するガイドです。

　もしこれらを実施することが困難だったり、お子さんが反応を示さない場合は、プロフェッショナルによるもっと複雑な検査が必要な可能性があり、その場合は我々が提供しているブレインバランスセンターなどでの個別なプログラムが最も役に立つと思います。近くのブレインバランスセンターもしくはヘミスフェリックインテグレーションセラピー、機能神経科医などのプロフェッショナルを探すといいでしょう。

■アセスメントについて

　まずはお子さんの機能改善のホームプログラムの作成のために、感覚運動機能を評価することから始めましょう。感覚運動活動、それはこの次の章で学びますが、それがブレインバランスプログラムの最も大切な部分に位置づけされています。

　もうすでにわかっているように、脳の基本的なベースラインの活動やバランスは、感覚運動による脳への刺激です。そして最も一般的な症状、我々がFDSの子どもたちに最もよく見るのは、筋肉に関わっているのです。たとえば調整能力の欠如、筋肉の張力の低下、ぎこちなさ、そして姿勢の悪さや不自然な歩き方などです。感覚刺激が我々の脳の発育と活動を担い、その感覚システムを働かせているの

が運動システムです。

　私は今までで、感覚欠如がたった1つだけある、という子供を見たことがありません。ですから、あなたも1つの欠如だけを探すべきではありません。同じように、たった1つのグロス（大きな筋肉を使う）運動、もしくはファイン（小さな筋肉を使う）運動だけに問題がある子供も見たことがありません。通常は、たくさんの問題があるのは、どちらかである傾向はあるものの、両方の複合の問題を持っていることが多いのです。

　加えて、特定の脳の部位に怪我などがある以外で、感覚の欠乏が様々な感情、認知、免疫、自律神経、学業への影響なしに起こることは不可能です。そして、問題の複合の度合いは、子供それぞれによって違います。これらの理由から、これからあなたが行うこのアセスメントには、とても大切な意味があるのです。症状のリストだけに頼って、お子さんが持つ特定の問題を見極め、それを解決するためにどのような解決法を選ぶか決めることは、とても危険なことです。症状は嘘をつきませんが、その反面、間違いを引き起こす元にもなるのです。

　まずこのプログラムを実施する前に、お子さんがどのようにして今の状態になったのかを理解するために、少し過去にさかのぼっていくつかの要点をレビューしてみましょう。

発達の遅れの早期危険信号
◎始めのサインは、非常に弱い筋肉の張力。これはしばしば上手におっぱいが吸えないことで見つけられることが多い
◎子供は3〜5ヶ月頃までに、左右両側に簡単に寝返りが打てるようになるべきで、その時期までに寝返りができない場合、脳のバランスの崩れがすでに存在している可能性がある。
◎子供が消化器系の問題を示し始める。腸の動き、便秘、そして特に

乳製品や時に大豆製品が原料となっている粉ミルクに反応が出る。また逆流がある、など
◎乳児、幼児が湿疹、もしくは慢性の耳の感染症を発症する
◎子供は、適切な形で、CrawlやCreep（ハイハイ）などをすべき。Crawlは、ほふく前進のような動きで、両腕を交互に突っ張り、お腹は床についたまま、足を引きずるようにして進む。Crawlは、通常7～9ヶ月で見られる。Creepはお腹を床に着けずに、手と足だけでCrawlをすることで、Creepは通常8～12ヶ月で見られる。それ以外、たとえば、お尻を引きずりながら進む、Crawlの代わりにゴロゴロまわる、片足を引きずる、などが赤信号である
◎Crawlを跳び越して、早期に歩き出すことは大切な危険信号の1つ。子供は11～13ヶ月で歩き出すべきで、私の経験では、この期間以前、もしくは以降に歩き出すのは発達の遅れのサインの場合が多い。これは、歩行開始期間は11～16ヶ月と設定している従来の考えに反しているが、私は、16ヶ月は歩き出すには遅すぎると考えている。例外は、子供が早産だった場合で、もし子供が1ヶ月早産だったとしたら、14ヶ月で歩き始めたとしても正常と考えることができる

■ 母と子の健康日誌

研究では、学習および行動障害と妊娠中の母親の健康および子供の初期の健康状態とが関連していると示しています。脳の欠乏のサインは早い時期に出されているのです。そして多くの証拠が、中には生まれる前からサインを出している子供も多いことを示しています。これは、特に右脳欠乏の子供に多く見られます。たくさ

んのヒントはお子さんの発育記録とあなたの妊娠前、そして妊娠中の健康記録に隠されています。それらの情報を呼び起こしてみてください。何かに書き留めたり、リストを作る必要はありません。チェックをしてあなた自身の記録として留めておいてください。もしお子さんがFDSであったら、その原因が左脳、もしくは右脳の発育の遅れから来るのかを判断するためのもう1つのアセスメントツールになります。

母親の健康プロファイル
妊娠
- [ ] 妊娠することが難しかった。流産をしたことがある
- [ ] 妊娠合併症があった
- [ ] 不妊治療用の投薬を受けていた
- [ ] インフルエンザなどの感染症
- [ ] 妊娠期糖尿病

出産前
- [ ] 35歳以上
- [ ] 体重過剰、もしくは肥満
- [ ] 自己免疫疾患
- [ ] アレルギーおよび免疫不全、慢性疲労、線維筋痛症などの病歴
- [ ] 甲状腺機能異常
- [ ] 有害物質や農薬などへの接触の可能性

出産
- [ ] 逆子
- [ ] 帝王切開
- [ ] 鉗子出産
- [ ] 酸素欠乏
- [ ] 頭部、もしくは頸部の内出血や腫れ
- [ ] 出産誘発

出生から1年まで
- [ ] 夜泣き、その他の消化器系の問題
- [ ] 慢性の便秘と下痢の繰り返し
- [ ] 逆流、発射嘔吐
- [ ] 幽門狭窄（胃の狭窄）
- [ ] アレルギーまたは喘息
- [ ] イースト感染
- [ ] どんどん悪くなる湿疹
- [ ] 抗生物質でアグレッシブに治療された慢性の耳感染症
- [ ] 予防接種に対するリアクション
- [ ] 睡眠の乱れ
- [ ] 筋肉の張力が低い
- [ ] 感覚遮断があった（可能性）

1歳から2歳まで
- [ ] アレルギー症状（鼻水が止まらない、耳が赤い、目が腫れている）
- [ ] 皮膚に白いでき物

- [ ] 多動がひどくなる
- [ ] 斜視、眼振（目が左右に揺れ動く不随意運動）
- [ ] 2歳のマイルストーンの遅れ

2歳から3歳
- [ ] ハイハイの遅れ、もしくは変わったハイハイをする。または歩き出す前にハイハイをしなかった
- [ ] ぎこちなく、だらしない動き
- [ ] X脚、内股
- [ ] 舌足らず

食事
- [ ] 食事の制限が好き嫌いによってだんだん多くなる
- [ ] 炭水化物食、特に麦、乳製品が好き
- [ ] 朝ごはんに牛乳、シリアル、ベーグルとクリームチーズなどを食べたがる
- [ ] ランチにグリルしたチーズを挟んだサンドイッチのような食べ物が好き
- [ ] 夜にピザやパスタなど、その次にチキンナゲットが好き
- [ ] 生ニンジンのスナック
- [ ] フライドポテトが大好き

正常なバイタルサイン

　子供が成長にするに従い、はじめに発育する脳の部位は反射をコントロールする部位です。延髄と呼ばれている部位が自律神経の反射、たとえば呼吸や心拍などの基本的な生存に必要な働きをコント

ロールしています。

　これらはバイタルサインと呼ばれています。心拍数や呼吸数、そして血圧には子供の成長段階に合わせた基本的な基準があります。まず出生時には心拍数と呼吸数はとても速く、血圧もやや高い傾向にあります。そして脳の高次機能をつかさどる部位の発育に伴い心拍呼吸数は減少し、血圧も低下します。乳幼児が歩き出すころには心拍数と呼吸数はさらに低くなります。

　もし子供の脳が正常に発育しているなら、心拍、呼吸数そして血圧などはその年齢の正常レベル範囲に合わせて変化していくものです。3歳になる頃には大脳皮質が、出生後のバイタル機能をサポートしてきた原始的なシステムを抑制して、生存のために大切な機能のコントロールを引き継いでいます。もし心拍や呼吸などのバイタルシステムが3歳になってもまだ急速なままな場合、それは実際の年齢に脳の成長が追いついていない兆候です。母子手帳などにこれらの記録を残している人も多いでしょう。もし手元になければ、かかりつけの小児科などに問い合わせて手に入れてください。そして次の表と見比べてみてください。

年齢	平均心拍数	平均呼吸数	平均血圧
新生児	140	30〜75	
1〜6ヶ月	130		
6〜12ヶ月	115	22〜31	
1〜2歳	110	17〜23	96/60〜112/78 (2歳)
2〜6歳	103	16〜25 (2〜4歳)	98/64〜116/80 (6歳)

年齢	平均心拍数	平均呼吸数	平均血圧
6〜10歳	95	13〜23 (4-10歳)	106/68〜126/84 (9歳)
10〜14歳	85	13-19	
14〜18歳	82	成人と同じ	112/74〜136/88 (12歳)

　ほとんどの場合、あなた子供の記録はこの表からかけ離れていることでしょう。ブレインバランスプログラムはこれを改善することができるのです。

　プログラムを通して、あなたは子供の心拍数、呼吸数、そして血圧の記録を残しておくべきです。可能であれば週に一度測定をして記録してください。今から早速始めましょう。まずはじめに、子供の手首で1分間に何回脈が感じられるかを測ってみましょう。15秒で何回脈が触れるかを数えてそれを4倍した数が1分間の心拍数です。呼吸数は子供の胸を観察することで簡単に計測することができます。15秒間で何回胸が膨らむかを数えて4倍した数が1分間の呼吸数です。この計測は子供が気づかないうちに行ってください。血圧は小児科の先生に測ってもらうようにしましょう。その場合必ず両腕のそれぞれの血圧を測ってもらいましょう。通常それぞれの血圧はほぼ同じくらいですが、もし左右の血圧差が明らかに違う（左右差が上同士、もしくは下同士で10以上ある）場合は、おそらく、脳のバランスの崩れからくるものです。血圧が高い側が通常は働きが弱い脳半球と同じ側です。このプログラムを進めるにつれて、あなたの子供のバイタルサインが変化してきます。

■ 発育マイルストーンアセスメント

出生後はじめの1年は、乳児は信じられないスピードで成長します。体重は5〜6ヶ月で倍になり、初めての誕生日がくる頃には3倍になっています。乳児は絶えず学習しています。その学習の中でも大きな達成を発育マイルストーンと呼んでいますが、それには寝返り、おすわり、立ち上がる、歩く、そして初めて言葉を発するなどが含まれています。二人として全く同じ子供はいません。しかしほとんどの子供は、同じような時期にこれらのマイルストーンを迎えます。もしお子さんが、未熟児（37週を迎える前に生まれた）の場合、マイルストーンガイドラインを少しずらして考えなければなりません。子供が特定のマイルストーンに達する年齢や時期は、あくまでも誕生日ではなく出産予定日を基準に考えます。もしお子さんが2ヶ月早く生まれたのであれば、マイルストーンを迎える時期に2ヶ月間猶予を与えてあげなければなりません。お子さんの発達を次ページのリストと比べてみてください。もしお子さんのマイルストーンを迎える時期が早かったり遅かったりした場合は、ノートに残してください。いずれの場合でも、出産時から抱えていた可能性がある問題が隠されているサインの可能性があります。細かい記録を作る必要はありません。リストをチェックをして参考にしてください。

　このリストはアメリカン小児科アカデミー（AAP）が基準として定めているものです。ところが私が考えるには、この基準で示されているマイルストーン時期よりも、実際はもっと早くにその時期を迎えるべきです。たとえばAAPによると、子供が11〜16ヶ月以内に歩き出せば正常と考えていますが、私は13〜14ヶ月以内に歩き出さない場合は何らかの発達の遅延があると見ています。

ほとんどの親の皆さんは子供が予想よりも早くに歩き出すことを大変喜びます。それはとても良いことのように考えているのでしょう。ところが、それは必ずしも良いことではないのです。私の統計では子供が10ヶ月、もしくは11ヶ月に満たない時期に歩き出すと、それは発育に問題がある危険信号です。神経システムが正常に発育するのには子供はまずハイハイから始め、その後少なくとも2〜4ヶ月してから歩き始めることが必要です。

> ヒント:私の経験では、ほとんどの親の皆さんがお子さんの成長マイルストーンが早かったり遅かったりすることを覚えているものです。もし皆さんが何も思い当たることがない場合、それはおそらく皆さんのお子さんの成長に何も問題がなかったからでしょう。

マイルストーン
最初の1ヶ月の終わりには、ほとんどの赤ちゃんは:
- [ ] ギクシャクした震えるような腕の動きをする
- [ ] 手を顔の近くに寄せる
- [ ] 手をぎゅっと握りしめる
- [ ] 腹ばいになっているときに頭を左右に動かす
- [ ] 20〜30センチほど離れたものに焦点を合わせる
- [ ] 他の物の形よりも人間の顔の方を好む
- [ ] 白と黒のようなコントラストのはっきりしたパターンを好む
- [ ] よく聞こえる
- [ ] いくつかの音、親の声などを認知する

3ヶ月の終わりには、ほとんどの赤ちゃんは:
- [ ] 腹ばいになって胸や頭を持ち上げる
- [ ] 腹ばいになって腕で体を支える

- [ ] 腹ばいもしくは仰向けで足を伸ばしたり蹴ったりする
- [ ] 足を硬い床などに下ろすとしっかりと踏みしめる
- [ ] 手を開いたり閉じたりする
- [ ] 手を口に持っていく
- [ ] おもちゃを握りしめて振る
- [ ] 動いているものを目で追う
- [ ] 顔を近くで見る
- [ ] 遠く離れた親しみのある物や人を認知する
- [ ] 手と目をコーディネートして動かし始める
- [ ] バブバブ、または音をまねし始める
- [ ] 両親の声に反応して微笑む
- [ ] 他の人と楽しそうに遊ぶ
- [ ] 遊びが終わると泣く

7ヶ月が終わると、ほとんどの乳児は：

- [ ] 両方に寝返りをうつ（腹ばいから仰向け、仰向けから腹ばい）
- [ ] 座る
- [ ] 手で物をつかむ
- [ ] 片手から片手に物をつかみ変える
- [ ] 立たせると足で体重を支えることができる
- [ ] フルカラービジョンが発達し、遠くが見えるようになる
- [ ] 楽しみや不快感を声で表現し始める
- [ ] 自分の名前を呼ばれると反応する
- [ ] 子音のつながりでしゃべるようになる（ばーばーばー）
- [ ] 感情を声の抑揚で区別するようになる
- [ ] 手や口で物を探索する

- [ ] 手が届かないものをつかもうと試みる
- [ ] いないいないばーを楽しむようになる
- [ ] 鏡に写った姿に興味を示す
- [ ] ハイハイを始める

1歳の誕生日の頃には、ほとんどの乳児は：
- [ ] サポートなしで座ることができる
- [ ] 四つん這いの姿勢になる
- [ ] 立ち上がるために自分で身体を持ち上げる
- [ ] 家具などにつかまりながら歩き、2～3歩補助なしに歩き始める
- [ ] 指先でつまむことを覚える
- [ ] 「ぱぱ」「まま」と言えるようになる
- [ ] 感嘆の言葉を使うようになる
- [ ] 言葉をまねるようになる
- [ ] 簡単な言葉「だめ」などに反応するようになる
- [ ] 簡単なジェスチャー、頭を横に振る「いやいや」、手を振る「バイバイ」などができるようになる
- [ ] 物をいろいろな方法で探索する（振る、叩きつける、投げる、落とすなど）
- [ ] 物を正しく使い始める（コップから飲む、髪をとかすなど）
- [ ] 隠した物を探しだすことができる
- [ ] 絵や写真に写っているものの名前を呼ぶと正しく判別できる

2歳になる頃には、ほとんどの子供は
- [ ] 一人で歩くことができる

- [ ] おもちゃを引きずりながら歩く
- [ ] 大きな玩具や複数のおもちゃを歩きながら運ぶことができる
- [ ] 走り始める
- [ ] ボールを蹴る
- [ ] 家具などに登ったり降りたりできる
- [ ] 壁などにつかまりながら階段の昇り降りができる
- [ ] クレヨンなどで遊べる
- [ ] 4つ以上のブロックを積み上げられる
- [ ] 知っている人や、物、そして身体の部位が判別できる
- [ ] いくつかの単語をしゃべる（15〜18ヶ月）
- [ ] 簡単なフレーズをしゃべる（18〜24ヶ月）
- [ ] 簡単な指示に従える
- [ ] 物を色や形で分けられるようになる
- [ ] 〜ごっこ遊びができるようになる
- [ ] 他の人のまねができるようになる
- [ ] 独立心が芽生え始める

参考：アメリカン小児科アカデミー、Caring for Your Baby and Young Child: Birth to 5, Forth Edition（Bantam Books, 2005）

■ミックスドミナンスアセスメント

理想では、子供は手や足、目や耳を使うにあたり利き側がはっきりとしてくるべきです。ところが明らかでない場合、それが脳が発育していない、もしくは正常に成熟していないサインである場合が多いのです。この利き側がミックスになっていて、片側に統一さ

れていないことを(利き手が右で、利き足が左、利き耳が右など)ミックスドミナンスと呼んでいます。子供のミックスドミナンス(利き側が統一されていない)は、ブレインバランスプログラムによって正常に戻すことができます。実際に我々はその現象をいつも目にしています。ただし、左利きの子供すべてが、右利きにならなければならないということではありません。しかし頭から足まで片側に統一されているべきです。次にそれを検査する方法を示しましょう。

ここで、子供の利き側が右側なのか左側なのかを見つけていきます。もし子供がすべてのことに片側を使う傾向がなければ、我々はそれをミックスドミナンス(両利き)、もしくはクロスラテラリティ(両利きと同じような意味)と呼んでいます。子供がどちらの手、足、目、耳を使う傾向が多いかをチェックします。

もしお子さんがミックスドミナンスなら、ブレインバランスプログラムを実施しながらこのチェックを毎週行ってください。変化が出てくるのならばそれはとても良いサインですが、必ずしも変わる必要もありません。

手

おそらくお子さんの利き手が右であるか左であるかは、すでにもう気がついているでしょう。でも、とにかくこのテストをやってみてください。テスト結果は、この本のスペースに書き記しておきましょう。

このテストは外で行います。野球ボールなど、お子さんが片手でつかめるほどの大きさのボールを用意しましょう。お子さんの正面1メートルくらいに離れて立ち、軽くキャッチボールをしてみてください。はじめは両手で掴んで両手で投げようとする傾向がありますので、片手で投げるように事前に説明しておきましょう。

ボールを投げるのに使う手は＿＿＿＿＿＿手

お子さんはクレヨンを使うとき、描くときはどちらの手を使いますか？

絵や字を書くときに使う手は＿＿＿＿＿＿手

どちらの手を使って歯を磨いていますか？

歯を磨く手は＿＿＿＿＿＿手

「あなたは右利き、左利き、それとも両利き？」と子供に聞いてみてください。

子供の答えは＿＿＿＿＿＿利き

足

このエクササイズで利き足がわかります。利き足は、手書きをする利き手のように、たとえ左側を子供が使いたいと言ったとしても、右側を使うように教えられたり促されたりするようなこともありません。子供にとても軽い、ビーチボールのようなボールを部屋の端から蹴るように指示してください。ビーチボールのようなものが見当たらなければ、新聞紙などを丸めてボールを作って使いましょう。3回蹴らせてみましょう。

1回目. 右／左
2回目. 右／左
3回目. 右／左

靴下を脱がせて立ち、床に足で自分の名前を書くように指示してください。実際に名前を書く必要はありません。どちらの足を使って書こうとするかを見極めてください。これは3度、違う時間に分けて実施してください。

1回目． 右／左
2回目． 右／左
3回目． 右／左

目
近視
　子供に虫眼鏡を手渡し、それを使って近くを見るように指示を出す。どちらの目を使いましたか？

右／左

遠視
　簡易望遠鏡（紙を筒状に丸めて作るなど）を手渡し、ドアの取手や、ライトのスイッチなどを指して、それを片目で望遠鏡を通して見つけるように指示します。望遠鏡を手渡す際には正面から手渡すように気をつけ（片手に手渡すと、利き腕を使って受け取り、利き腕側の目を使ってしまう）、子供に両手をしっかり伸ばした位置で受け取り、ゆっくりと目に近づけて片目を使って望遠鏡を覗くように促します。どちらの目を使って目標物を見ようとするかを観察しましょう。

　これを3回に分けて、それぞれ違う目標を設定して行う。注意するポイントは、必ず子供の正面から簡易望遠鏡を手渡し、子供が両手で受け取ったことを確認してから手渡すようにしましょう。

目標1.　右／左
目標2.　右／左
目標3.　右／左

耳

　もし可能ならば、このテストはチューニングフォークAC-128を使って行うことが好ましいです。子供にテストする前に、まずデモンストレーションをしてみせてください。デモンストレーションでチューニングフォーク（音叉）を耳に当てる際には必ず首を傾け片方の耳だけで聞くようにしてください。チューニングフォークがない場合は携帯などを使いましょう。

　チューニングフォークを軽く叩き、それを子供の顔の正面めがけて近づけます。子供には首を傾けチューニングフォークに触らないようにして音に耳を傾けるように指示します。

　もし携帯を使う際には、携帯を持ち、子供に誰かから（おばあちゃんやお友達）電話がかかっていて、何か言いたいことがあると言っていると告げ、子供に携帯を手渡さずに、身体の正面に近づけることで、子供に耳を傾けさせるようにしましょう。

　この方法がうまくいかない場合、子供を別室に連れて行き、ドアを閉め、子供に誰かが名前を呼んでいると告げ、ドアに耳を当てて聞くように促してみてください。このとき子供がドアを開けないようにドアは押さえておいてください。これらを3回繰り返し（ただし続けて行わないように）どちらの耳を使うかを記録しましょう。

1回目.　右／左
2回目.　右／左
3回目.　右／左

優位性プロファイル

　ここで、あなたが見たことを記入しましょう。お子さんがあるテストで右側を使ったり左側を使ったりする場合、優位性がないと考えます。その場合はミックスを選んでください。

手　右／左／ミックス
足　右／左／ミックス
目　右／左／ミックス
耳　右／左／ミックス

原始反射

原始反射は、生存のために基本的に必要不可欠な反射です。乳児は小さな脳で人生をスタートさせます（ほとんど脳幹部の大きさと同じほど）。そして最小限の筋肉張力。これが原始反射が存在する理由です。原始反射は息をする、お腹がすけば食べる、不快であれば身体をよじったり泣いたりする、そして抱きかかえられれば落ち着く、などの本能に備わった行動を起こさせます。それぞれの反射は、胎児そして乳児の発育にとって必要な大切な働きを担っており、早期の発育のそれぞれのステージを確実なものにしているのです。3〜5ヶ月で、まず初めの原始反射が到来を告げ、大切な発育マイルストーンを導きます。そのマイルストーンは、寝返りです。

　原始反射は、たとえ生まれる前であっても重要です。胎児のときに発達し、赤ちゃんが母親の産道を通るための手助けをするのです。もしその働きが弱いと難産になります。帝王切開は、これらの反射が完全に活動化しなかった、もしくは不均一だった可能性を意味してい

ます。帝王切開は、赤ちゃんが第一回目の原始反射を使う機会を逃したということです。これらのケースの場合には、本来、注意深い産婦人科医や小児科医は、出産ときに脳のバランスの崩れのサインを発見することができるのです。不幸にも、実際には発見されることはそう多くはありません。

　原始反射は、筋肉の動きがどのように健康な脳の発育の鍵となっているかのもう1つの例です。それは、新生児がマイルストーンから次のマイルストーンへと進歩していくために、脳を作り上げ、ニューロンのコネクションを発育させるための遺伝子を刺激します。脳が大きくなるに従い、多くのコネクションが形作られ、さらに高いレベルの脳機能が発現してくるのです。そしてこれらの新しいコネクションが、より原始的な赤ちゃんの動きを抑制し、そこから姿勢反射と呼ばれる、さらに複雑な運動反射へのステップを踏み出すのです。生後4～6ヶ月で、原始反射は、ほとんどの場合必要がなくなり、姿勢反射に置き換えられるべきです。姿勢反射は両側の身体が完璧にシンク（協調）して動くことを可能にします。それが、2本足で立ち上がり、自然な動きで、スムーズに歩き、そして調整機能の発達の鍵になるのです。約1歳くらいで、一度赤ちゃんがこの働きを発達させれば、彼は自分自身を持ち上げて歩き出すことができるのです。

　もし子供が十分に動かずに、脳を作り上げる遺伝子が刺激されないとしたら、反射は抑制されることはないでしょう。原始反射が抑制されていなければ、脳は決められたパターンで発育しない可能性があります。これが、脳のバランスの崩れの始まりです。どのようにバランスの崩れが表現されるかによって、FDSにつながるのです。

　原始反射は完全には消失しません。しかし、それは脳の機能の中で独立して働くものというよりは、脳によって制御されるようになるのです。脳は、原始反射を細かく分断し、それを新たにつなぎ合わせ

て、もっと複雑で、スムーズで調整がとれた動きへと再構成していくのです。

　不安定な発育によりゆがめられた方向は、修正、もしくは少なくとも改善できる可能性があり、それが私が次の章で話すことにつながっています。いずれにしても、できるだけ早い時期に我々が介入すればするほど、適切な発達とバランスを取り戻すのが早くなるのです。あなたの子供の原始反射、そして姿勢反射の発達を見ていくことは、とても大事な診断的ツールです。

　原始反射が、子供の発達段階にとって極めて重要なステージであることは、十分に文章化されています。私の経験では、小児科では、子供の身体検査でめったに原始反射を検査しません。そして6ヶ月以降では、検査されることはほどんど皆無です。ですから、あなたの小児科の先生にこのテストをしたのかどうか、確かめてめてください。もしかしたら子供を連れて通院したときのことをあなたが忘れていることもあるからです。

脳全体の機能欠乏（低下）をチェックする

　原始反射やミックスドミナンスの抑制は、第一の脳全体の機能欠乏のサインです。

　もしあなたの子供が、家庭でのブレインバランスプログラム（ホームブレインバランスプログラム）を実施しているある時点で、「進歩が止まってしまった」場合、それはおそらくあなたの子供が、脳全体の機能欠乏である可能性があることを意味しています。それでも修復は可能です。ただし少し余計に時間がかかります。かぎは、反射（原始反射）をプログラムを始める前に抑制することです。ミックスドミナンスは、プログラムを行っているうちに一般的に

自然と治ってきます。

　原始反射エクササイズは簡単に行うことができます（次の章で説明します）。早い場合で、数回のセッションのうちに問題を修正することも可能です。もし原始反射を抑制した後で、それでもあなたの子供に向上が見られない場合は、専門家に診てもらうべきでしょう。トレーニングを受けた専門家は問題を修復する特定のエクササイズプログラムを紹介してくれるはずです。

姿勢アセスメント

頭の傾斜

　ここでは、頭が左側もしくは右側に傾いているかどうかを検査します。お子さんにまっすぐに座るように指示します。このときに頭をまっすぐにしなさいという指示はしないようにしてください。頭が傾斜する側が一般的に弱い脳半球と一致します。

　お子さんをあなたの正面に座らせます。子供の頭があなたの目の高さに合うぐらいの椅子の高さを選ぶといいでしょう。そして子供にまっすぐに座るように、ただしできるだけリラックスした自然なニュートラルな姿勢をとらせましょう。

　頭の傾斜を耳たぶの高さを比べることでチェックしましょう。そして耳たぶが低い方を記録します。

　　　　　　　　　右／左

目のバランス

ここでは目のバランスの崩れを検査します。優しく子供の頭をまっすぐの位置に調節しましょう。まっすぐの目安は前に説明した耳たぶの高さを見ます。左右の耳たぶの高さが向かい合ったあなたから見て同じになるようにします。この位置が、もっとも目のバランスの崩れを際立たせる位置です。

お子さんにまっすぐあなたもしくはあなたの後ろの壁を見るように指示します。その状態でお子さんの目の大きさの左右差を観察します。目の大きさを比べるには、虹彩（白目と黒目の境目の部分）と下瞼との間の距離を測ります。大きな方の測定値を記録しましょう。

大きな目の側が、通常は弱い脳半球側と一致します。

右＿＿＿＿＿＿　左＿＿＿＿＿＿

固視

右脳半球の機能が低下している子供たちの多くは、まばたきや、目を動かすことを我慢して同じ対象に3秒以上固視を続けることができません。子供が眼球の位置を一定に保持してある標的、人物などに視線を合わせることを固視と言います。それはとても大切な脳の働きですが、多くの右脳機能低下型の子供たちの中ではほとんどと言っていいくらいに欠落しています。

子供の目から45〜50cmくらい離れたところに標的を指し示すか、もしくはなにか目標物を手に持ち、子供にじっとその目標物を見つめるようにと指示し、3秒数えます。

もし子供が固視できるようならばそれを記録しましょう。

固視　できた／できない

瞳孔

さて、では今度は子供の瞳孔を調べてみましょう。注意する点は、子供が瞳孔検査の最中に近くの対象に焦点を合わせないように気をつけてください。あなたの後方の壁に何か目印になる物を指し示し、子供にその標的に視線を合わせているようにと指示すると、検査中に子供が眼球を安定させることが簡単になります。そして片側の瞳孔がもう片方の瞳孔よりも大きいかどうかを見比べてみてください。大きさの差は通常それほど大きくありませんので、おそらく左右の瞳孔を何度も見比べる必要があるでしょう。大きな瞳孔の側が通常弱い脳半球の側と一致しています。

大きな瞳孔　右／左

顔の筋肉

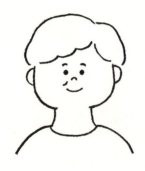

ここでは顔の筋肉のバランスをチェックします。一番簡単な方法はほうれい線を見ることです。これらは子供の場合はかすかな線で、挿し絵を見るとわかるように左右の鼻の膨らみの下から唇の両脇に向かって笑うことではっきりと現れる線（しわ）で、成人では笑いジワなどとも呼ばれています。これらの線は子供ではそれほど深くないので、両側とも同じくらいに薄い線かもしくは両方共にはっきりとはわからないのが通常です。もし片側だけが深く見える場合は、その反対側が弱い脳半球側です。

もしほうれい線がはっきりとわからない場合は、子供の唇の両脇

の高さを比べてみてください。通常唇の端が低い側が弱い脳半球側です。左右ほうれい線が比べられる場合ははっきりと見えない側、そして唇の端が低い側が弱い脳半球側です。

右／左

軟口蓋

　この検査をするには、ペンライトもしくはフラッシュライトが必要になります。舌圧子(舌を押し下げるために医師などが使う平たいヘラ)を使わなければ、ほとんどの子供はこの検査を問題なく行うことができます。もし軟口蓋(喉の奥の屋根)を見るのに子供の舌が邪魔な場合は、舌圧子ではなく綿棒を使いましょう。ただし、その場合は舌の奥は敏感で咽頭反射(オエッとなる)を起こしますので、舌の先の方を押し下げましょう。

　少し頭を後ろに傾けることで喉の奥が覗きやすくなります。次に子供に口を開けさせ、「あー」と言うように指示します。そのときに喉の奥がどのくらい持ち上がるかを観察します。何度か子供に「あー」と言わせて喉の上側の真ん中にある喉仏に向かって走る白い線を観察してください。通常は喉の奥の左右の筋肉が同時に収縮して喉の奥を均等に丸いトンネルのように持ち上げます。このトンネルが左右同じように丸く持ち上がるかどうかを観察します。一番簡単な方法は真ん中の白い線を観察して、その線がどちらかに引っ張られないかどうかを見極めることです。白い線が引っ張られるようであれば、引っ張られた反対側の筋肉が弱いということで、筋肉が弱い側が通常弱い脳半球側です。

右／左

舌変位

舌変位とは、舌を突き出した際にまっすぐに出せずに片側によってしまうことを言います。検査するには、まずは子供に口を開けさせ舌をできるだけたくさん突き出すように指示しましょう。そして舌が右、もしくは左によっているかどうかを観察してください。

軟口蓋とは反対に、舌が曲がっていく側が押し出す力が弱く、通常そちら側が弱い脳半球側です。

右／左

立位姿勢の歪み

ここでは子供の身体全体を見ますので、Tシャツと半ズボンもしくは上半身は裸で行いましょう。

子供をあなたの正面に立たせ、あなたはしゃがみこんで子供の肩の高さを観察してください。もし片側だけが低いようならば記録をつけてください。後ろから見るほうが肩の高さを比べやすい場合もありますので、正面から見て比べにくい場合は後ろから観察してください。肩が低く傾いている方が通常弱い脳半球側です。

肩の高さの左右差は、ときに側弯（背骨の歪み）が原因になっている場合もあります。その場合は小児科、もしくはカイロプラクターなどの専門科に相談してください。

右／左

肘の曲がり

子供にまっすぐに立ってできるだけ両腕をダランとした位置でリラックスするように指示してください。両肘をチェックして、どちら側の肘の曲がりが大きいかどうかを判別してください。肘の曲がりが大きい側があるとすれば、そちら側が弱い脳半球側です。

右／左

手の位置

子供にまっすぐに立ってできるだけ自然に両手をダランとした位置でリラックスするように指示します。親指は自然にあなたの方を指しているはずです。手の甲はあなたの方からは見えないのが通常です。もし手の甲が見えるようならば、それはそちら側の腕が内側にねじれているということで、腕の前側の筋肉と後ろ側の筋肉のバランスが崩れている証拠です。この腕の位置の変化は脳のバランスの崩れからくることが多いのです。左右の手の位置を観察して、片側が反対側に比べて手の甲が見えているかどうかを判別してください。手の甲が多く見える側が弱い脳半球側です。どちら側が手の甲が多く見えるかを記録しましょう。

右／左

親指の力

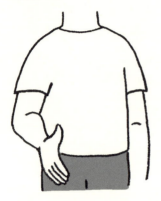

このアセスメントは、片側ずつ行うこともできますが、両方いっぺんにできるようならばそのほうが左右差を比べやすいでしょう。

子供にまっすぐに自然な位置で立つように指示します。そして両方の親指を、挿し絵のように天井に向けてできるだけまっすぐに持ち上げるように指示してください。そして、子供の両方の親指にあなたの親指を乗せて、あなたは子供の親指を閉じる方向に押し下げます。このときに、子供には親指を閉じられないようにしっかり力を入れるようにと指示をしてください。あなたは、子供の親指が力負けするまで少しずつ親指を押す力を込めていきます。

そして、子供のどちらの親指の力が弱いかを感じ取ってください。子供の親指の力が弱い側が弱い脳半球側です。

右／左

もしこの方法ではっきりと判別できないようならば、次の方法を試してみてください。正しい結果を出すには何度か繰り返し行う必要があるかもしれません。

子供に片手の親指と小指の先をくっつけるように指示し、あなたはその親指と小指を引き離すように引っ張ります。子供には引き離れないように指先をくっつけたままにするようにと指示し、どちら側の指が強いかを感じ取ってください。弱い脳半球は、指先の力が強

い方と反対側です。

右／左

足の親指

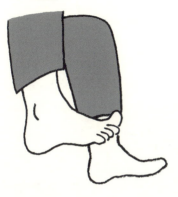

子供を裸足で椅子に座らせてください。そして片方の足をまっすぐに持ち上げさせて、子供に足の親指を上に持ち上げるように指示します。あなたはその親指を下へと押し下げる方向に力を加えますが、子供には押されないようにしっかり力を入れるようにと指示してください。弱い親指側を記録しましょう。そちらが弱い脳半球側です。

右／左

姿勢アセスメント結果

今までの姿勢アセスメントの結果をここにまとめましょう。ほとんどの場合チェックマークは片側に集中しているはずです。それが脳の機能が欠乏している側と一致するのです。

　　　　頭の傾斜　　　　　　右／左
　　　　目のバランス　　　　右／左
　　　　固視　　　　　　　　右／左
　　　　瞳孔　　　　　　　　右／左

顔の筋肉	右／左
軟口蓋	右／左
舌変位	右／左
立位姿勢の歪み	右／左
肘の曲がり	右／左
手の位置	右／左
親指の力	右／左
足の親指	右／左
合計	右_____ ／ 左_____

前庭機能チェックリスト

前庭システムとは、簡単に言うとバランスと空間認識能力のことです。これらは関連する部位に問題がある場合に現れるサインです。これらの症状をよく読んでお子さんの状況を最も表していると思われる場所にチェックマークを付けましょう。1は「全く当てはまらない」、そして10は「とても良く当てはまる」です。最後に数字を足して総合得点をつけましょう。(一番低い得点は10点、一番多い得点が100点です)

	1	2	3	4	5	6	7	8	9	10
バランス感覚が悪い										
ハイハイ、立ち上がる、歩き始める時期が遅かった										
筋肉が弱い、過度に柔軟										
乗物酔いをする										

	1	2	3	4	5	6	7	8	9	10
高いところ、ブランコ、メリーゴーランド、エレベーターなどが嫌い										
方向感覚が鈍く、迷いやすい										
ぎこちない										
揺れたり回ったりする行動をとるなどをして、じっとしていることが苦手										
空間認知が苦手										
つま先歩きをする、またはした										
総合得点										

前庭バランスアセスメント

ディスコネクテットキッドという本書の原題は直接、前庭(内耳の)器官の機能が弱いという意味も持っています。前庭システムは地球の重力の影響に対して子供たちが空間の中で身体を正常な位置に保つために働いているシステムのうちの1つで、正しい姿勢とバランスを保つためのとても大切な役割を果たしているのです。内耳のバランスシステム、それに加えて関節固有受容体(空間認知)システム、動眼(眼の筋肉)システムは脳に到達する刺激の中のほとんどを占めています。前庭システムは視覚システムや聴覚システムと一緒に働き、動きや空間認知の手助けをしているのです。

この前庭システムの働きが低下している子供は動きがぎこちなく、そしてぐるぐる回ってもほとんど目が回りません。反対に前庭システムが亢進している子供はすぐに目が回ってしまい、車酔いや船酔いをしやすいです。

このアセスメントで何を評価するのかというと、前庭システムの左右のバランスです。前庭システムはバランスがとても大切です。もし片側が機能亢進を起こすと、反対側の機能を低下させてしまうのです。

　片側の前庭システムは反対側の脳に信号を送っています。子供が一方向に回ると、回っている方向と同じ側の前庭システムを刺激します。ですから、子供が右（時計回り）に回れば、右耳の前庭システムのスイッチが入り、左に回れば左側の前庭システムのスイッチが入るのです。これが今回のアセスメントであなたが評価する部分です。これは回転後眼振と呼ばれており、前庭機能のバランスを評価するのに最も適した方法と言えるでしょう。眼振とは、身体や頭が回転などをして急に動いた際に不随意に起こる眼球の反射的な動きのことを言います。この眼球の反射的な動きが、実際には我々は動いていないのに、めまいやもしくは地面が回転しているような感覚を引き起こすのです。

　脳の中で、身体や頭の動きを感知する機能をつかさどっている主要な前庭システムの部位は、内臓の消化システムや匂い、味などの感覚をコントロールしている脳の部位の近く、右脳の前頭島皮質というところに位置しています。これが、乗り物酔いをしたり、めまいがすると気分が悪くなる理由です。

　このテストはお子さんの前庭システムの右側もしくは左側、どちら側の機能が低下しているかを判断するために役に立ちます。弱い脳半球は弱い前庭機能側の反対側になります。

　このテストに必要な物は、肘掛けがついていてくるくるとよく回る椅子です。肘掛けはお子さんが椅子から落ちないためで、安全のために必要ですので、必ず肘掛けがある椅子を利用するようにしてください。

回転後眼振テスト
スロースピン

　お子さんを椅子にまっすぐに座らせ、左右には傾けないように中心の位置で頭を軽く前に少しだけ倒します。完全に下を向かないようにしてください。そして足はかならず床から離し(スムーズに椅子が回りません)、椅子の上で体操座りか、あぐらをかかせましょう。テストの間できるだけ頭を動かさないようにと指示をしてください。

　そしてゆっくりと椅子を回しますが、お子さんの気分が悪くならないように注意をしながら行ってください。実際にこのテストにかかる時間はほんの数秒だけです。回転するスピードは一周するのに60秒程かかるくらいのゆっくりとしたスピードで椅子を回します。

　お子さんに目をつぶらせて、ゆっくりと椅子を一方向に回し始めたらどちらに回っているかを指差すように指示してください。そして回転が止まったら、回転が止まった印に指さしをやめるように指示します。そして椅子の回転をゆっくりと止めます。そのときにもし指差しをやめなかったら、まだ回っているのかを訪ねてください。子供がまだ回っていると答えるなら止まったら教えるようにと指示してください。お子さんが「止まった」と言ったら目を開けさせます。このときに気分が悪くないかを確かめ、大丈夫なようであれば、反対側のテストをしてください。

　記録をするのは、子供が回転方向をきちんと当てられるか、そして回転が止まったときに正しい判断ができているか、また回転を止め目を開けたときに目が回っていないかの3点です。うまく判断ができない側が前庭機能が低下している側で、その反対側の脳半球が低下しています。

左スピン
方向指示　　　左／右／指示できない
止まった指示　正確／不正確
めまい　　　　する／しない

右スピン
方向指示　　　左／右／指示できない
止まった指示　正確／不正確
めまい　　　　する／しない

ファストスピン

　もしお子さんがスロースピンで気分が悪くならなければ、回転のスピードを上げて、今度は目が回るようにします。

　開始の姿勢はスロースピンのときと一緒です。ただし今回は子供の目は閉じずに開けたまま一方向に10回転させます。一回転にかける時間は2秒です。メトロノームなどを利用すると便利です。1分間60ビートに設定して、一回転2ビートで椅子を回転させる要領です。10回転（メトロノーム20ビートで10回転です）終わったら、子供に天井を見上げるようにと指示します。このときに子供の頭が動かないようにあなたが優しく頭を支えて、顔が天井に向くように保持するといいでしょう。すぐに子供の目の動きをチェックしてください。両方の眼球が左右にピクピクと動くのがわかるはずです。何秒間この眼球の動きが続くかを測って、記入してください。

　眼球の動きが止まったときには、目が回ったのがおさまっているはずです。反対側のテストを行う前に、眼球の動きが止まったかどうか、そして子供のめまいが止まったかどうかを確かめましょう。もしファストスピン直後に眼球が動いていなかった場合は、前庭システ

ム機能が不活発な証拠です。

　通常、回転後の眼球の動きは、12〜14秒でおさまります。12秒以下は不活発、そして14秒以上は過活動と考えます。不活発な側が弱い脳半球側です。

　　　　　右スピン（時計回り）　＿＿＿＿＿＿＿秒
　　　　　左スピン（反時計回り）　＿＿＿＿＿＿＿秒

レベル1
スロースピン後に目が回る、もしくは正確に回転方向がわからない。ファストスピン後に眼球の動きが見られない。

レベル2
ファストスピン後の眼球の動きが6秒以内で止まる。

レベル3
眼球の動きが12〜14秒の間。

前庭眼球反射
　我々が歩くとき、頭はフィギュア8（横倒しの8の字）のように上下左右に揺れ動きます。もし眼球が頭と同じように動いていたら、目に見える世界がぼやけてしまいます。なので、我々にはある反射が備わっています。それは、歩いたり走ったりするときに眼球を水平に保つための反射です。この反射は前庭眼球反射と呼ばれています。

　頭が一方向へ動くときに、前庭システムは頭が動くのと全く同じスピードで眼球を反対側に動かすように信号を送っています。この反射のおかげで頭が動いていても眼球をある指標に向けたまま焦点

をずらさずに見ていられるのです。前庭システム、小脳、もしくは頚椎や姿勢保持筋肉などのどこかに不具合があると、この反射に影響を与えてしまいます。

　もし、この反射が片側ばかり過敏になっているとしたら、その反対側は逆に鈍感になっています。鈍感になっている側はぎこちなくなり、子供はそちら側にぶつかりやすくなります。過敏になると子供は簡単に目が回り、乗り物酔いになりやすくなります。では、この反射のテスト方法を説明します。

　今度は子供には固定した（回転しない）椅子に座らせます。あなたの正面に子供を座らせて、子供の鼻から40〜50センチ離れたあたりにあなたの人差し指を立てます。子供にその指を見つめながら一方向に顔をすばやく動かすように指示します。このとき子供は両目で人差し指がしっかり見える範囲とスピードで、できるだけ速く顔を動かします。そしてゆっくりとまっすぐの位置に戻ります。これを一方向10回続けて行い、片側が終わったら反対側も続けて10回行います。両目をあなたの人差し指に焦点を当てたまま眼球の位置は動かさずに頭を動かすことができるのが通常です。もし目が頭と一緒にあなたの人差し指から外れて動いてしまうとしたら、それは反射が正常に働いていないということです。片側10回行ううち眼球が頭と一緒に動いてしまった回数を数えてください。

　眼球が頭と一緒に動いてしまう回数が多ければ多いほど反射が不活発と言えます。目の位置をずらさずに保持できるけれども、目が回るというようならば、そちら側の反射が逆に過敏になりすぎている証拠です。不活発な側の反対側が弱い脳半球です。もし両側が不活発、もしくは両側が過敏な場合は、珍しいケースですが全体的な前庭システムの機能低下のサインです。

レベル1

眼球が頭と一緒に動く回数が6〜10回

レベル2

眼球が動く回数が1〜5回

レベル3

眼球が10回とも保持できて、めまいもしない

不活発な側
右(左脳半球低下)＿＿＿＿＿＿＿ ／ 左(右脳半球低下)＿＿＿＿＿＿＿ ／
両方同じ＿＿＿＿＿＿

前庭バランス結果

テスト結果をもとに弱い脳半球を判断して記入してください。

スロースピン（時計回り）	右／左
スロースピン（反時計回り）	右／左
ファストスピン（時計回り）	右／左
ファストスピン（反時計回り）	右／左
前庭眼球反射	右／左
総合	右＿＿＿＿＿ ／ 左＿＿＿＿＿

■ 聴覚機能チェックリスト

次のリストが聴覚感覚に問題が見られる場合の症状です。それぞれの症状を読んで、お子さんの症状を最も表していると思われる数字をチェックしましょう。1は「全く当てはまらない」、そして10は「とても良く当てはまる」です。最後に数字を足して総合得点をつけましょう。

	1	2	3	4	5	6	7	8	9	10
乳児のとき、聴力の心配をした										
音痴である										
音に敏感										
質問を誤認する										
音が近い単語に混乱する、何度も言葉を聞き返す										
順序だてた説明に従うのが苦手										
声に抑揚がない										
ためらうように話す										
語彙が少ない										
文字の前後関係に混乱する										
総合得点										

■ 聴覚アセスメント

　私のアチーブメントセンターに来ている子供の大部分は何らかの形で聴覚に問題があります。そのほとんどは聴覚テストで正常と言われているのに、彼らは音に対して正常な反応を示さないのです。音に対して鈍感になっており、両親によると、赤ちゃんのときには耳が全く聞こえないのかと勘違いするほどだったと言います。

　注意力や読みに問題があると診断されている子供を持つ親の皆さんの中でも多くの人が中枢聴覚処理障害などとも呼ばれている何かしらの聴覚処理問題を持っていると診断されています。

　ほとんどの人に実は知られていないことですが、聴覚処理はその他のほとんどの感覚検出、感覚処理と同様に、右と左の脳半球とで違うのです。お子さんがただ聴覚処理障害があるというだけでは十分ではありません。それは右左どちらの処理障害なのかをはっきりと区別する必要があるのです。これはとても大切なことです。なぜなら、これらの障害に関連した問題はそれぞれ違った形で現れ、それぞれ違ったアプローチでなければ解決されないからです。感覚システムのどの部分も単独で働くことはありません。すべての感覚はそれ以外の感覚システムに依存している、いわばすべての感覚システムは共存していて、その働きは脳の基本的な活動レベルに依存しているのです。

　もし子供が音に対して反応が鈍いか、音をきちんと処理していない様子があるとすると、ほとんどの人はそれは耳が聞こえていないのか、それとも聴覚神経がきちんと働いていないのではないかと疑います。しかし我々が診る子供たちのほとんどはそこに問題はありません。聴覚神経や内耳には全く問題がないのですが、脳の基本的な活動レベルが低いために脳が音に反応していないのです。脳の活動

が正しいスピードで脈動していなければ、音の入力スピードについていけずに、たとえ音がしていても脳の意識的な認識レベルに達しないために音として認識しないのです。

基本的な脳の活動レベルは、実は一定して与えられている重力からの入力からくるものです。どういうことかというと、それは姿勢を保持する筋肉や、それ以外の靭帯、そして皮膚などにある受容体からの入力です。ですから、聴覚刺激だけでは脳全体を機能させる刺激としては十分ではなく、身体の大きな筋肉からの刺激も共に必要不可欠です。

聴力や聴覚処理を検査する一番よい方法は聴覚訓練師などの専門家に検査してもらうことです。もしお子さんが聴力検査をした場合には、右耳と左耳の間に聴力の違いがあるかどうかを調べてください。たとえ左右の聴力が正常範囲だとしても、片方の耳の聴力が劣っている場合は、脳に左右のバランスの崩れがある可能性を意味しています。聴覚訓練師はこの左右のバランスの違いについては、左右の聴覚が正常範囲内であれば特に何も言わない場合のほうが多いです。

お子さんが聴力や聴覚処理が低下していたり、バランスの崩れがあるかどうかを検査する簡単な方法があります。もちろんこのテストを実施する前に、お子さんが耳に感染症や、またはプールなどのあとで水が入っていないか、耳かすが溜まっていないかなどはあらかじめ確かめる必要があります。通常の耳鼻科などのチェックアップや聴力検査なども受けてみてください。

チューニングフォークテスト

このアセスメントを実施するにあたってチューニングフォーク（音叉）を使います。子供に説明する前に何度かあなた自身でデモンストレーションをして、このアセスメントのやり方をあらかじめ習

得してください。それから、子供にはこれから何をするのかをあらかじめきちんと説明しておくようにしましょう。急な動きや音は、ときに子供のビクッとジャンプするような反射的な動きを誘発してしまう場合があります。まずはチューニングフォークの音を出さずにデモンストレーションをしてみせましょう。子供には動かないように指示し、頭を動かしたり、チューニングフォークに触ろうとしたりしないように言い聞かせます。

チューニングフォークを軽く叩き、ピンという音とその後に引き続きピーンと音が続くことを説明して、子供にはその音が最終的に消えたときに教えるようにと指示します。さあ実際にチューニングフォークを叩いて音を出し、それを子供の右耳もしくは左耳から5〜8cmくらい離れたところにかざしましょう。ストップウォッチを使うか頭の中で数を数えるかして、子供がもう聞こえなくなったと言うまで何秒かかるかを計測してください。そしてその時間を記録しましょう。正確な結果を導くためには少なくとも2〜3回同じテストを繰り返してください。繰り返し行ったテストの結果は左右それぞれの耳で同じくらいの秒数になっているはずです。また子供にどちらの耳が音が大きく聞こえたかも確認してください。

チューニングフォークをどのくらいの強さで叩いたのかにもよりますが、一般的に大体60秒間くらい聞こえているはずです。子供が聞こえている時間が60秒よりも短い場合は、脳の中での聴覚処理スピードが低下しているか、もしくは集中力の低下が原因で聴覚感覚機能が低下している証拠です。これは通常、弱い脳半球の反対側に起こります。下の空欄に、聴力が低下している側と反対の弱い脳半球側を記入しましょう。

このテストと別のもう1つの方法は、振動を使います。それによってさらに結果が正確に出ます。

チューニングフォークを叩いて音を出すとそれを持っているあなたの手には振動が感じられるはずです。子供が聞こえている時間を計測しながら、あなたが振動を感じなくなってから何秒で子供が聞こえなくなったと言うかを計測します。通常はあなたが振動を感じなくなってから10〜20秒後まで子供には音が聞こえているはずです。そして左右ともに同じ長さであるのが通常です。

　　聴力が低下している側と反対の弱い脳半球は　　　右／左

同時音（両耳分離聴覚）検査
　このテストは目をつぶって行います。お子さんがどうしても集中できない場合は、眼帯やタオルなどで両目をカバーしてしまうことで、集中できるようになります。ただし、正確な結果を出すのには何度か練習をしてみる必要があるでしょう。まずは、自分自身もしくは夫婦間など、子供以外の誰かと実際に練習をしてみてください。このテストのポイントは左右の耳に同時に同じ音を聞かせる必要があるということです。そしてあたながチェックするのは子供が同時に鳴っているはずの音が左右違うタイミングや大きさで聞こえていないかどうかという部分です。テストは子供を座らせるか立たせるかして、あなたは子供の目の高さに位置するように、膝立ちもしくは椅子に座りましょう。

　では実際に子供に向き合った姿勢で、両方の腕を伸ばし、子供の左右の耳からだいたい40〜50cmくらい離れた位置であなたの両手の親指と人差し指をこすりあわせて音を出してください。その位置で子供に音が聞こえるかどうかを聞いてみてください。もし聞こえない場合は音を出しながらゆっくりと子供の耳へ近づいて音が聞こえたら聞こえたと言うように指示をします。そのときに左右の耳両方

から音が聞こえるかどうか子供に確かめてみてください。そして片方しか聞こえていないようなら、そのまま両方の耳から聞こえる位置まで近づいてください。最初にどちらか片方の耳から音が聞こえ始めたとしたら、後に音が聞こえた耳の反対側の脳半球が弱いということです。聴力が弱かった側を下に記録しましょう。

両耳同時に聞こえた　　　Yes／No
音が聞こえた側と反対側　右／左

レベル1
音が片耳、もしくは両耳で30秒以内しか聞こえない、もしくは左右に大きな差があった

レベル2
音が片耳、もしくは両耳で45秒以内しか聞こえない、もしくは左右に多少の差があった

レベル3
左右両方共60秒以上音が聞こえて、左右差もほとんどなかった

聴覚機能低下結果
結果を下の空欄に記入してください。

チューニングフォークテスト　右／左
同時音テスト　　　　　　　　右／左／同じ

総合得点　　　　　　　　　右_____　／　左_____

■ 視覚機能低下チェックリスト

こ のチェックリストは読みを難しくする症状に焦点を当てています。もし不確かならばお子さんの学校の先生に相談して、子どもと一緒にいくつかの読み練習をやってもらうようにしましょう。それぞれの症状を読んで、お子さんの症状を最も表していると思われる数字をチェックしましょう。1は「全く当てはまらない」、そして10は「とても良く当てはまる」です。最後に数字を足して総合得点をつけましょう。

	1	2	3	4	5	6	7	8	9	10
文字を見間違える										
文字や行を飛ばす										
読むのが遅い										
指や鉛筆などの指し棒を使う必要がある										
読んだ事柄を覚えてられない										
集中力がない										
読んでいるものに焦点が合わない、例：文字が動く、目がページのいろいろなところに飛び回る										
斜めに曲がって書く										
横向きに読むとき、もしくは片目をおおいかくして読むと文字が歪んで見えているようである										
光に過敏										
総合得点										

■視覚アセスメント

視覚はたくさんの理由から、感覚テストの中でも一番複雑なテストです。

◎筋肉の動きに依存している唯一の感覚である
◎目は光と動きの両方を感知しなければならない
◎両目は必ず完璧に共同して動かなければならない。たとえば本を読むときなどのようにゆっくりとしたトラッキングの動き、そしてテキストブックを見たり黒板を見たりのような急速な反対方向への動きなど
◎ときに目の動きは随意(意識して動かす)、ほとんどの動きは不随意(反射で動く)
◎瞳孔の筋肉は収縮そして弛緩をスムーズに行い、近くや遠くに焦点を合わせなければならない

　81ページに「どこ」、そして「何」システムという2つの違った視覚システムについて説明しました。どこシステムは色に関しては感受性が低く、速いスピードで物を見て、おおまかな(ビッグピクチャー)画像を捉える特徴があります。それは右脳の機能です。何システムは色に感受性が強く、ゆっくりとしたスピードで物を見て、詳細に焦点を合わせる特徴があります。これは左脳の機能です。

　眼球の筋肉はまた固有受容器の働きをもしています。どういうことかというと、我々が空間の中のどこにいるかを感知する助けをしているのです。ある研究では、目の周りに小さい振動装着をつけそれを震わせることで自分の身体が空間の中でどこに位置しているかの

位置感覚を狂わせる、もしくはある一方向へ動いているかのように感じさせることができると示しています。これは目の動きによって我々の脳に身体があたかも動いているかのような錯覚を与えることができるということです。目の周りの筋肉は脳に我々の身体の位置を知らせるメッセンジャーであり、実際にある人が見ているはずの景色を書き換えてしまうことができるほどとても強力です。

　これらのことは、視力とは全く別の話です。一般には視力が重要視されていますが、視覚システムの働きや眼球の働きを考えると、視力はさほど重要ではありません。子供の中には目の周りの筋肉が弱い状態で生まれてくる子供もいます。彼らの目は寄っていたり、離れていたり、片側だけ一方に寄っていたりすることがあり、これらを斜視と呼んでいます。誰かと話をしているときにその人の片目はあなたの方を見ているのに、もう片方の目がどこか違う方向を見ている、どこを見ているのかわからなくて戸惑った経験があるでしょう。これは以前から目の問題であると考えられていますが、実はその問題の裏側に、もともとの根本は脳の働きにあるということが隠されているのです。

　正しい視覚を得るためには、両方の眼球が完璧に同調して動かなければならないのです。1つの目が弱かったり、「レイジー=緩慢」だったりすると、一度に片目でしかものを見ることができないのです。これが正確な視覚の妨げになるのは明らかですが、ただ子供たちにはそれを認知することができないのです。それぞれの目は片方の目をつぶって見るとなんの問題もなく見えるのですが、両方の目が開いている場合には脳が片方の目からのイメージを無視し、良い目だけを使ってものを見るようになってしまうのです。医師たちは過去に、この原因は弱視（弱い方の目）にあると信じていました。しかし今では、その原因は脳のリズムが狂っていることからくるとわかっ

ています。

　視覚は後頭葉でつかさどっています。右の後頭葉は、左右それぞれの目の左側からの視覚を受け取り、左の後頭葉は左右それぞれの目の右側からの視覚を受け取っています。片目が盲目だとすると後頭葉は両側を引き継ぎます。ところがもし左右の脳半球が同調していなければ、後頭葉も同じように同調を失うことになります。その結果、脳は全く別の2つの視覚の世界を受け取ることになります。脳はそのイメージを統合することができず、複視として2つの違うイメージを見るのではなく、悪い（弱い）方からのイメージを無視して良い目から入ってくるイメージだけに集中するようになるのです。

　このずれが少ない場合、視覚は調整、補正を行うことができますが、問題が大きければ大きいほど症状も大きくなります。

光過敏テスト

　ペンライトか小さい懐中電灯の光量を最小のセッティングにして、光を片方の目の外側の端にかざします。瞳孔が収縮し、その後完全に光を当てる前の大きさに拡張して戻るのに何秒かかるかを数えてください。光の強さにもよりますが、瞳孔は通常最低10秒ほど収縮し続けるのが正常と言われています。もし瞳孔が急速に収縮しその直後にすぐに拡張してしまう場合、これは通常、検査している目と反対側の大脳が弱いことを示しています。そのときの時間を記録しましょう。同じことを反対側の目にも繰り返します。もしお子さんの目から涙が出てくる場合、そして光に過敏でこのテストをどうしてもできない場合もその旨を記録しましょう。弱い脳半球は、通常瞳孔が早く拡張してしまう目の反対側です。

　　　　　　右目＿＿＿＿＿秒

涙　　あり／なし
過敏　あり／なし
左目_____秒
涙　　あり／なし
過敏　あり／なし

レベル1
子供が光を当てると目を閉じてしまう、もしくは顔をそむける

レベル2
光を当てると瞳孔が収縮してすぐに開いてしまう。10秒しないうちに瞳孔が開いてしまう。

レベル3
瞳孔が光を当てると収縮し、完全に散大するまでに10〜15秒以上かかる。

ファストトラッキング（サッケード）テスト

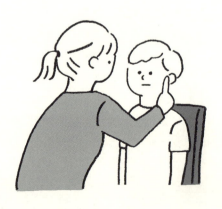

ファストトラッキングはとても大切な視覚機能です。本などを読むときには特にこの機能が大切になります。たとえば目が読んでいる行から次の行にジャンプするときなどです。FDSの子供たちはこ

の機能が働かない子供が多く、ターゲットに対してオーバーシュート（目が行き過ぎてしまう）、もしくはアンダーシュート（目が動ききらない）しています。これが起きると読むことがとても難しくなり、読めたとしてもとても遅くなります。このテストによって、子供のどちら側の脳が機能が低い、スピードが遅い、そして接続が未熟かを判定することができるのです。

　子供の目の高さに正面を向いて座ってテストを行います。子供は背中から頭までまっすぐにして座ります。挿絵のように子供の目から30センチくらい離れた位置で30度くらい中心から横にずらしてあなたの人差し指をかざします。まずは子供にあなたの顔を見るように指示します。そして人差し指をピクピクと震わせたらできるだけ速いスピードで、その指を頭を動かさずに目だけで見るように指示してください。本来であれば頭を動かさず、すばやく一度の動きでスムーズにあなたの指の方向に目を動かすことができるはずです。このテストでは、子供が目を動かしてあなたの指に焦点を当てるときにオーバーシュートしないかどうかを注意深く観察しましょう。これは比較的簡単に観察することができるでしょう。子供の目が、あなたの指をオーバーシュートした際には、必ず行き過ぎた分、戻る動きが起こるからです。あなたの指を見ようとした子供の目が一瞬行ったり来たりする動きが出るのです。元に戻ってという合図で子供は目をあなたの顔に戻します。何度か違う位置とタイミングで指を動かしてこのテストを実施しましょう。そうすることで子供が予測して目を動かすことを防ぐことができます。5回繰り返し、反対側も同じようにテストしましょう。スピードは右も左も同じであるべきです。遅い動きが検出されたら、通常はその目の動きと反対側が弱い脳半球です。もしオーバーシュートしたならばオーバーシュートが起こった側と反対側が弱い側の脳半球です。

オーバーシュートの反対側は　　　　右／左
遅い動きの反対側は　　　　　　　　右／左

レベル1
子供がこのテストをできない、もしくはすべてどちらかにオーバーシュートしてしまう、もしくは目の動きのスピードが左右方向で明らかに違っている場合。

レベル2
2回どちら側かにオーバーシュートが起こった、もしくは目の左右方向への動きのスピードに明らかな差があった。

レベル3
オーバーシューティングもなく、左右方向のスピードに差がなかった。

スロートラッキング（追跡運動）テスト
人類もしくはそれに近い霊長類だけが意識下の随意運動としてこの追跡眼球運動をすることができます。この動きができることは洗練された脳を持っていることと明らかに関連しているということです。ですから、子供のこの目の動きを計測することはとても重要な意味を持っています。もし子供が右や左に動くターゲットに対して、スムーズにスロートラッキングできるとしたらそれは脳の発育がうまくいっているサインです。また、このテストは比較的簡単に実施することができます。

テスト中、子供は頭をできるだけ動かさないで一定に保つ必要があります。子供の頭が動くようであれば、あなたの片手を子供の頭頂

部にのせ優しくおさえてあげましょう。

子供はあなたの正面に座らせ、正面で向き合います。子供に頭と姿勢をまっすぐに保つように指示し、あなたの人差し指を子供の目の高さで、目に対して左側にかざします。子供にはその人差し指を見たままあなたが人差し指を右側に動かしていくのを目で追いかけるように指示します。人差し指はゆっくりとスムーズに動かし、子供が目で追える範囲ギリギリまで動かします。大体一回のスロートラッキングに6秒ほどかかるくらいが正しいスピードです。両方向へのスロートラッキングテストを実施します。目があなたの指をスムーズに追いかけることができずに途中で遅れ、その後ジャンプするように追いついたり、行き過ぎたりといった動きが出るようであれば、スムーズにスロートラッキングができない方向の脳半球が弱いサインです。もし子供があなたの人差し指を両方向ともに追えない場合は、注視する能力(ターゲットに焦点を合わせる能力)が弱いことを表していて、それは右脳半球が弱いサインです。

右＿＿＿＿＿　左＿＿＿＿＿　注視できない＿＿＿＿＿
遅い動き　右／左

レベル1
子供が指を目で追えない、目が明らかにジャンプする動きがあり、スムーズに動いていない、もしくは左右間で明らかにスピードやスムーズさが違う、または左右で正確性が全く違うなどが見られる。

レベル2
指を追いかけることはできるが、どちら側かに明らかなジャンプする動きが見られる、もしくは左右の目の動きがスピードと正確性

において明らかに違いが見られる。

レベル3
両側への動きがスムーズで、目がジャンプする動きもなく、スピードも左右差がない。

寄り目テスト
両目を鼻に同時に向ける寄り目が可能かどうかのテストを英語で、コンバージェンステストと呼んでいます。これはまた我々が子供は当然できるであろうと勝手に予測しているスキルのうちの1つですが、実は本当にできるかどうかは検査してみなければわからず、全く保証はありません。ADHDと診断を受けた子供たちの30～50%は寄り目ができません。私はこの事実が右脳に弱さがある子供のほとんどに言えていることを見つけました。

スムーズに寄り目の動きができないと、近い距離での読みに影響が出ます。また、黒板に書かれた物をノートに写す作業がとても難しくなるのです。もし2つの目が一緒に働くことができなければ、それはほぼ間違いなく脳の両半球も一緒に働くことができないということです。

お子さんの頭をまっすぐにした状態で座らせて、お子さんの目の高さに向き合いましょう。あなたの人差し指を子供の鼻から45センチほど離してかざしてください。ゆっくりとあなたの指を子供の鼻に向けて動かしながら、子供に両目で指を追うようにと指示しましょう。指が何本見えるか尋ねてみましょう。その答えが2本指が見えるということならば、それは目がアラインされていないことを示しており、さらに重度な筋肉のアンバランスが隠されているかもしれません。通常は指が2本に見えるまで鼻から3～5センチくらいまで

近づくことができるはずです。2本に見えた場合はまた指が一本になるところまで指を離しましょう。子供の目を確認して、どちらかの目だけが指から外れた外側を見ていないかどうかを確かめましょう。もし1つの目だけが外を向いてしまうようであれば、またその目が利き目側の目であれば特に、通常その目と同じ側の脳半球が弱い証拠です。全く寄り目ができない場合、脳の右半球が弱いということです。もしお子さんがこのエクササイズを難なくこなせるようならば、同じエクササイズを5〜10回繰り返してどちらかの目が疲れて外を向くかどうかを確かめてください。もし片方の目がもう片方よりも早く疲れて外を向くようであればそれも同じく弱い目の側が弱い脳半球と一致します。下に結果を記入してください。

右＿＿＿＿＿＿　左＿＿＿＿＿＿　寄り目ができない＿＿＿＿＿＿

レベル1
鼻から45〜30センチくらいまでしか指が1本のまま寄り目ができない。

レベル2
鼻から15センチくらいまでしか指が1本のまま寄り目ができない。

レベル3
5センチくらいまで指が1本のまま寄り目ができる。

視覚アセスメント結果
視覚アセスメントの結果をここに集計しましょう。もし結果がワンサイドに偏るようでしたらそれは片側の半球にアンバランスがあ

るということです。

光過敏テスト	右_____	左_____
ファストトラッキングテスト	右_____	左_____
遅いファストトラッキングの反対側	右_____	左_____
スロートラッキングテスト	右_____	左_____
遅いスロートラッキングと同じ側	右_____	左_____
寄り目テスト	右_____	左_____
合計	右_____ ／	左_____

固有受容体機能チェックリスト

このチェックリストはお子さんが空間の中で身体の位置を感じているかどうかを見極めるのに役に立ちます。以下の質問をよく読み、お子さんを描写しているのに最も適すると思われる度合いにチェックマークをつけましょう。1は「全く当てはまらない」、10は「最も当てはまる」です。すべての得点を足して総合得点を計算してください。最も低い得点は10、そして最も高い得点は100です。

	1	2	3	4	5	6	7	8	9	10
姿勢が悪い										
絶えずソワソワ動いている										
支えられていることが好き										
けんかを吹っ掛ける										
机などの脚の部分に足をからめる（安定のため）										

	1	2	3	4	5	6	7	8	9	10
空間で自分の身体の部位を認知するのが苦手										
物によくぶつかる										
バランスがよくない										
身体をゆする、頭をゴンゴンする										
高いところが嫌い										
総合得点										

固有受容体アセスメント

固有受容体とは重力の影響下で、我々の身体が空間の中でどのように位置しているか、そして周りの物や人との位置関係を感じる能力のことです。私は、この固有受容システムは脳全体の感覚システムの中でも最も重要な役割を果たしているものと考えています。他の医師たちは前庭器官が最も大切な感覚器であると言っていますが、私はそれには同意しません。研究によると、人は前庭器官機能が失われてもその機能を他の機能で十分補うことができるが、固有受容体機能が重度に失われた場合、それを補うことはできないことを証明しています。

この固有受容体感覚システムの面白いところは、もしその機能が後退、もしくは失われていたとしても、子供自身、またその親でさえも気づかないことのほうが多いのです。それはなぜかというと、固有受容体システムはほとんど潜在意識下の機能だからです。我々は、視覚、聴覚、嗅覚、味覚そして触覚などの感覚のほうが変化に気づきやすく、常に意識して注意を払うことができます。固有受容体は、その

感覚が常に一定の刺激を受けていることから脳にとって最も必要不可欠な感覚です。固有受容体は、同じくほとんど潜在意識下でコントロールされている前庭システムと一緒に機能しています。

子供たちが、最初に動き、そして歩き始めたときに、彼らは積極的にどう動くかを考えながら動く必要があります。これは脳にとっては同時にその他のことに集中したり学習したりすることを難しくさせます。もし動きがぎこちなく歩き方も不自然なら、その子にとっては次のスキルを身につけるのが難しくなります。その子供の脳はすでに動きをコントロールすることだけでいっぱいいっぱいになっていて、次のスキルを身につける余裕がないのです。たとえば子供が歩いたり動いたりを自然に学習することができているとしたら、脳はすでに学習したことに関しては改めて考える必要がないのです。そして学習した動きは潜在意識下のコントロールに変わるのです。

筋肉の張力も固有受容体の機能のとても良い指標になります。もし子供の筋肉の張力が低ければ、身体の動きを脳が感知して反応するまでにたくさんの動きが必要になり、筋肉や腱、そして関節の感覚の感度は動きに関して低くなってしまうのです。これが子供の動きをぎこちなく、スローに、そして調整が悪く見える原因です。

立位バランス（ロンバーグ）テスト

お子さんと正面に向かい合って、裸足でリラックスした姿勢で立たせましょう。足と足をくっつけて立つようにと指示し、身体が安定して立位を保てるか、それとも片側に傾くかどうかを観察します。お子さんがバランスを崩して倒れそうになったらすぐに支えられるようにできるだけ近くに立ちます。そして、お子さんに目をつぶるように指示します。揺れが起こる方向と反対側が弱い脳半球です。記録しましょう。

左＿＿＿＿　右＿＿＿＿　特定の方向に揺れない＿＿＿＿

両足前後テスト

もし立位バランステストでバランスがよくとれていたなら、さらに難しいテストがもう2つあります。

お子さんを裸足でまっすぐに立たせ、片方の足をもう片方の足のすぐ前に前後させて片方の爪先ともう片方のかかとをくっつけて立つように指示しましょう。もし一方向に傾くようならば記録しましょう。バランスを崩して倒れそうになってもすぐに支えられるようにしましょう。そして、目をつぶるように指示します。特定の方向に揺れる場合はその反対側が弱い脳半球側です。揺れの反対側を記録してください。

目を開けて　左＿＿＿＿　右＿＿＿＿
目をつぶり　左＿＿＿＿　右＿＿＿＿

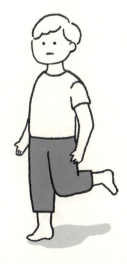

片足立ち

お子さんを裸足であなたの正面に立たせましょう。そして片足の膝を曲げて持ち上げるようにと指示しましょう。ストップウォッチを使い何秒間、激しく揺れたり何かに捕まったりすることなく、まっすぐに立っていられるかを計測しましょう。通常30秒くらい姿勢を保持できるはずです。もし上手にできるならば、そのまま目を閉じるように指示します。目をつぶっても通常10秒くらいは立ってい

られるはずです。反対の足でも同じように計測しましょう。それぞれ3回ずつ計測して、その計測があっているか確認しましょう。一方向への揺れ、もしくは転倒はその反対側の脳半球が弱いことを意味しています。時間が短かった側も同じようにその反対側の脳半球が弱いことを意味しています。

長いバランス時間：　左_____　　右_____
短いバランス時間：　左_____　　右_____

レベル1

足を前後にして立ち、目を開けた状態で倒れることなく30秒立っていられる。

レベル2

片足立ちで倒れたり、もう片方の足を地面につけたりせずに目を開けて30秒立っていられる。

レベル3

片足立ちで倒れたり、もう片方の足を地面につけたりせずに目を閉じて30秒立っていられる。

コア安定性テスト

コアの筋肉は主に体幹と腹筋の部分です。これらの筋肉グループの筋肉の張力が弱いのは通常、固有受容体の感受性が弱いことが原因で、筋肉の張力が弱いことでさらに受容体の感受性が下がります。これらの筋肉のコントロールはほとんどが不随意運動（意識してコントロールができない）なので、意識下の運動ではエクササイズする

ことができません。

　左脳は手や足などの小さい筋肉のほとんどの意識下、もしくは随意の動きのコントロールをします。たとえば物を持ち上げるのは、随意の筋肉の動きです。そのときに身体を安定させるために働く筋肉は不随意（無意識）に働いています。このようなことから随意のエクササイズでは不随意筋肉を強くすることができません。

　安定性の鍵は体幹の前側、後ろ側、そして横側のすべての筋肉のバランスです。通常は背中の脊柱起立筋は腹筋よりも30〜50％ほど強いと言われています。体幹の左側の脊柱起立筋の強さと持久力は、体幹の右側の脊柱起立筋の強さと持久力と同じでなければなりません。これらのバランスと、全体の筋力が必要不可欠な要素です。

　実は、子供の体幹の、背骨を安定させている大きな筋肉が弱いと、あたかも足や腕の筋肉が弱いように映ることがあります。もし土台が弱ければ足や腕の筋肉が弱く見えるということです。座ってばかりで大きな筋肉群に刺激が行かないことで筋肉が弱くなり、筋肉の張力の発育を遅らせることにつながるのです。これがテレビやビデオゲームが子供たちにとって良くない理由です。

仰臥位（上向き）ブリッジコア安定テスト
レベル1

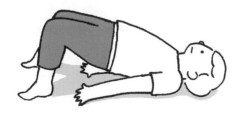

子供を床に仰向けに寝かせ、身体を安定させるために両手を横に軽く広げ、足を肩幅に開いた姿勢にします。そして、その姿勢からおしりを持ち上げるように指示します。初めだけあなたの手で軽く背中を支えるようにしてもいいでしょう。すぐに支えをやめ、おしりを持ち上げた状態でできるだけ姿勢を保持するように指示してください。ストップウォッチを使って何秒間その姿勢を保持できるか計測してください。途中でもじもじ動いたり、腰が曲がったり、おしりが落ちてしまったりした場合は、もう少し頑張るように励ましてあげましょう。子供が持ちこたえることができなくなったら、そこで計測をやめてください。小さい子供でも少なくとも30秒、大きい子供なら60秒は保持できるはずです。

時間＿＿＿＿＿＿＿

レベル2

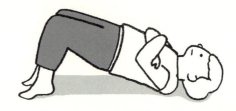

　レベル1をクリアした子供には、10秒間ほど休憩を与えてからレベル2に移行します。レベル1よりも不安定な状態を作り出すことで、筋肉の抵抗とバランスの強度を強くするので、やや難しくなります。
　同じように仰向けに寝転がり、子供には両膝をくっつけ、胸の前で腕組みするように指示しましょう。その状態でおしりを持ち上げて背中がまっすぐになる位置で保持するように言います。ストップウ

ォッチを使って何秒その姿勢を保持できるか計測してください。それを記録しましょう。レベル2の姿勢ができる子供なら60秒間くらいは保持できるはずです。

時間_____

レベル3

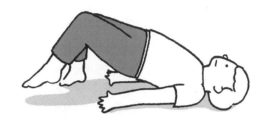

　もしレベル2を無事に達成したら、レベル3です。このエクササイズはさらに不安定な状態を作り出すことでさらに難しい安定と、強度を必要とするテストになります。

　レベル1と同じ姿勢になり、片足を床から2〜3センチ持ち上げるように指示します。このポジションで何秒保持できるかを計測し、記録しましょう。持ち上げる足を変えて左右それぞれ繰り返してください。通常30秒ほど保持できるはずです。

時間_____

腹ばいブリッジコア安定テスト
レベル1

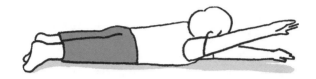

　お子さんの両手を頭の方にまっすぐに伸ばし、身体と頭をまっすぐにして腹ばいに寝かせてください。まずはその姿勢のまま、頭と片腕を完全にまっすぐに伸ばしたまま持ち上げるようにと指示してください。そしてそのままの姿勢をできるだけ15秒まで保持するようにと伝えます。腕を上げていられない、もしくは頭を持ちげていられなかったら、そこで数えるのをやめてください。何秒持ち上げていられるかを計測し、下に記録してください。このテストをすべての腕と足で繰り返し、計測しましょう。頭や腕、もしくは足が上げていられなくなったらそこで計測をストップします。

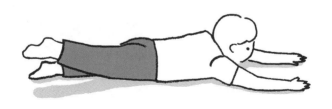

右腕_____秒
左腕_____秒
右足_____秒
左足_____秒

レベル2

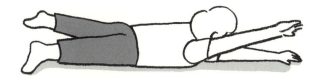

　もし両手足をそれぞれ15秒ずつ持ち上げていられるようならば、レベル2に移行してみましょう。同じ腹ばいの姿勢になり、頭、それから片腕、そしてその反対側の足を同時に持ち上げるように指示します。その姿勢で何秒持ちこたえることができるかを計測し、記録しましょう。10秒程リラックスして休憩し、腕と足を交替し繰り返してください。腕、頭、もしくは足を下ろしてしまったら計測をやめましょう。通常は片方それぞれ30秒ずつできるはずです。もし一方でも30秒できなければこのレベルは失格です。

　　　　右腕左足＿＿＿＿＿＿秒
　　　　左腕右足＿＿＿＿＿＿秒

レベル3

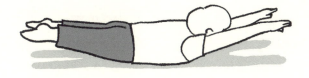

　もしレベル2の姿勢で両側とも30秒以上保つことができれば、レベル3を試しましょう。

レベル2と同じ姿勢になり、両手両足そして頭を同時に持ち上げ、スーパーマンのような姿勢になるように指示します。この姿勢でできるだけ長い間、できれば60秒まで保持するよう指示します。姿勢が保持できている時間を計測し、記録してください。

腹筋

お子さんをクッションのある清潔な場所に仰向けで両膝を曲げた姿勢で寝かせましょう。一般的な腹筋をする姿勢です。そしてお子さんの両足を腹筋運動がしやすいように支えてあげましょう。お子さんの両手は胸の前でクロスさせ、両手の手のひらをそれぞれの手の反対の肩に当てさせましょう。その姿勢で、両肘が膝に当たるまで起き上がる腹筋運動をします。一回の腹筋は、両方の肩甲骨が床に付いている状態から肘が膝に当たるまでとして、1分間で何回腹筋ができるかを声を出して数えてください。このテストのゴールは1分間でできるだけたくさん腹筋をスムーズな動きですることです。お子さんは下記に示した年齢と性別の基準に沿った回数ができるはずです。

	レベル1	レベル2		レベル3	
	男の子と女の子	男の子	女の子	男の子	女の子
4歳から7歳	15回	25	25	35	35
8歳から12歳	25回	35	35	45	45
13歳から17歳	35回	45	40	55	50

直角腕立て伏せ

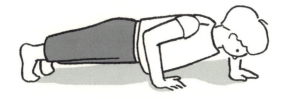

お子さんに床に下向きで基本的な腕立て伏せの姿勢を取らせましょう。手は肩幅に広げて、指はまっすぐ上むき、そして足を平行に伸ばしてやや足と足の間隔を開けてそろえ、両つま先で支えます。膝と腰をまっすぐに保ちながら肘が90度になるまで腕立て伏せをするように指示をしてください。両手をそれぞれお子さんの手の上に置き、肘が90度になるくらいの位置でお子さんの肩があなたの手に触れる位置まで、腕立て伏せをするように説明をしてください。一回の腕立て伏せには約3秒かかるでしょう。何回できるかを数えてください。下に記述した年齢と性別の基準に沿った回数ができるはずです。

	レベル1	レベル2		レベル3	
	男の子と女の子	男の子	女の子	男の子	女の子
4歳から7歳	5回	5	5	15	15
8歳から12歳	10回	15	10	25	20
13歳から17歳	15回	30	15	45	25

固有受容体アセスメント結果

アセスメントの結果をここに記録しましょう。もし結果が片側に

強く偏っているようならば、それはその反対側の脳の働きが低下していることを示しています。

テスト	左	右
立位バランステスト	_____	_____
両足前後立ちテスト	_____	_____
片足立ち	_____	_____

仰臥位ブリッジコアテスト

レベル	左	右
レベル1	_____	_____
レベル2	_____	_____
レベル3	_____	_____

腹ばいブリッジコアテスト

レベル	左	右
レベル1	_____	_____
レベル2	_____	_____
レベル3	_____	_____

	回数	レベル
腹筋	_____	_____
直角腕立て伏せ	_____	_____

■ 触覚機能チェックリスト

　これらの症状は触覚が過敏、もしくは働きが弱いことを示しています。以下の質問をよく読み、お子さんを描写している最も適すると思われる度合いにチェックマークをつけましょう。1は「全く当てはまらない」、そして10は「最も当てはまる」です。すべての得

点を足して総合得点を計算してください。

触覚機能低下チェックリスト

	1	2	3	4	5	6	7	8	9	10
ほとんどの物に対し感覚が鈍い										
切り傷に気がつかない										
痛みに強い										
冷たい熱いなどをあまり感じない										
コンタクトスポーツが好き										
何か物の上に座っていても気がつかない										
室内での大騒ぎや喧嘩を誘発する										
くすぐったがらない										
繰り返し物に触る										
周りを気にせず乱暴な振る舞いをする										
総合得点										

触覚機能亢進チェックリスト

	1	2	3	4	5	6	7	8	9	10
いつも触覚過敏であるようだ										
運動が嫌いである										
触られるのが嫌い										
洋服のタグを嫌う										
皮膚アレルギー反応がある										
宝石や化粧を嫌う										

	1	2	3	4	5	6	7	8	9	10
体温調節機能が弱い										
腕や足に洋服が触るのを嫌う										
痛みに敏感										
物を触りたがらない										
総合得点										

■ 触覚アセスメント

　触覚認知は触ったものを感じる能力です。FDSの多くの子供は触覚感覚が正常ではありません。ほとんどは触覚や痛み感覚が過敏よりも鈍い方に属しています。

　皮膚は、軽い接触と圧迫を感じる受容体を持っています。この感覚は前庭そして固有受容体感覚を合わせて、空間の中で自分自身を感じるとても大切な感覚です。この触覚感覚は、子供の様々なことに影響を与えています。まず足の触覚感覚は、バランス感覚に大きな影響があります。また、子供にとって脳の中に自分の身体の正常な「地図」を作り出すためにもとても大切です。左脳に位置している受容体は反対側の身体の触覚感覚をつかさどっています。右脳に位置している受容体は主に左側の触覚感覚をコントロールしますが、右側の触覚感覚をもコントロールしているのです。ほとんどの親の皆さんは、子供が転んだり怪我をしても泣かないと、強い子供だと思うでしょう。ところが実際にはその子が正常な触覚感覚や痛み感覚が欠落しているサインでもあるのです。

　感覚過敏も脳の機能低下が原因で起こりますが、それは感覚が鈍

いよりもまだ良い方です。感覚が過敏な子供は、たとえば触られるのを嫌がったり、シャツの襟やタグ、特定の衣服などが肌に触れることに過剰に反応したりします。

触覚認知はヘミスフェリシティーの見地から考えてもとても大切です。頻繁に見られるのは、左右脳のバランスが崩れている子供の感覚のバランスの崩れは、身体の半面が、もう片側よりも鈍感の度合いが大きい場合が多いのです。通常は、鈍感なのは活動が弱く、遅い脳半球の反対側になります。

触覚感覚

まずはお子さんの目を覆い隠してください。そして筆などで腕の内側を左右交互に軽く触ります。筆がないときは、代わりにあなたの指先を使いましょう。子供にはこう聞きます。「両方とも同じに感じた？」。もし子供の答えが「いいえ」ならば、どちらの腕のほうが感じが強かったかを聞いてください。それを3回繰り返し、感覚が弱かった腕を記録しましょう。

左＿＿＿＿＿＿　右＿＿＿＿＿＿　両腕とも同じに感じた＿＿＿＿＿＿

同じエクササイズを両足、膝よりも上で行いましょう。3回繰り返し、左右で感覚が弱かった方を記録しましょう。

左＿＿＿＿＿＿　右＿＿＿＿＿＿　両足とも同じに感じた＿＿＿＿＿＿

同時触覚テスト

両手にそれぞれ1本ずつの筆を持ち、お子さんの両腕を同時に優しく筆で触りましょう。筆にかかる圧力が両方同じになるように気

をつけましょう。筆で両腕を触りながら子供にどちらの腕の感じ方が強いかを聞いてください。このエクササイズも3回繰り返し、感覚が弱い方を記録してください。感覚が弱い側と反対側が弱い脳になります。同じエクササイズを膝の上、両足同時で行います。3回繰り返し、記録してください。

　　左＿＿＿＿　右＿＿＿＿　両腕とも同じに感じた＿＿＿＿

数字あてテスト（筆跡感覚）

このテストもまた、両目をつぶって行います。まずお子さんにこれから何をするかを説明し、デモンストレーションを見せてあげてください。

両目を閉じて、お子さんには両手の手のひらを上に向けて伸ばした姿勢でゆったりと座らせましょう。消しゴム付きの鉛筆の消しゴム部分などを使い、手のひらに0〜9までの数字のどれかを書いて子供にその数字を当てさせましょう。数字の書き方は、子供から見た上下で書き、また、わかりやすいように子供の書き方と同じように書くようにします。3つの違った数字を手のひらに書いて子供にその数字を当てさせ、反対側の手にも同じように繰り返しましょう。正確に数字を言い当てることができなかった手の反対側が脳の機能低下側です。言い当てることができなかった側を記録しましょう。

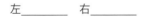

　　　　　　左＿＿＿＿　右＿＿＿＿

症状のチェックリストの総合得点を271ページのレベル判断の基準に照らし合わせてレベルを決めましょう。

触覚アセスメント結果

ここに今までの結果を写しましょう。チェックマークが多い側と反対側の脳に機能低下があります。

触覚感覚　　　　左＿＿＿＿　　右＿＿＿＿

同時触覚テスト　左＿＿＿＿　　右＿＿＿＿

数字あてテスト　左＿＿＿＿　　右＿＿＿＿

総得点　　　　　左＿＿＿＿　　右＿＿＿＿

嗅覚機能チェックリスト

次の2つのチェックリストは、お子さんが匂いや味を感じる機能の低下があるかどうかを判断する材料になります。1つのチェックリストは感覚過敏、そしてもう1つのチェックリストは感覚低下用です。以下の質問をよく読み、お子さんを描写しているのに最も適すると思われる度合いにチェックマークをつけましょう。1は「全く当てはまらない」、そして10は「最も当てはまる」です。すべての得点を足して総合得点を計算してください。

嗅覚味覚亢進チェックリスト

	1	2	3	4	5	6	7	8	9	10
味や匂いに敏感である										
ある匂いや味に「おえっ」となる										
トイレの匂いが嫌いで、お漏らしをしてでもトイレにいきたがらない										

	1	2	3	4	5	6	7	8	9	10
味が薄い食べ物が好き										
きたない匂いがある子供を避ける										
他の人の口臭を嫌がる										
家の掃除溶剤の匂いが嫌い										
煙に過敏										
強い料理の匂いがする食べ物や場所を避ける										
なんでも匂いをかぐ										
総合得点										

嗅覚味覚低下チェックリスト

	1	2	3	4	5	6	7	8	9	10
強い匂いに関して無関心										
クッキーなどを焼いている匂いに気がつかない										
口の中を一杯にして食べる										
食べ物を見かけで避ける										
匂いをかぐ行為をしない										
食べることが嫌い（甘いものでも）										
鉛筆などの物をかじる										
何かが燃えているといった強い匂いに気がつかない										
見境なく何でも食べる：身体に害のあるものでもなんでも口に入れたがる										
食べ物の選り好みが激しい										
総合得点										

嗅覚アセスメント

匂いは、一般的にあまり重要視されませんが、実際には皆さんが思うよりも大切な感覚の1つです。

我々の嗅覚テストで子供の匂い感覚に問題があるとわかるとたいていの親はびっくりします。実際に子供の匂い感覚がないとしても、それをあなた自身が認知することはほとんどできません。もし、はじめから子供の匂い感覚があまり良くないとしたら、匂い感覚が悪くなっているとか、匂い感覚がないとかの判断をすることは簡単なことではありません。

一方、匂いに対して過剰に過敏な場合は、それを認知することは比較的簡単です。なぜなら、子供が何かにつけて匂いに対してのコメントをするからです。

ほとんどのFDSの子供は、匂い感覚に何かしら異常があります。ちょっと考えてみてください。お子さんは今まで、料理中の匂いに関して何か言ったことがありますか？ たとえば何かが焦げているような強い匂いに対して反応を示しますか？ もしくは何かの匂いに対して過剰に反応して、何度も文句をいうようなことはありませんか？

匂いと味は別々なものではありません。ですが、どちらかと言えばその2つのうち匂いのほうがもっと大切だと言えます。ほとんどの人が風邪を引いたときに鼻が詰まり、匂いがしなくなった経験があるでしょう。そして匂いがないと味がしなくなることも同様に経験があるでしょう。最も重要なことは、もし子供の匂い感覚が低下もしくは欠如していたとしたら危険な匂い、たとえばガスの匂いなどにも気がつくことができないのです。

脳の発育の重要さを考えて見ると、匂い感覚の低下は単に食べも

のの美味しさを味わうというよりも、もっと大切な意味を持っているのです。匂い感覚は脳の高次機能をつかさどる領域に関連しています。その脳領域の発育が正しく行われていなければ、その子供はその脳領域で行われるべき匂い機能以外の人生の中で重要な役割を果たす働きにも間違いなく影響が出るのです。それは、乏しい感情認知、社交問題、免疫や消化機能の問題、そして注意が払えない、もしくは衝動的、強迫的行動などです。我々が子供たちに匂い感覚に問題があることを突き止めると、実際に上に挙げた問題も持っていることが多いのです。

　匂い感覚に問題がある子供たちは、もちろん疑うべくもなく好き嫌いが多い子供たちです。そしてほとんどの場合、匂い感覚だけが悪いのではなく、味覚自体にも問題がある場合が多いのです。彼らは食べ物を味わうのではなく、見かけや口に入れたときにどう感じるかで判断することに頼ってしまうのです。

　他の感覚と同じように、匂い感覚もヘミスフェリシティーとの関係があります。右脳半球は、嫌な匂いに過敏に反応し左脳半球は良い匂いに反応します。私は、あるアスペルガーの子供を治療しましたが、彼は良い匂いを感知することはできても、他の家族皆が感知する嫌な匂いを一切感知することができなかったのです。

匂い感覚テスト

　あなたの子供の匂い感覚をテストする際には、一般的に、匂いをかぐことができるかだけでなく、匂い感覚の度合いを左右それぞれの鼻で比べることが大切です。匂い感覚を正確に検査するには、3つの物が必要になります。まずは、エッセンシャルオイル、脱脂綿、そしてたくさんのフィルムケースのような、できれば中が見えない小さな容器です。最近ではあまりフィルムケースも見かけなくなりまし

たので、このような容器がなければ、匂いの元を入れられ、ふたができる調味料入れのような小さな瓶などを、できれば同じ形のものをいくつか用意してください。エッセンシャルオイルはほとんどの健康食品店、もしくはデパートなどの健康食品売り場などで購入できるはずです。子供たちはとても賢く、容器の形が違ったり、中が見える容器だと、中身を覚えてしまう可能性があります。一番良い方法は、脱脂綿などに2～3滴のエッセンシャルオイルを湿らせ、容器に入れる、違う匂いの元も同じようにしてください。匂いは、子供にとってある程度馴染みのあるもの、たとえばレモン、オレンジ、りんご、いちご、ミントなどがいいでしょう。エッセンシャルオイルの代わりに、匂いが強いチョコレートやコーヒーなどを使っても構いません。中に何が入っているかを容器の外側に書いてはいけません。基本的には外側から見たら全部同じに見えるようにします。

テストの前に、まず練習です。子供が面白がってできるように、ゲームのような感じでやってみましょう。私は、このテストをするときには、"これから匂いゲームをするよ"と言うことにしています。実際にほとんどの子供たちはとても楽しみながらこの"ゲーム"をやっています。そして、その中でとても大切な情報が得られるのです。匂いは唯一神経が反対側にクロスせずに直接同じ側の脳に届きます。

子供に目をつぶるように言いましょう。もしくはアイパッチを付けてもいいでしょう。そして指で片方の鼻の穴を塞ぎます。匂い容器を30センチほど離れた位置で構えます。そして子供に鼻から息を吸うようにと指示し、なにか匂いがするかどうかを尋ねてください。そして少しずつ近づけながら同じ質問を繰り返します。そして子供が匂いがすると答えたら、では何の匂いがするかを聞きましょう。どのくらいの距離で匂ったか、匂いは正解だったかを記録します。これを反対側の鼻でも行いますが、そのときには同じ匂いかもしれないし、

違う匂いかもしれないと子供には伝えます。これはゲームの一部ですからね。通常は、馴染みのある強い匂いであれば、20〜25センチくらいで匂うはずです。匂い感覚が鈍い側の鼻と同じ側の脳半球が機能が低下している側です。

匂い距離（匂いを感じた距離）　　右＿＿＿＿センチ、左＿＿＿＿センチ
匂いを当てられなかった　　　　　右＿＿＿＿　　左＿＿＿＿

　症状のチェックリストの総合得点を271ページのレベル判断の基準に照らし合わせてレベルを決めましょう。

匂いアセスメント結果
　ここに結果を記入しましょう。チェックした側が弱い脳半球です。
　　　　匂い感覚テスト　右＿＿＿＿　　左＿＿＿＿

■ヘミスフェリックアセスメント認識票

あなたがひと通り実施したアセスメントテストで示された機能低下側の脳半球は、マスターヘミスフェリックチェックリストによって導かれた、機能低下を示している脳半球と一致しているはずです。これらのアセスメントは、左右脳バランスの崩れの原因になっている脳の機能バランスを探し出す手がかりになったはずです。下の表の初めのマスには、まず右と左の脳のどちらにバランスの崩れがあったかを記入しましょう。

機能低下認識票

アセスメント	左脳スコア	右脳スコア	弱い側	重度レベル
前庭機能				
聴覚				
視覚				
固有受容				
触覚				
嗅覚				

次に、チェックリストの総合得点を計算し、それぞれに当てはまるマスに記入してください。嗅覚と触覚では、それぞれ感覚過敏と感覚低下とに分かれています。もしこれらのどちらかのチェックリストが異常値を示していたら、低い方の数値をガイドとして使用します。

それぞれのリストで、一番低い総合得点は10点で、一番高い得点は100点です。これが重度レベルを判断するための数字で、数字が高ければ高いほど、機能が弱いということです。

◎11〜40点はレベル3です。そのレベルのエクササイズから始めましょう。
◎41〜70点はレベル2です。
◎71〜100点はレベル1です。

もし、それぞれのチェックリストで、総合得点が10点の場合は、その機能に関してお子さんは恐らく問題がないということです。その場合、エクササイズをする必要はありませんし、エクササイズをしたとしても特に効果はありません。

理想的なのは、マスターヘミスフェリックチェックリスト、個別感覚運動チェックリスト、そして機能アセスメントテストなどの結果が、それぞれ同じ結果を導いていることです。もし結果が、あまりはっきりとしない場合は、マスターヘミスフェリックチェックリストを主として、機能的な脳半球低下側を判断し、それぞれの機能別に分かれている個別チェックリストを使って重度レベルを判断してください。

　機能低下認識票を使った結果が、ブレインバランスプログラムの中のどのタイプのエクサイズを選択するかのガイドになっています。

Brain Balance Profile

パトリック
強迫症などもう過去の話

　初めてパトリックに会ってまず気がついたのは、彼は礼儀正しく物静かな10歳の男の子、そしてとてもチャーミングでした。しかし彼の両親はとても心配していました。

　パトリックは、自転車に乗ったり、お父さんとキャッチボールをするのが大好きな普通の男の子でした。1つ気がかりだったのは、好き嫌いが多かったことです。ところが最近パトリックの様子がおかしくなり、強迫症の特徴的な行動を示すようになったのです。両親が初めて気がついたのは、パトリックが両親が尋ねたことにすべて同じ答えをするようになったことです。その答えは「よくわからない」です。たとえば彼がお弁当箱を持っているときに母親が、「お弁当をたべたの？」と聞いても、答えは「よくわからない」です。

　両親は、パトリックが現実に起こり得ないことや、実在しないものにまで恐怖感を示すようになったとき、本当に心配になったそうです。彼の暴力に対する恐怖感はますますエスカレートしていき、ある夕方、母親がパトリックの宿題を手伝っていると、彼はとても興奮し出し、恐怖に震え出しました。怖がっている理由は「親切な優しい女の人が僕を殺そうとしている」と。それが最終的に私のところにパトリックを連れてきた理由だそうです。

　パトリックは、ここ最近とても不器用な動きをするようになったと父親が説明してくれました。キャッチボールをしてもほとんどキャッチできないし、大好きだった自転車も全くバランスを保つことができなくなったと言うのです。また、以前は全く問題なかった

集中力にも変化が出てきて、簡単に気が散るようになったそうです。

　我々がパトリックを検査すると、運動コーディネーションに問題があることを発見しました。彼はリズム感とタイミングが悪く、バランスはとてもひどい状態でした。特に彼の筋肉の張力は低く、コアの筋肉も安定性に欠いています。

　WIATテストでは単語に強いはずなのに、彼はしゃべりません。パトリックのWIATスコアはほとんどの右脳機能が本来の学年レベルよりもすべて低いのに比べて、左脳機能は本来の学年レベルよりも数段上です。彼の症状とテスト結果を見ると、明らかに右脳の機能が欠乏していると示していました。

　両親は、彼がずっと好き嫌いがある子だったと説明しています。

　このヒント、そしてパトリックの症状およびどのようにして彼らがここにたどり着いたかで、我々は彼の偏食が元々の問題ではないかと疑いました。血液検査によると、彼にはたくさんの食物過敏症があるとわかり、このことに両親をはとても驚きました。私は食物過敏症と食物アレルギーは違うものだと説明をしました。我々はパトリックに乳製品を排除するダイエットおよびサプリメントを処方しました。そしてまた、右脳機能欠乏に焦点を当てた感覚、身体そして精神エクササイズを処方しました。1ヶ月後にパトリックはバランスの安定性を取り戻し始め、自転車にうまく乗れるようになってきました。その数週間後には恐怖感が少しずつ薄れ、3ヶ月が過ぎると、恐怖も不自然な行動も消え、自転車を思いどおりに操る以前のパトリックに戻っていました。

　WIATテストによると、信じられないほどに右脳機能に変化が出て、左脳機能とほぼ同じレベルになりました。言語表現は初めは2年と4ヶ月レベルでしたが、12年と4ヶ月レベルへと、なんと3ヶ月で10段階も上がったのです。

第 10 章
感覚運動エクササイズ

Chapter10
Sensory-Motor Exercises

身体的な刺激で脳をトレーニングする

ジョシュに起こったポジティブな変化ー
壊れかけた子供から人懐っこい幸せな子供へー
それもこんな短期間でそれが起こるなんて、
まるで神のご加護のようなでき事

マーガレット、ジョシュの母

さあ、あなたはブレインバランスアセスメントを終了しました。これからは、お子さんが持っている行動もしくは学習の問題から、お子さんを立ち直らせるための道標となる感覚運動エクササイズをはじめましょう。

この本のはじめに書いたことを思い出してください。身体と脳は、相互にフィードバックする関係がありましたね。片方の成長はもう片方の成長に依存しているのです。この成長は、環境からの刺激によって促されていると説明しました。あなたが今までのアセスメントで見つけ出したお子さんが持つバランスの崩れは、お子さんが成長してきた段階のどこかで脳に到達するはずの刺激が適切でなかった

結果起こったことです。

　ここではまずはじめに、身体的そして感覚的な刺激を通して脳を再トレーニングしていきます。それによってあなたは、お子さんの問題点に徐々に変化が出てくることに気づくでしょう。そして私がこれらの身体感覚運動をさらに精神活動や、その他の様々な形の刺激と統合する方法を教えていきます。これらが、本来のブレインバランスプログラムです。このプログラムを実施していくうちに、お子さんに毎週のように効果が出てきて、少なくとも3ヶ月程で成功に到達するでしょう。もちろん機能がより低いまた脳全体の機能が低下しているお子さんほど、長くかかることもあります。その場合も、満足のいく結果に到達するまで執着心を持って頑張りましょう。

　いつも私が両親に言うことがあります。それは、子供に学習障害がある、行動問題があると考えずに、子供の脳への刺激に偏りがあると考えるようにしなさいということです。この刺激の偏りが解決すれば、お子さんの問題点は消え去るか、少なくともかなり改善されていくことになるでしょう。

　これから説明する1つ1つのエクササイズはとてもシンプルなものです。また、ほとんどのエクササイズは、実はあなたがお子さんにすでに行ったアセスメントテストとほぼ同じです。ですからアセスメントテストと同じように、お子さんがはじめは手こずってうまくできないエクササイズがあったとしても、繰り返すうちに、徐々に少しずつ良くなっていくのが手に取るようにわかるでしょう。それは私が保証します。ですから、信じてエクササイズを続けてみてください。そしてあなたはいつでも前向きに考え、そして絶えず、絶えずお子さんにも前向きなフィードバックを送りましょう。

　ここで1つとても重要なことを伝えておきます。これらのエクササイズは決してお子さんにとって害になるものではありませんし、

副作用も全くありません。正しく行うことで、身体的そして精神的にも良い効果しか起こりえないのです。様々な症状につながっている脳のバランスを整えることができるのです。

ただ、1つ忘れてはいけないのは、現在のお子さんの身体的能力に加えて、遺伝的な要素も脳バランス改善のスピードに関わってくるということです。あるお子さんは他のお子さんに比べて、とても早く回復するかもしれませんし、逆にとても回復に時間がかかるかもしれません。しかし、このプログラムに執着心を持って継続してエクササイズを行うことで、すべてのお子さんが改善する可能性を持っているのです。

■ゆっくり目的を持って

プログラムを通してあなたはお子さんを限界まで、ですが限界を超えないところまでプッシュします。エクササイズすべての動きはできる限りゆっくり、そして目的を持って行わせるように心がけてください。そして身体的な動きに精神的エクササイズを統合するときには、ゴールはできるだけスムーズに、そして調整力に注意を払って行うようにしてください。

お子さんのヘミスフェリックディフィシエンシー（脳半球のバランスが弱い側）、そして、その適正レベルと適合したエクササイズを正しく選択するために、注意深くこれから説明することを読んでください。あなたはまず初めにどのエクサイズに焦点を当てて優先的に行うかを決めて、それからお子さんの上達に合わせてプログラムを変化させていきます。

再アセスメント、再アセスメント！

あなたはこのブレインバランスプログラムを進めていくうちにお子さんが変わっていく姿を見ることができるでしょう。ですが、その変化を第9章で学んだアセスメントテストを実施し、定期的に記録を残す習慣をつけましょう。再検査はプログラムを実施している間は週に一回、プログラムを終えた後は6ヶ月に1回のペースで行いましょう。

このエクササイズはブレインバランスプログラムの3つの方法のうちの1つであり、さらにあなたは個別化された学業そして行動エクササイズ、食事と栄養プログラムを導入していくのです。これらをはじめる前にすべてをよく読んでください。そうすればすべてを一緒にはじめることができるでしょう。すべてを一緒にはじめることはこのプログラムにとってとても大切なことですが、特にこの章で紹介したスキルを学習することが成功に到達するために最も重要なことです。

■ゴールに到達するために

ほとんどのエクササイズは機能的なレベルによって分かれています。レベル1はもっとも重度の機能低下、レベル2は中度、そしてレベル3は軽度の機能低下用です。第9章で記録した得点によって、お子さんにどのレベルが適用されるかはすでにおわかりでしょう。

まずはお子さんの現在のレベルからはじめましょう。次のレベルに進むためにはそれぞれのエクササイズをすべて問題なく4回続け

て終了できなければなりません。もしレベル3のエクササイズを4回連続で終了できたら見事このプログラムを成功をもって終了したことになります。普通は必要のないことですが、エクササイズを時折リピートすることで結果を保つこともできます。

■ はじめる前に

　はじめる前に、お子さんとこれから二人で何をしていくのか、そしてそれをすることによって、どんな良いことが起こるのかをきちんと話してください。たとえば、運動が得意になる、学校での様々なことがとても簡単になって楽しくなる、その結果もっともっとクラスにいることが楽しくなる、といった具合です。また、たくさんの子供たちが同じプログラムをしていて、その結果にとても満足していると教えてあげてください。また、子ども一人ひとりが違うこと、そしてそのためには、あなたがいつでも私と一緒に協力してエクササイズをする手伝いが必要だ、ということを子供に伝えてください。

　プログラムの進行とお子さんの進歩を妨げる要素が3つほどあります。ですので、絶えずお子さんからフィードバックをもらい、チェックしていく必要があります。3つの要素とは次のとおりです。

◎エクササイズの動きが簡単すぎる、もしくは難しすぎる
◎お子さんが何らかのリアクションを起こしている
◎お子さんが疲労している

　お子さんをその気にさせることが重要な鍵となります。FDSの子

供たちは人生の中でいつでも、何をどうしなさいという指示を受けて生きてきています。ほとんどの場合は、子供たちが物事に対してどういう感情を持っているかをたずねることは少ないのです。

お子さんが幼いのならば、このプログラムをゲームのようにして行いましょう。ちょっとした冗談を言ったり、ユーモアを含めて行うことで、お子さんにとってこのプログラムが楽しい物になるでしょう。そしてた絶えず前向きなフィードバックを与え続けましょう。お子さんの行動などを修正する必要があるときには、その修正の後すぐに褒めてあげることを忘れないようにしましょう。

プログラムを進めていくに従って、以前には気がつかなかった、またアセスメントの最中にもなかった異変に気づくこともあるでしょう。それに驚く必要は全くありません。もしそのような状況になったらば、ただ、1つレベルを戻って(下げて)そこから改めてはじめればいいのです。

感情的な理由から抑圧されていたような動きが、このプログラムを行うことで、吹き出てくることもありますが、感情が表面に現れることを許容してあげてください。そして、お子さんが進歩することもあれば、やや後退することもあります。これもよくあることです。これは失敗のサインでもなんでもありません。信じて進みましょう。勇気づけ、励ましながら、お子さんに、そして自分自身にユーモアを持って進みましょう。

両親にとっても子供にとってもウィンウィン(Win-Win)

ブレインバランスプログラムはあなたにとってもお子さんにとっても互いに関わりを持って、幸せをシェアするとても大きな報いがある機会を与えてくれます。断裂された

子供たちはこの両親とのコネクション（関わり）を感じる必要があるのです。ブレインバランスプログラムはあなたとお子さんとの間にとてもユニークな共有経験を与えることができるのです。これはお子さんが幼いほど理にかなっています。両親の他には誰もこの好ましいコネクションを作ることはできません。

あなたとお子さんとの間のインタラクションが毎回毎回お子さんの発達のための刺激の後押しとなるのです。そしてそれがお子さんの進歩にとってさらに前向きに働きます。これはウィンウィンの環境です。楽しんでください。

原始反射を抑制する

もしアセスメントの結果で、あなたの子供に、脳全体のバランス低下が見られるようであれば、まず初めにすべきことは、プログラムをはじめる前に原始反射を抑制することです。我々の経験から、主要な原子反射が活発なことは、脳全体が欠乏（機能が弱い）しているサインだと考えています。これらの反射は、脳の統合を促すプログラムの前に抑制される必要があるのです。

とはいえ、安心してください。リミディエーション（統合）は簡単で、それほど長くはかかりません。原始反射は数週間でなくなることもあり、長びいたとしても3〜6ヶ月以上はかからないはずです。実際によくあることですが、もしあなたの子供が、長引いている原始反射を持っていたら、あなたにもそれが残されているかもしれません。私はたくさんの成人が、原始反射をいまだに持ちながら日常生活を送っているのを臨床経験で見つけています。子供に使えるエクササ

イズはそのまま成人にも使うことができます。

　反射の残存のテストは、それを抑制させるエクササイズと同じです。このエクササイズの説明を読み進むにつれて、あなたは子供が赤ちゃんだった頃に、これらの反射に問題があったことを思い出すかもしれません。母親が思い起こすことができる最も特徴的な反射は、赤ちゃんが授乳期におっぱいを吸うことができたかどうかです。

　原始反射を消し去るためには、その反射を使うことです。十分に使わなかったことが、反射が残る原因になります。反射を引き起こし、その反射が疲労するまで繰り返しましょう。5〜10回ほど同じことを、反射がもう起こらなくなるまで続けます。その時点で一度休止して、数時間した後にもう一度確かめてみましょう。そして、その反射が起こらないようになるまで、この作業を一日に何度でも行います。

　30以上の原始反射が存在しますが、私が焦点を当てている反射は、ブレインバランスと関連が強い反射です。これらの反射が、注意して観察すべきもので、すべては出産時に存在しているべきものです。

原始反射：哺乳反射

　赤ちゃんが生まれてから初めて順応する原始反射が、授乳するための哺乳反射です。赤ちゃんは口の周りの皮膚を、触られ刺激されると、哺乳反射を起こして口を開けて刺激の方向に顔を向けます。この哺乳反射によって、母親の乳首に吸い付き、母乳を吸うのです。多くの母親は、赤ちゃんにこの反射が備わらない場合、困難を感じることが多いようです。乳首に吸い付き授乳をすることができなければ、その赤ちゃんは成長していくことができません。そして、この反射は生後4か月ほどでなくなるべきです。

　この反射をテストするには、優しくほっぺたの皮膚を指か、もしくは小さなブラシを使って、引っかきます。ほっぺたあたりから、口角

（口の端のコーナー）あたりまで、左右両側で行います。そして今度は顎のあたりから、口角まで、同じように左右行います。口角のあたりの皮膚はとても敏感です。もし反射がまだ存在するようであれば、同じ側の口か、または顔の筋肉が、不随意（無意識）に収縮します。とても微妙な動きの場合もあり、微笑んでいるように見えることもありますが、繰り返し起こるようであれば、それは反射です。口の周り、顔のどのような動きであっても、反射が陽性ということです。

　この反射を抑制するには、同じことを繰り返し行うのです。子供のほっぺたを、反射が止まるまで、通常は5〜6回ほど続け、優しく引っかくような刺激をします。反射が出なくなるまで、少なくとも1日に2回はこのエクササイズを続けてください。また、ガムを噛むこともこの反射を抑制させる助けになります。

原始反射：モーロー反射

　モーロー反射は赤ちゃんのびっくり反射です。赤ちゃんが大きな音を聞いたときに、身体をびくっとさせたりして、びっくりします。そして通常、そのあと泣き叫びます。また、赤ちゃんが後ろ向きに倒れていると感じたときにも同じ反射が起こります。この反射は、何かあったときに母親に捕まり、倒れないように、もしくは落ちないようにするための反射です。

　モーロー反射は通常4〜5ヶ月で抑制されます。この時期以降に反射が残るようであれば、発達の遅れのサインである可能性があります。我々がこの反射を抑制させるために使うエクササイズは、スターフィッシュエクササイズと呼ばれています。これには成人か、親の注意深い観察と補助が必要です。

スターフィッシュ：胎児姿勢で、子どもを椅子に座らせます。右の手首を左の手首にクロスさせ、そして右の足首と左の足首をクロスさせます。手は握った状態がいいでしょう。子供に息を吸いながら、スターフィッシュ（ヒトデ）のように、背中と頭をまっすぐにそらせながら、同時に両手を開き、両腕を上げて広げ、そして両足を広げ伸ばすように指示します。そしてその姿勢を5～7秒間保持させます。このとき息も止めています。そして息を吐きながら初めの姿勢、両手首をクロスさせ、両足首をクロスさせた胎児のポジションに戻ります。これをきちんと注意しながら、6回連続で続け、反射が抑制されるまで、1日に数回ずつ行いましょう。

原始反射：ギャラント

この反射は、赤ちゃんが母親の産道を通る助けをしています。また、寝返りを打つ助けもしています。我々が、年上の子供に使うテストとエクササイズは、雪の中のエンジェル（Angels in the Snow）と呼ばれています。

床に子供を四つん這いにさせた姿勢でテストをはじめます。シャツをたぐり上げて、背中の皮膚に直接触れられるように準備します。指または小さいブラシを使って、背骨の脇を（軽く引っかくようにして）なぞります。肩甲骨のやや下あたりから初めて、腰の下あたりまで何回かに分けてなぞります。なぞるのは1～2センチ背骨の脇から始めて、徐々になぞる位置を横側へ広げていきましょう。背骨から横に5センチくらい離れた場所が、反射が起きる感度がもっとも高い位置です。もし反射が起こったら、なぞったのと同じ側の背中の筋肉が収縮するのがわかるはずです。その収縮は一瞬で、上と下の筋肉が収縮して、子供の背骨をそちら側に曲げるような動きを起こします。片側だけに起こる場合もあるし、両側の起こる場合もあります。もし

原始反射が片側だけで起こり、反対側に起こらない場合は、脳バランスの崩れの確かなサインです。

雪の中のエンジェル：子供を仰向けに（顔を上に向けて）、マットの上に足を延ばし、両腕は身体の脇にそろえて平らに寝かせます。息を吸いながら、床に沿って足を横に広げ、そして両手を伸ばしたままで、頭の上まで両手が触るまで広げていきます。両足が広がるところまで広がったのと同時に両手が触るようにします。そして今度は息を吐きながら、はじめのポジションに戻ります。このエクササイズのかぎは、すべての四肢を同時にゆっくりと動かすことです。5回のエクササイズを1日に数回、（反射テストで）反射がなくなるまで続けましょう。

原始反射：手掌把握反射（しゅしょうはあくはんしゃ）

出産とともに、乳児はあなたが手のひらを触るたびに必死で握り返してきます。これは初めの数ヶ月では正常な反応です。ところが、反射的な握り返しが継続すると、それぞれの指が独立して動くようになる発達の妨げになるのです。それは、子供が鉛筆や、クレヨンなどを握る能力に影響を及ぼします。この問題を持つたくさんの子供たちは、太いペンや鉛筆を使わなければならなくなり、それが書字に悪影響を及ぼすのです。手掌把握反射は通常、手の反射は4～6ヶ月でなくなり、足の反射（足底把握反射）は6～12ヶ月でなくなります。反射は徐々に、物に捕まったり、つかんだりといった意識的な動きに変わってきます。

このテストをするには、小さいブラシか指を使って、子供の手のひらの外側から中心に向かってしっかりとなぞります。手のひらを4つの方向から中心に向けてしっかりと、すばやくなぞります。最も過

敏な場所は手のひらの中心の部分です。反応を引き出すには中心部まできっちりとなぞる必要があります。もし反射が存在すれば、すばやい指の屈曲もしくは完全に手を閉じる動きが見られます。3回繰り返して、もし反射が存在すれば、回数を追うごとに反応が明らかになってきます。すばやい指の収縮は、1つの指でも、全部の指でも、そして手のひら全体でも、それは反射が残っているサインです。

統合を達成するには、子供に小さな玉、ゴルフボールやテニスボールなど、を5〜6回握らせるか、テストと同じように、手のひらを反応が起きなくなるまでブラシでなぞりましょう。

足底反射： バビンスキー反射とも呼ばれており、この足底反射は、把握反射とは少し違います。出産とともに発現し、12ヶ月の終わりまでには抑制されるはずです。この反射は脳の両側の発達を評価するのに優れています。もし片方の足にもう片方と比べて遅延があるようであれば、それは脳の発達の遅延もしくは脳のバランスの崩れのサインである可能性があります。この反射を取り除くエクササイズは、子供に足を使って、何かを、たとえば鉛筆やクレヨン、消しゴムなど床から拾わせます。好ましいのは弱い脳半球の反対側の足を使うことです。反射が疲労して出なくなるまで何回も何回も繰り返し刺激します。これを1日に何度も、反射が完全に消えるまで行います。

原始反射：非対称性頚反射

非対称性頚反射は、自閉症児に残っていることが最も多い反射の1つです。この反射は産道を通る際に最も大切な動きとされていて、赤ちゃんがハイハイをはじめる際に、身体をコークスクリューのようによじることで、その動きを助けると考えられています。もし子供

が成長時期に合わせて適切なハイハイをしない、または全くしない場合は、この反射がまだ残っていることが原因かもしれません。また、この反射は赤ちゃんの目が自分の身体から焦点をずらし、伸ばした彼女の手に焦点を合わせられるようになるトレーニングの役割も果たしています。この反射は生後3〜4ヶ月まで存在しますが、その頃には赤ちゃんは反射を乗り越えて準備ができているはずです。もし片側だけ反射が残っている場合は、それは神経システムの発達にバランスの崩れがあることを示していて、その結果、子供は片側だけに寝返りを打つようになります。

　この反射をテストするには、目をつぶらせて、足をそろえて子供を立たせ、両腕と手首をだらんと下げた状態でまっすぐに、まるで小さいフランケンシュタインのように伸ばします。そしてその姿勢をキープするように伝え、あなたが子供の頭をしっかりと補助した状態で、顔を右方向に可動域いっぱいまで動かし、その位置で10秒保持します。もし子供の腕が、頭を動かすにつれて右の方向へ動いてその位置に止まるか、ゆっくりと上下もしくは左右にずれるようであれば、それは反射がまだ残っているサインです。頭をゆっくりと正面に戻しましょう。子供の腕がすっと元の位置に戻るようであれば、それも反射が残っているサインです。このエクササイズを左側にも繰り返します。そしてすべてのプロセスを3回繰り返しましょう。腕が引き続き動くようならば、さらに明らかな反射が残っているサインです。

フェンサーエクササイズ： このエクササイズは、少し練習をしないと正しく行うことができないかもしれません。子供を椅子に座らせて、頭を左右両側もしくは、反射が残っている側だけに向かせます。子供が頭を向けると同時に顔が向いている方向と同じ側の腕と足を

まっすぐに、身体の横方向に外側へ伸ばすよう指示します。このとき目は手を見ています。反対の手は開き、腕は肘を曲げ、足も曲げます。子供に初めの姿勢に戻るように指示し、3回連続でその動きを反射が疲労するまで続けます。

姿勢反射：Lateral Propping（保護伸展反射）

赤ちゃんが転げることなしに座っていて、たとえば前方に転げそうになると、両手を伸ばす反応が起こるとき、姿勢反射といわれる反応をしています。これは原始反射を抑制し、発育と成長が正しく行われているサインです。側方への保護伸展反射は、赤ちゃんが横に転びそうになったときに起こり、腕を横に伸ばして倒れないように防ぎます。赤ちゃんが自分で座ることができるようになるために必要な反射で、5～7ヶ月で発達すべきです。ところが、我々が見る、脳のバランスの崩れを持つ子供たちには、予定通りにならないことが多いのです。もし反射が片側だけに存在しもう片方に存在しない場合、それは不均一な保護伸展反射と言われ、脳の発達のバランスの崩れの早期のサインである可能性があります。

テストをするには、子供をまっすぐにベッドか、床に座らせて、あなたはその背後に膝をつき、右肩のあたりをすばやく、しかし優しく、左方向に押します。ベッドの上に横向きに倒すような要領です。もし子供に姿勢反射があれば、左に倒れないように左手はすばやく防ぐ形で横に伸ばされるはずです。これを両方に行い、左右を比べましょう。それぞれの反応は対象的であるべきです。

姿勢反射：パラシュート（保護伸展反射）

子供が走って転べば、腕は自然に前方にすばやく動いて、転倒を防

ぐべきです。同様に、赤ちゃんか幼児をあなたが抱きかかえたまま、前方に頭から落ちるような形で傾けたときに、腕は自然に頭の方に動いて防御姿勢をとるはずです。この反射は、パラシュート反射、もしくは(前方)保護伸展反射と呼ばれています。この反射は通常8〜9ヶ月で発達します。この反射が発達する前であれば、赤ちゃんは腕を身体に戻して両サイドにくっつけるか、もしくはあなたの手に捕まるような反応をします。

このテストを子供に実施するには、ウエストあたりをしっかりと捕まえて持ち上げ、すばやく顔を下向きに逆さまにするように、あたかも頭から地面に放り投げるような形で、傾けます。子供は、自然に腕を頭の方に、自分自身を防御するようにして伸ばす反応を示すべきです。この反応は、子供が前方に転びそうになったり、つまずいたりしたときに観察できます。顔を地面にぶつけないように、両腕を伸ばしてそれを防ぐ動きをします。

一番の方法は予防することです

新生児の両親にとって、初めの数カ月の間に子供が成長するに従って、原始反射がなくなっていくのをチェックすることは、とても大切です。両親は、子供の小児科医にこれらの検査をするように尋ねるべきであり、もし医者がそれを断ったとしたら、私は別の医師を探すことも勧めます。加えて、私は親のみなさんが、この検査を自分自身でできるようになることを勧めています。原始反射が4ヶ月頃から消失しはじめないとしたら、それは、神経の問題が出る可能性を示唆する、最初の大きなサインです。早くにその問題が発見されればされるほど、より早く修正可能です。テス

トをするのは簡単で、すべての親の皆さんが行うことができます。

　原始反射は、すべてが生後4〜6ヶ月で消失すべきです。例外は足底反射ですが、それでも12ヶ月で消失すべきです。新生児にそれがまず存在しているかをチェックして、そして4ヶ月頃に原始反射が消えはじめているかを再度チェックしましょう。

　あなたが自分でテストをしている際に、子供の身体の片側に、もう片方よりも反射が強く残っていることに気づくかもしれません。もしそうであれば、それは片側の脳は正常に発育していて、もう片方の脳は、そのスピードについていっていない、という明らかなサインです。もしかすると神経に怪我があったり、脳に怪我がある可能性も示しています。その場合は、できるだけ早くに医師に見てもらうべきです。しかしほとんどの場合は、医師は、神経にも脳にも怪我はないという結論をだすでしょう。ただし、もしその医師が、長引いて残っている原始反射は、重要なことではなく、成長すれば自然になくなるはずなので、心配することはない、と言うようならば、それを真に受けないようにしてください。気持ちを込めて、私は言います。残っている原始反射は無視されるべきものではないと。運動のマイルストーンは大変重要で、ステップを飛び越えることは正常ではないのです。

　哺乳反射によくあることですが、初めから起こらなかったとしたら、そのエクササイズを、まずは反射が起こるまで続け、そして引き続きその反射が正しいタイミングでなくなるまで注意深く観察しましょう。

哺乳反射：おしゃぶりを使ってテストをすることができます。指か小さなブラシを使って、優しく赤ちゃんのほっぺたを、口の角から２～３センチほどの位置から口の方向に向けてなぞります。方向に気をつけてください。赤ちゃんは、刺激の方向に口を開き、顔を向け物をくわえるような反応をすべきです。反射が弱いようならば、一日に数回繰り返し、反射が強くなるように確認しましょう。また、おしゃぶりを取ろうとすると、抵抗を感じるのが普通です。

哺乳反射の存在は、赤ちゃんが刺激に対して口を開けたり、そちらに顔を向けたり、もしくは、口や、唇、もしくは顔の筋肉に不随意の収縮が見られることで確認できます。問題は、その反射が消えていないことです。それが消えていることを確かめるには、このエクササイズをその反射が消えるまで、１日に何度か続けることです。その反射が消えないと、子供はおしゃぶりが取れないか遅れることになり、その結果、言葉の発語の問題や、舌のもつれなどに発展する可能性があります。

モーロー：この反射をテストするには子供を胎児姿勢にして、両手を叩く（拍手のように）か、もしくは片手で何かを叩き、大きな音を立てます。子供はびくっと反応すべきです。腕や足は通常、反射で開き、頭と背中は反り返ります。そして赤ちゃんは胎児姿勢に戻る前に深く息を吸います。この反射はあっという間に起こります。大きな音が、ストレス反応を起こし、赤ちゃんは赤くなったり、泣き出したりすることもあるかもしれません。

また、モーロー反射には、別のテストの仕方があります。赤ちゃんの頭と肩を４～５センチマットから持ち上げると、

腕は自然に胸の前で肘を曲げた胎児姿勢になります。優しく頭と肩をマットの上に下ろすと、それがモーロー反射のテストになります。

不均一のモーロー、片手だけが反射を起こして広がり、反対の腕は動かないのは、脳の発育のバランスの崩れの可能性があります。モーロー反射が消えないことも発達の遅延の可能性があると見ることができます。モーローが不完全、もしくはモーローが発現しないのは、脳の未熟、もしくは怪我がある可能性を示唆しています。

ギャラント：この反射のテストは、背骨の脇の片側ずつを、下方向になぞることで誘発できます。刺激をしたのと同じ側の筋肉が収縮を引き起こして赤ちゃんの身体をCの形に曲げます。

成長して身体が大きくなってきた赤ちゃんは、四つん這いの姿勢で床に寝かせ、同じように背中を肩甲骨の2〜3センチ下あたりから下方向になぞります。すばやく、優しく、しっかりした刺激で上から下へ4〜5センチほど背骨から離れた位置をなぞります。

足底反射：テストするには、赤ちゃんの足を足首のあたりで持ち、指か小さなブラシを使って足の裏の外側を、踵の外側から小指の外側に向けて優しくなぞります（ひっかくような動作）。このときに足の裏には触れないようにします。次に、反対の足首を持ち同じように足の裏の外側をなぞります。片足ずつ行い、同じように同じタッチでなぞりましょう。ちょうど、足をくすぐるくらいの強さです。赤ちゃんの親指が反り返り、他の指が開くはずです。

非対称頸反射：反射をテストするには、まず赤ちゃんが静か

に床に寝転んでいることを確認しましょう。優しく頭を支え、ゆっくりと片方に傾けて10秒ほどその位置で支え、足と手の動きが出るまで待ちましょう。数秒で反射が起こるべきで、頭を支えているに従いその動きは明らかになります。赤ちゃんは顔を向けられた方向の腕と足をまっすぐに伸展させて、反対側の腕と足は曲げる、まるでフェンシングをしているような反応が出ます。反対側も繰り返してみましょう。首に怪我をしないように、頭を動かすのは優しく自然な動きで行うように注意しましょう。

保護伸展反射：反射をテストするには、赤ちゃんの後ろに立ち、あなたの両手を赤ちゃんのそれぞれ両方の肩の脇に置きます。赤ちゃんを座らせ、赤ちゃんがバランスを崩すように、肩をすばやく一方向に押します。反対側の手も肩に置き、赤ちゃんが倒れないように支えておきます。肩を押すことで、倒れないように反対側の手をつこうとする動きが出るはずです。

ヘミスフェリックエクササイズの基本

成功への鍵は、これらのエクササイズを正確に行うことです。ルールをまず読んで理解し、プログラムの初めから最後まで、1つ1つすべてのエクササイズをするときにいつでも心に留めて、守ってください。

強度よりも頻度のほうがもっと大切。

どういう意味かというと、一回だけ短い、あっという間のエネルギーの燃焼や努力には脳の変化したり変化を継続する力がありません。

それよりも、もっと強度の低いタイプのエクササイズを決められた期間で頻繁に何度も何度も繰り返したほうが脳に永続的な変化を作り出すのに有効です。

動きはゆっくりと、目的を持って行う。

早く動きすぎると、あなたの子供が集中力を保つことがかえって難しくなります。

精神的アクティビティーと融合させる。

たとえば縄跳びをしながらアルファベットや九九算などを複合で行わせるなど、何らかの形の精神アクティビティと身体アクティビティを複合して行うことで、子供の脳に適切な刺激を送り、適切な発育を促すことが効率的にできるようになります。ただし、これらの精神アクテビティは、このプログラムのレベル2〜3に到達したときにはじめるようにしましょう。

エクササイズは少なくとも週に3〜4回は行う。

もっとたくさんの回数ができるなら、なお良いですが、これよりも少ない回数はおすすめできません。プログラムを成功させる鍵は、学校の時間に合わせていつでも同じタイミングで行うことです。どういう意味かというと、平日に同じタイミングで回数が満たされるのであれば、週末は休みにしてもいいということです。が、週末になれば、子供は元気になるでしょうから、週末も行ってももちろん構いません。

プログラムは学校が終わってからすぐ、夕食の前に実施する。

子供の食欲も増し、さらに健康になり、また宿題の時間の集中力も増してくることでしょう。夕食の後やお風呂の後などにすると疲労や眠気などがマイナスに作用することがわかっています。

いつでも前向きにやる気を持ってプログラムを進める。

子供が必ずしも毎日毎日この新しいルーティーンに、前向きに取

り組むとは限りません。しかし、あなたはいつでも積極的に前向きな姿勢で取り組まなければなりません。たとえ疲れていたり、時にがっかりすることがあったとしてもです。あなたがその気になればなるほど子供のやる気は増すものです。

時間をかける。

近道、ショートカット、応急処置のようなエクササイズはありません。これらのエクササイズや活動が、子供の人生にとって、身体と精神アクティビティーが大切なことであると理解するきっかけとなり、それがあなたの子供のライフスタイルに変化を与えることを望んでいます。ライフスタイルとなった習慣は、子供の脳のキャパシティーを増やし、機能を向上し、これから先の輝ける未来のためにより質の良い、長く幸せな価値を与えくれることでしょう。

適切な思考設定が決定的な鍵。

あなたが子供のブレインバランスプログラムの指導者として、いつでも積極的な思考を維持することがいかに大切かを、これ以上ないくらい強調したいと思います。あなたには子供の問題は修復が可能であると、心から本気で信じてほしいと思います。

あなたの周りには、たとえ医師であっても、一切改善することなど不可能である、時間を無駄にしていると、諦めの言葉を口にする人がたくさんいるでしょう。もしそれらの人々の言葉を信じるならば、あなたは本当に時間を無駄にすることになるでしょう。

呼吸法と大きな筋肉のエクササイズ

ブレインバランスプログラムをするにあたって、どんなエクササイズプログラムにおいても血行を良くして筋肉を温め、柔

軟性を高めるウォーミングアップが必要になります。呼吸法とそして関節可動域エクササイズ、この2つがお子さんが毎回のエクササイズセッションのはじめに行うウォーミングアップになります。

単に良いウォーミングアップというだけでなく、これらはお子さんの脳の発育バランスを取り戻すために重要な意味を持っています。

正しい呼吸をすることの大切さ

本来は呼吸法というのはそれだけできちんとしたエクササイズですが、ほとんどの人は呼吸法をエクササイズとは考えていません。呼吸は我々が生存するために「酸素」を取り入れるためのものであり、また我々の脳が最適な環境で働くために最も大切な燃料をとり入れることです。しかし子供たちを含めて我々のほとんどが実際には効果的な呼吸をしているとは限りません。FDSを持つ子供たちにとっては特に、呼吸法を学んできちんと呼吸をすることができるようになるだけでも脳の機能の発育にとって大きな違いが出てくるのです。

呼吸はどんなエクササイズの中でも最も大切な部分です。ヨガ、瞑想、そしてある種の宗教などを習得する上でも最も大切とされている基礎であり、精神集中力や注意力などを向上させると考えられています。ブレインバランスでも同様で、呼吸法がとても大切な基本となります。

不思議なことに、我々にとって最も効果的で有益な呼吸法は赤ちゃんに見られる呼吸法です。それは「横隔膜呼吸」や、皆さんご存知の「腹式呼吸」と呼ばれています。呼吸の仕方を観察してみると赤ちゃんのお腹が膨らんだり凹んだりしているのがわかるでしょう。ところがほとんどの人が早い時期からこの生まれ持った呼吸法を忘れ、胸で呼吸をしだすのです。「腹式呼吸」は、継続した意識を必要としますが、お子さんはすぐに適応することでしょう。はじめは短い時間

だけこの呼吸法を練習させましょう。毎回毎回繰り返すことで、徐々にお子さんも慣れてくるはずです。

腹式呼吸
⇔両方の脳半球
⇔すべてのレベル

　両手を脇に添え、お子さんをまっすぐに立たせて、口を閉じて鼻からゆっくりと息を吸うようにと説明します。息を吸い終わるのに何秒かかるか測ってください。そして次に口を開けて生きを吐きます。このとき息を吸ったときよりもさらにゆっくりと口から肺にたまったすべての息を吐き出すようにと伝えましょう。吐き出す時間は吸い込む時間の2倍くらいかけます。息を吸い込むのに何秒かかるかを測り、そしてお子さんには息を吸い込む時間の2倍の時間をかけて口からゆっくりと同じペースで息を吐き出すようにと説明しましょう。これで胸を使った速いペースの呼吸ではなく、ゆっくりとした深い横隔膜を使った呼吸をするようになるでしょう。そしてこの呼吸法を予定のエクササイズプログラムの中で何度か繰り返して行うようにしましょう。

　ゴールはゆっくりと息を吸う時間と吐く時間両方とも伸ばすことです。この呼吸法を1日を通して何度も実施させましょう。お子さんが、落ち着きがなかったり、不安になっていたり、ストレスを感じていたりする場合には特に実施しましょう。たとえば、お子さんが不安がっていたり、イライラしているように見えたら、「はい、いつも練習しているように、ゆっくりと大きく深呼吸をしてごらん」と言ってあげましょう。そして、あなたがそばに居てあげられないような状況でも、お子さんが自分自身で判断して、学校などで同じように不安にな

ったり、イライラしたり、ストレスを感じたりしたときにこの呼吸法ができるように導していきましょう。

関節運動と柔軟性エクササイズ

　大きな筋肉と関節（我々が姿勢保持筋肉と呼んでいる部分）の活動はとても大切です。なぜなら、その活動が脳がリズムを取り戻すために必要としている刺激のほとんどを供給しているからです。そして、それはまたウォーミングアップエクササイズとしても大切な役割をしています。ストレッチは筋肉や関節の柔軟性と可動域を高めるのにとても役に立ち、脳に十分な刺激を送るための手助けになるのです。そして、その後に続くエクササイズをやりやすく、効果的に行うためにはなくてはならないものです。

　お子さんの足や手をゆっくりと引っ張ることでストレッチを補助してあげてください。ストレッチエクササイズをするにあたっては、急激な動きや強い圧迫、そして激しく関節を引っ張ったりしないでゆっくりと行います。

　これによって、背骨の筋肉に牽引のテンションを加えてストレッチするだけでなく、背骨の関節や靭帯などにプレッシャーを加えて刺激をするのです。同時に腕や足の関節、靭帯、そして筋肉をも刺激します。

固有受容体関節牽引エクササイズ
⇔両方の脳半球
⇔すべてのレベル

　この全身エクササイズは脳への刺激を増加させるのに加えて、お子さんを落ち着かせるためにデザインされています。

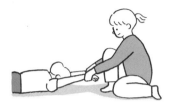 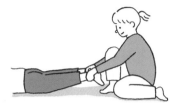

　大きめのタオルかマット、もしくは薄手の毛布などをひいてその上で行うといいでしょう。

　お子さんの足をまっすぐに伸ばし、両手を頭の方にまっすぐに伸ばしてうつ伏せで寝かせましょう。次に、優しくお子さんの両手首をつかみ頭の方向にゆっくりと引っ張ります。引っ張った状態を5秒くらい保持してゆっくりと両手を下ろします。1回毎に5〜10秒間程休み、同じエクササイズを6回繰り返しましょう。今度は、お子さんに反対方向を向くように指示し、両腕を頭の方向に伸ばした状態で両足首を優しくつかみます。そして両足をゆっくりと引っ張り5秒間そのまま保持します。1回毎に5〜10秒休み、同じエクササイズを6回繰り返しましょう。

注　意：引っ張る力はゆっくりと優しくしましょう。力いっぱい急に引っ張らないように気をつけましょう。お子さんが嫌がるようならば少しなだめて落ち着いてからまた再開しましょう。

ヒント：もしお子さんが触られることに過敏なようならば、さっと軽く触るのではなく、ゆっくりと圧迫をするような触り方をしてみましょう。触る身体の箇所をできるだけ少なく、そして触る前にお子さんの様子を見て準備が整っているのを確認してから触るようにしましょう。

■ 感覚欠乏を取り戻す

Part1で私が紹介したように、異常な行動と、匂い、触覚、視覚、聴覚、バランス感覚などの感覚欠乏とは関連があるのです。今まではこれらの欠乏は、変えることも、改善することもできないと推測されていました。全くもって事実とはかけ離れています。

■ 嗅覚（匂い）エクササイズ

私がこれまで治療に関わった子供、特に右脳半球の機能低下の子供のほとんどに、匂い感覚の機能低下があることを見つけ出しました。

加えて、トレーニングを通して匂い感覚が向上するにつれて脳の機能の低下によって引き起こされていた問題が自動的に向上し解決していくことがわかっています。これから私が説明するのとほぼ同じような、匂いエクササイズを実施してみると、完全に匂い感覚の回復、もしくは明らかに大きな改善が90％のケースに対して見られました。その結果、食べ物に対する嗜好にも大きな変化が見られ、子供たちは新しいたくさんのバラエティーに富んだ食べ物に対しての興味を示すようになったのです。彼らはもはや食べ物を見かけで判断したり、食感で判断したりしなくなります。これによって、食事も健康的になり脳の新しい部分が発育するのに十分な栄養とエネルギーを身体が吸収し、脳に送ることができるようになるのです。前述したように、これが無言語コミュニケーション、自分自身と他人の感情意識、免疫コントロール、消化、そして身体および空間認知などに対し

て前向きな変化を導き出すことに関連しているのです。

匂い距離感知エクササイズ
→右脳半球低下：右の鼻だけ
→強い匂いを用意しましょう。たとえば次のようなもの。

◎胡椒
◎焦げた木
◎コーヒー
◎ユーカリの木
◎フィッシュオイル
◎レモン
◎ライム
◎マスタード
◎玉ねぎ
◎ペパーミント

←左脳半球低下：左の鼻だけ
←心地よい匂いを使いましょう。たとえば次のようなもの。

◎りんご
◎バナナ
◎さくらんぼ
◎チョコレート
◎ぶどう
◎ラベンダー
◎オレンジ

◎パイナップル
◎バラ
◎いちご

　アセスメントテストと同じように、お子さんには匂いゲームをすると言ってください。何を持っているか見えてはいけないので、目隠しをして1つ1つの匂い当てをします。少なくても9つの容器と9つの違う匂いのもとを用意しましょう。違った匂いや容器を用意して毎回順序を変えるなどすることで、順番を覚えて、匂いでなく順序で匂いを当てたりしないように工夫しましょう。また同じ匂いでも少し強めに作ったり、弱めに作ったりして変化をもたせ、お子さんが慣れてしまわないようにしましょう。まずテストエクササイズを実施して、匂いが当たっているかそれとも外れているかをエクササイズでは、毎回お子さんに伝えてあげましょう。

　お子さんにアイマスクなどで目隠しをして、片方の鼻を塞ぐように指示をします。自分でできない場合は優しく片側だけ(もちろんエクササイズをしたい方と反対の鼻を)摘んであげてください。まず一番初めの容器を鼻から約30センチほどのところに持ち、匂いがするかどうかを聞いてください。もし臭わないようであれば、2～3センチずつ鼻に近づけていってください。その都度匂いがするかどうかを聞いて、臭わないようであればまた2～3センチ近づけて、最終的に匂いがするところまで近づけていきます。臭うと言ったときに、それは何の匂いかを聞いてください。もし間違っていたら、2～3回チャンスを与えてください。それも難しいようなら、選択肢を4～5個与えてあげましょう。

ヒント：毎回ゲームの後に、シャツなどの襟の部分、エクササイズをしている側の鼻の方に近い部分にエッセンシャルオイルなどを塗りましょう。可能な限り毎日匂いを変えてみましょう。直接肌に塗りつけないように気をつけましょう。皮膚が荒れたりかぶれたりすることがあります。

レベル1ゴール：3つの匂い連続正解
レベル2ゴール：6つの匂い連続正解
レベル3ゴール：9つの匂い連続正解

　もし4日間連続でゴールに辿り着いたら、次のレベルに移りましょう。お子さんがレベル3の9つの匂い連続正解を4日間連続で達成したら匂い感覚はうまく調整ができるようになっています。間違いなくさらに正常な機能を取り戻すように自然に向上していくはずです。ですが、時折この「匂いゲーム」を行ってお子さんの匂い感覚が良い状態になっているか確かめましょう。

ヒント：お子さんの中には匂い感覚がかなり欠落していて、正しい匂いを当てることができないことがあります。もしそれに当てはまるようであれば、まずはどのようにして匂いをかぐのかデモンストレーションをして見せてあげて、一緒にできるまで実施しましょう。

■視覚エクササイズ

　光による視覚的刺激の色を変化させることで脳の認知機能、行動コントロール、自律神経、免疫、感情コントロールシステムの機能をつかさどっている脳の部位の働きを向上させることができるのは、すでに裏付けされています。そして左右のそれぞれの脳半球が、違った色の刺激によって違った反応を示すこともわかっています。たとえば、赤色は右脳の働きを抑制し、左脳の活動を活発にする、というように。これからこのエクササイズで実施するレンズやフィルムな

どを使って色を変化させることで読書能力が向上するのです。

　視覚エクササイズは、受容体が光を脳に運ぶ仕組みによってとても効果があるものとなります。網膜にある大きな視覚受容体、またその周辺に位置している受容体は特定の周波数の光ウェーブに最も感受性が高いのです。このことから高周波の色や光、いわゆる速いスピードで動く色や光に対して最も感受性が高くなります。

　視覚的光スペクトルの7つの違った周波数を持つ光ウェーブを基準にする7つの基本色があります。

　一番周波数が低いものから赤、オレンジ、黄色、緑、青、紺、そして最も高い周波数が紫です。緑は中間周波数の色です。

　低い周波数の色は、左脳半球を特に刺激します。なぜならば左脳に情報を送る受容体は詳細、そして遅いスピードで動く（低周波数の）光ウェーブに感受性が高いからです。ですから左半球のスピードを速め、右半球のスピードを抑制するものは左脳の言葉を「聞く」、そして「読む」能力を高めるのです。FDSの子どもたちは脳の機能が低下している側の眼の筋肉が弱い傾向があり、その目の周りの筋肉を強くするためにも眼帯は役立ちます。研究によって眼帯を付けて本を読むことで、たとえ弱視がない子供であっても読む能力を向上することがわかっています。なぜなら片目をカバーすることで本を読んでいる目から脳へ行く刺激が増すからです。

　これから説明するエクササイズは、この視覚を向上させる色と目隠しのテクニックを使います。具体的には、光刺激、ファストそしてスロートラッキング、そして寄り眼です。

ブレインバランス方式

　視覚アセスメントテストと同じエクササイズですので、すでにお馴染みのはずです。唯一の違いは、片目だけにこ行うということです。

鉛筆腕立て

⇔右半球、左半球欠乏の両方に適用

　お子さんがアセスメントのときに、ある程度のところまで寄り眼ができないようでしたらこのエクササイズを行ってください。これができないのは右脳の機能が弱い特徴ですが、もしアセスメントで左の目が弱い、もしくは疲れやすいとあれば、おそらく左半球の機能が低下しているサインでしょう。どちらにしても、目の筋肉を強くし、両目の調整力や持久力をつけることは、バランスの弱さがどちらの脳にあるにしても役に立つはずです。アセスメントテストでしたように、お子さんにこれからあなたがすることを事前に説明をしてください。

　お子さんに頭をまっすぐに保たせ、ゆったり座らせるか立たせてください。鉛筆か何か小さい先端がついた短い棒状のものを約45センチくらい鼻から離したところに構えてください。お子さんはこの距離でしっかりと鉛筆を見つめることができるはずです。もし鉛筆が2つに見えるようであれば、さらに数センチ鉛筆が1つに見えるまで離していきましょう。そこからゆっくりとお子さんの鼻に鉛筆を近づけていきますが、鉛筆が2つに見えたら、すぐにそう言うように指示してください。2つに見えた場所で止まり鼻からの距離を測ってください。その場所で、2つになった鉛筆が1つに見えるように集中して見るように言ってください。それができるようであればそこから鉛筆が2本に見える位置までさらに近づけましょう。繰り返しながら、お子さんが鉛筆が2つのイメージになるのを、1つにすることができなくなるまで鼻に近づけていきましょう。できなくなった位置、お子さんに鉛筆に集中するように指示して、ゆっくりと鉛筆を元の位置まで離していきましょう。お子さんの集中が途切れないよ

うに声をかけながら、鉛筆を近づけるときだけでなく、離していくときも鉛筆から焦点をずらさないように励ましてあげましょう。このエクササイズを、疲労しないようであれば3回繰り返しましょう。

　眼の筋肉が強くなり、調整能力がついてくるに従い、より鼻に近い位置まで、鉛筆が1つのままの状態をキープできるようになるでしょう。ゴールは、鼻から3〜5センチまで近づいても鉛筆が1つのままになることです。

レベル1：エクササイズを1回往復できる
レベル2：エクササイズを2回往復できる
レベル3：エクササイズを3回往復できる

その他のオプション：これは難しいエクササイズです。まずは自分で試してみてください。あなたの目が、一度のエクササイズでどれだけ疲れるかがよくわかるはずです。ペンライト、もしくは小さい鏡か反射するものを使うことで、私はこのエクササイズが、かえって優しくなることを発見しました。子供にとって集中しやすくなるだけでなく、子供は、自分の姿が見えるということに喜びを感じるものです。このエクササイズを鉛筆を使って行うのと同じようにしてみましょう。そのときの説明は「顔がいくつに見える？」です。

> ヒント：子供が上手に反応できない場合は、目の動きに注意してみてください。子供の目が違う方を向いたり、片目だけが外側に動いたりした場合、そのとき子供には2つのイメージが見えています。

ファストトラッキングエクササイズ
→右脳半球欠乏：左方向へのエクササイズを主に実施
←左脳半球欠乏：右方向へのエクササイズを主に実施

このエクササイズをアセスメントテストで行ったときの目的は、子供が目をすばやく動かせないことで、あなたが動かした指に向かって正確に目を向けることができずに、ターゲットの指に対して手前で止まってしまったり（アンダーシュート）、ターゲットを超えてしまったり（オーバーシュート）しないかを見つけることでした。

　このエクササイズは、テストで判別した子供の目の動きが遅い方向に、集中して行います。オーバーシュートしてしまう側。実はこのエクササイズを正しく行うには、ランダムに行う必要があるのです。どういうことかというと、エクササイズは両方の目を動かして行うのですが、強い側よりも弱い側の方向に、多い回数動かすように行います。たとえば10回エクササイズを行う中で、3回は強い側に、そして7回は弱い側に行います。たて続けに同じ方向ばかりにならないように、また1回ずつ交互にならないようにランダムに行うということです。このときに、子供が両目をそれぞれの側にできるだけ速く動かすように注意を払って見ていてください。7：3くらいの左右のバランスでエクササイズを行うことで、お子さんが予測して目を動かさないようにすることができます。ですが確実に動きが弱い側に多くの回数エクササイズをさせることができるのです。予測できないようにランダムに上手に行うことが、脳の刺激を高めるコツです。

　お子さんを真正面、あなたの目の高さに子供の頭がある位置で座らせるか立たせるかします。そして頭をまっすぐにリラックスさせます。あなたが指をすばやく揺らしたら、その指に向かって頭を動かさずに、できるだけ速く目を向けるようにと指示します。そして、「鼻にもどれ」の合図であなたの鼻に視線を戻すように言います。右脳の働きが弱い子供に対しては、あなたの指の合図は右指で7回、そして左指で3回にします。左半球が弱いタイプのお子さんにはその反対、左指で7回、右指で3回です。左右の指の合図を、絶えず変えながらラ

ンダムに行うことで、お子さんが予測して目を動かすことを防ぐことができます。もしターゲットを外して「オーバーシュート」するようならば、その回数を記録しましょう。この判断は子供の目の動きが1回でターゲットに到達するのではなく、2段階になることで簡単に判断できます。

　子供が上達するに従い、目の動きがより速くそして正確になってきます。

> ヒント：集中力と効果を向上させるために、指先に色のついた手袋や、リボンを付けてみてください。右指ならば青いリボン、左指には赤いリボンを使いましょう。これによってエクササイズがより興味を引くようになるだけでなく、実はその色はそれぞれの脳半球にとって刺激を受けやすい色です。

←左脳色　　　　　　　　　　　　　　　　　　　　　　　　　右脳色→

赤	青
オレンジ	紺
黄色	紫

スロートラッキングエクササイズ（追跡眼球運動）
→右半球機能低下：右方向のみ
←左半球機能低下：左方向のみ

　スロートラッキングアセスメントテストで、どちら側に向かって目を動かすときに目の動きが緩慢になるかを判別しました。これを修正するには、動きが弱い方向のみにスロートラッキングをさせます（弱い脳半球側に向かって行う）。

　まずお子さんの前に立ち、正面から数歩、刺激を送りたい側から反対側に動きます。そうすることで、子供の目ができるだけ広い範囲でエクササイズをすることができます（もし右脳を刺激したい場合は、眼球を左から右へとスロートラッキングさせるために、子供の左

側に立つことで、幅広くエクササイズをすることができる)。ですから、できるだけ片側によって、子供の目が端から端に動けるようにしてみてください。指もしくは鉛筆などの目標物を使って、子供の顔から30センチほど離し、頭を動かさないようにしながら指を見るように指示します。頭を動かさないように行うことが大切です。あなたが動かす指を追いかけるようにして見続けるように指示し、ゆっくりと右から左、もしくは左から右へ端から端へと動かします。端から端まで動かしたら目をつぶらせて、目をつぶったままではじめた側へ戻させます。初めの位置に目を戻したら、子供に目を開けさせ、またあなたの指を初めの位置にかざして、同じ方向に繰り返しスロートラッキングエクササイズを行います。これを10回繰り返しましょう。目標物を動かすスピードは、子供の目が十分に追いつけるだけのゆっくりとしたスピードで行う必要があります。子供の目が追いついていなかったり、ジャンプするような場合、あなたが動かしているスピードが速すぎる可能性があります。その場合はスピードを落とし、ゆっくりと行いましょう。子供が興味を失ったり、瞬きが多くなってきたり、目がゆっくりとした動きでなく、ジャンプする動きになってきたらエクササイズを一旦ストップしましょう。毎日繰り返し行うことで少しずつ上達するのがわかるでしょう。

　レベル1は子供の目がジャンプすることなくしっかりと指の動きについてこられるように、初めはゆっくりとしたスピードで行います。

　そしてファストトラッキングエクササイズに移行します。このエクササイズをオーバーシューティングすることなしに行えるようになったら2セットに増やしましょう。オーバーシュート、ジャンプなどのターゲットから目が離れてしまったり、追いついていない状況なく4日間できるようになったら、まずは目標達成です。次のセッシ

ョンのときからはレベルを上げてエクササイズを続けましょう。

レベル1：スロートラッキングエクササイズのみ行う
レベル2：スロートラッキングとファストトラッキング両方行う
レベル3：スロー、ファストトラッキングの両方を2回ずつ行う

> ポイント：スロートラッキングエクササイズを行う際に、ゆっくりとターゲットを追跡して端から端まで目を動かした後、必ず目をつぶってはじめの位置に目を戻すことを忘れずに行いましょう。片側の脳に刺激を集中させるのに大切なポイントです。
> ヒント：前のエクササイズと同様、色のついた手袋や、リボンなどを使って子供の目をひきやすい状況を作り出すこともエクササイズを効果的に行うヒントです。青などの色は右脳に使い、赤などの色を左脳に使いましょう。

光ブロックエクササイズ
→右脳の低下には：右目をふさぐ
←左脳の低下には：左目をふさぐ

このエクササイズは光を非対称的にブロックすることでとてもパワフルな刺激になります。片側の脳に行く刺激を遮断して、反対側の脳へ刺激を集中させるのです。このアプローチは、特に光過敏の子供にとってとても良い効果が見込めるでしょう。

レベル1：眼帯

このステップでは、子供に眼帯をつけます。ほとんどの子供は眼帯をつけることを嫌がりません。それどころか中にはゲーム感覚で楽しみながら行う子供も少なくありません。

このエクササイズのやり方はとても簡単です。子供の弱い脳半球側の目に眼帯をつけさせるだけです。まずは30分くらいから始め、徐々に2時間くらい続けてみましょう。子供が眼帯になれるに従い、

日常生活の中で行っているテレビを見る、ゲームをするなどをしながら眼帯をつけるようにしてみましょう。次のステップは眼帯をつけた状態で本を読ませます。この眼帯を使った読書エクササイズは、特に左脳低下型の子供にとって、本を読みやすくする傾向があります。子供が2時間の眼帯エクササイズに慣れてきたら、レベル2の光ブロックメガネに移行しましょう。

注意：眼帯や、光ブロックメガネをつけることでバランスや距離感に若干の誤差が出ますので、初めの頃、子供が慣れるまでは注意して観察してください。

レベル2：光ブロックメガネ
→右脳低下型：両眼のレンズの右半分をブロックする
←左脳低下型：両眼のレンズの左半分をブロックする

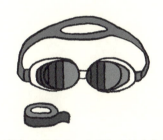

ヘミフィールドメガネとは外界から網膜に入る光を部分的にブロックすることができるレンズを持った特殊なメガネです。実はこのメガネは簡単に手作りすることができます。たとえば日曜大工用の安全メガネや、メガネでは大き過ぎる小さい子供には頭にぐるりとかけられる水泳用のゴーグルでも構いませんので購入し、少し手を加えることでできあがります。ホームセンターやスポーツ用品店で子供に合うサイズの手頃な物を買い（高価なものを購入する必要はありません）、光をブロックしたい側半分のレンズを油性マジック、ペイント、もしくはガムテープ等で挿絵のようにカバーします。片側のレンズの外側をカバーしたら、もう片方のレンズは内側をカバーするといった具合です。

ゴーグルや幅の広いレンズはしっかりと正面だけでなく側面もカバーすることを忘れないようにしましょう。この光ブロックレンズを使う目的は、光の刺激が脳の片側に集中するようにして脳バランスを整えることにあります。

　子供にはヘミフィールドメガネをつけると学校の勉強が簡単になる、スポーツの上達が早くなるなどと言って興味をひくように説明をしましょう。慣れるまではまず30分くらいからはじめ、徐々に2時間くらいまでメガネをつけて日常生活をさせましょう。たとえばテレビを見る、コンピューターを使う、おもちゃで遊びながらなどです。

　よほど子供がしたいという以外で、宿題などの勉強中にこのメガネを使用するのは避けましょう。

　このメガネが2時間かけられるようになったら、いよいよレベル3の光刺激に進む準備ができています。

> ヒント：もし子供がこのメガネをつけたがらないようならば、テレビやコンピューターを見るときには必ずメガネをつけなければ見られないというルールを作ります。子供が嫌がっても引き下がってはいけません。これはとても大切なことです（その理由は第13章で学びます）。

レベル3：光刺激

　このエクササイズでは光を使い、瞳孔を閉じることで脳に刺激を送ります。ペンライトか小さい懐中電灯（フラッシュライト）などを、光量が調整できるならローセッティングにして光量を減らして使います。まぶしすぎて子供が目を背けたり、顔を背けたりする場合は、ちょっとした工夫が必要になります。ライトの中心に丸くくりぬいた小さい紙もしくは小さいシールなどを貼り（レンズ全体を覆ってしまうほどの大きさにしないように注意）、全体を色のついたセロファンで覆います。セロファンの色はファストトラッキングのエクサ

サイズのところの脳を刺激する色チャートを参考にして、刺激したい脳にあわせた色を選びます。

　子供にブロッキングメガネをつけさせ、フラッシュライトを準備します。子供にはまっすぐ、遠くを見るように指示します。子供の目から15〜20センチほど離れた位置でフラッシュライトを手に持ち、ライトのスイッチを入れてゆっくりと子供の目の端から光を当てていきます。光を当てる方向は、刺激したい脳（弱い脳側）の反対側から、要するにブロッキングメガネの透明な部分を、外側から内側に向けて瞳孔に向けて照射します。たとえば、右脳の低下で右側の脳を刺激したい場合は、ブロッキングメガネは子供から見たレンズの右半面にカバーがしてあるはずです。ですので、光は子供の左側から（あなたの右側から）、左目の外側から照射し、左脳の低下で左脳を刺激したい場合は、その反対から光を照射します。光を照射した直後に起こることが2つあります。1つは、まず瞳孔の収縮が起こります。ライトを当てた瞬間に、両方の瞳孔が小さく縮みます。そして2つ目は、その後拡張が起こり瞳孔が大きく開きます。収縮から拡張までの時間は、子供の脳の状態によって違いますが、その時間を計ってください。

　子供の脳の環境が良くなるにつれて、収縮が長く保たれるようになってきます。光を照射する時間は収縮が起きてから拡張が起こるまでです。一旦瞳孔が開いたのを確認したらすぐに照射を止めましょう。セッションを続けていくことで徐々に長い間収縮が保てるようになってきます。10〜15秒収縮が保てるのが好ましい状態で、これが一般的な標準と言われています。日によっては、光過敏がある子供の場合は嫌がってエクササイズができないこともあるでしょう。その場合は無理に行わず次の日に再度挑戦しましょう。

■ 音と光療法について

音楽（音）と色（光）療法が健康増進や治癒のために使われるようになったのは、古代文明にまでさかのぼりますが、人間の健康にとって良い効果を引き起こす可能性が、実際に西洋医学の中で示唆されるようになってきたのは、20世紀の後半に入ってからです。音楽や色は、振動エネルギーを放射し、人体の感覚にその振動エネルギーを伝達することで働きます。聴覚そして視覚刺激は、この音や光の種類によって違う周波数の振動エネルギーが、違う働きをする事実を利用することによって療法効果を得ているのです。

色（光）はとても強い刺激です。我々はこの光の影響を、無意識のうちに絶えず受けざるを得ない状況下にいます。たとえば明るい赤色光を見たり、もしくは赤色の洋服やスカーフ、かばんなど、何かを身につけたりしているだけでも、その光の周波数による刺激によって、感情、自律神経、そして運動神経などに、それぞれ違った影響を受けているのです。青色に塗られた壁の部屋にいる、青い色の物を身につけているなども、同じように刺激を受けてることになります。

光は周波数や振動数の違いによって、プリズムを通したときに見える基本的な7種類の可視色に分けることができますが、音も周波数や振動数の違いによって、基本的な7種類の振動数もしくは音符に分けることができます。実はこれは偶然ではなく、脳は、聴覚と視覚を同じような方法で処理するという事実に基づいているのです。

2つの脳半球は周波数（スピード）による刺激を基準にして、音や光を違った形で処理します。ある時点までは音と光は並行した経路を通り、その後でそれぞれに別れます。速いスピードで動く高周波数の光は、詳細な情報を含んでおらず、主に右の脳に到達します。反対

に低い周波数の光は詳細情報を含んでおり、主に左の脳に到達します。

音は光と反対に、速く高い周波数、または人が話すときのように頻繁に変わる音の刺激は、詳細情報を含んでおり、主に左の脳に到達します。しかし同じ音でも、低周波数の音は詳細情報を含んではおらず、主に右の脳に到達します。光そして音の両方共に違った周波数の刺激は、脳の違う細胞を違うスピードで刺激しています。

色と音の関係

色と音の関係セオリーによると、7つのスペクトル（可視）色と7音音階とが、振動周波数によって類似するパターンが存在すると言われています（Cがド、Dがレ‥）。

赤は中間C音を振動させる＝赤色は左脳を刺激、
　　　　　　　　　　　　　中間C音は右脳を刺激
オレンジはD音＝オレンジは左脳を刺激、D音は右脳を刺激
黄色はE音＝黄色は左脳を刺激、E音は右脳を刺激
緑はF音＝緑は右脳を刺激、F音は右脳を刺激
青はG音＝青は右脳を刺激、G音は左脳を刺激
インディゴはA音＝インディゴは右脳を刺激、
　　　　　　　　　A音は左脳を刺激
紫はB音＝紫は右脳を刺激、B音は左脳を刺激

この基本的な7つのスペクトル色は、鍵盤の中間オクターブに関連していますが、それに引き続き中間オクターブよりも高音や低音オクターブにも濃さの違う、様々なスペクトル色との関係が存在しています。中間オクターブから、1つ下のオクターブに関連する色は、中間オクターブ色よ

りも深く濃い色ですが、必ず同じトーン色と関連していま
す。たとえば中間C音よりも1オクターブ下のC音はやはり
中間C音と同じ赤と関連していますが、色は中間C音の赤よ
りも深く濃い赤になります。中間C音よりも1オクターブ
高いC音は、同じく同系色の赤ですが、中間C音関連の赤よ
りも明るく発光色の赤です。

　音楽の形をなした音は、脳の活動にとってとてもパワフルな影響
を与えます。我々は皆少なからず音楽が、記憶や感情をどのように動
かすかを身を持って経験しているはずです。映画の悲しいシーンを
思い浮かべてみてください。その悲しいクライマックスシーンに、音
楽が重ねられたときに、感情はさらに膨らみ、目からは涙が溢れ出て
くるでしょう。実際に感情は、音の周波数やその他の音楽に関連した
様々な質感およびその音が処理される脳半球の部位によって刺激
されます。悲しいシーンは右脳を刺激します。そしてもうおわかりのよ
うに音楽は感情を前向きにし、モチベーションを上げる影響を与え
ることも簡単にできるのです。

■ ブレインバランスを促す音楽活動

→右脳半球＝低周波音
←左脳半球＝高周波音

　楽曲はその質の違いによって、左右の違った脳半球を刺激します。
以下のエクササイズでは、あなたの子供の機能が低下している脳半
球を刺激するのに、最も適切と思われる楽曲の質を選び聴かせるこ

とが大切になります。それぞれの脳半球を刺激する音楽の質は、以下のとおりです。

左半球を刺激する	右半球を刺激する
音量の急激な変化 音程 タイミング リズム 叙情詩 聞き覚えのある音	ハーモニー 間隔 音質 音色 空間的、時間的、長期的パターン

　残念ながら、ミュージックストアに行って、完全な左脳もしくは右脳を刺激する音楽を買い求めることはできません。そのように作られた音楽は、今のところ存在しません。世の中には、違う音楽の質が、違う脳半球を刺激するであろうという膨大な数のリサーチがあるにも関わらず、今のところその研究情報を元にして、左右それぞれの脳半球を刺激するタイプの音楽を創り出した人はいません。

　私がこの事実に気づいたときに、私は音楽家であり作曲家でもある、ある人物にコンタクトをとりました。我々は一緒に、それぞれの脳半球を特有に刺激するタイプの音楽をアレンジしました。我々は、それらの作曲をブレインバランスミュージックと名づけ、ブレインバランスアチーブメントセンターで子供たちのセラピーに使っています。他の専門家たちもブレインバランスミュージックを使い、とても有効な成果をあげています。このブレインバランスミュージックを購入するための情報は、「あとがき」を参照してください。この音楽を使うことで、特定的に目標とする脳半球を刺激することができますので、この音楽を使うことが最善ですが、その他にも選択肢がありますのでそれを紹介します。

もし、あなたに楽音についての知識があるならば、子供の脳のバランスを整えるために必要に応じた曲や音質などを、前述の左右脳それぞれの音質の違いに合わせて選択することもできるでしょう。そうでなければ、ここに曲のバリエーションをリストアップしますので、その中から選んでください。注意点は、音楽と色は反対の脳に刺激を与えることです。たとえば赤色音楽は（C音）低振動数ですので右脳を主に刺激しますが、赤色は左脳を刺激します。ここで赤色音楽と呼ぶのは赤色とC音が同じ振動数を持っているからです。

右脳音楽：C音（赤色）

クラシック

"Marche Militaire," by Franz Schubert

March by John Philip Sousa

"Sailor's Dance" The Red Poppy Ballet Suite, by Reinhold Gliére

ニューエイジ

"Mars," from The Planets, by Gustav Holst

"On the Edge," by Mickey Hart

"Diga Rhythm" by Mickey Hart

右脳音楽：D音（オレンジ）

クラシック

Hungarian Dance No.5, by Johannes Brahms

"Habanera," from Carmen, by Georges Bizet

"Capriccio Espagnole", by Nikolay Rimsky-Korsakov

ニューエイジ

"Winterfall Music," by Paul Warner

"Jupiter" from The Planets, by Gustav Holst

"Eagle's Call," by Bruce Hurnow

右脳音楽：E音（黄）
クラシック
"Arabeske," by Robert Schumann
"Fountains of Rome," by Ottorino Respighi
Piano Concerto No. 26, by Wolfgang Amadeus Mozart
ニューエイジ
"Lemurian Sunrise," by Paul Lloyd Warner
"Dawn." By Steven Halpern
"Kitaro Ki," by Kitaro

右脳音楽：F音（緑）
クラシック
Melody in F, by Anton Rubinstein
Violin Concerto in E Minor, by Felix Mendelssohn
"Claire de Lune," by Claude Debussy
ニューエイジ
"Pan Flute," by La Mir
"Ocean," by Larkin
"Fairy Ring," by Mike Rowland

左脳音楽：G音（青）
クラシック
Air on a G String, by Johann Sebastian Bach
"Ave Maria," by Franz Schubert
"The Swan," by Camille Saint-Saens

ニューエイジ
"Divine Gypsy," by Paramahansa Yogananda
"Crystal Cave." From Back to Atlantis, by Upper Astral
Vocal selection : "Be Still," by Rosemary Crow

左脳音楽：B音（藍色）
クラシック
"Traumerei," by Robert Schumann
"Adagio," from Symphony No. I in C Minor. By Johannes Brahms
"Poéme for Violin and Orchestra," by Ernest Chausson
ニューエイジ
"Angel Love," by Aeoliah
"Inside," by Paul Horn
"Venus," from The Planets, by Gustav Holst

左脳音楽：A音（むらさき）
クラシック
Piano Concerto in B Minor, by Pyotr Tchaikovsky
Liebestraum, by Franz Liszt
Gregorian Chants
ニューエイジ
"The Great Pyramid," by Paul Horn
"Neptune," from The Planets, by Gustav Holst
"Eventide," by Stephen Halpern

参考：Healing with Music and Color：A Beginner's Guide, by Mary Bassano（Samuel Weiser, Inc., 1992）.

サウンドブロックエクササイズ

→右脳機能が弱い：右耳をブロック

←左脳機能が弱い：左耳をブロック

　このエクササイズは耳栓を使って片耳をふさぐことで行います。「良い方」の耳をふさぐことで外界からの自然音を片側だけ遮断し、刺激を必要な側の脳に集中して送ります。自然音で行うエクササイズなので、刺激が過剰になる心配がなく、安心して行うことができます。

> ヒント：耳栓は片側だけ必要ですが、ほとんどの場合2組以上で購入することになります。薬屋さんなどで安価で手に入りますが、柔らかく形が変わるスポンジ製が、やはり子供の耳には優しく嫌がりません。また色もカラフルなものほど子供も喜んでつけますので、子供が好きな色、もしくは（耳につけている状態で色による刺激はありませんが）脳を刺激したい色を使うと良いでしょう。

　音楽は、子供の脳半球の弱い側を刺激するタイプのものであるかぎり、どんな音楽を選択しても構いませんし、音楽を使わなければならないわけでもありません。自然の音でも十分に効果が出るし、両方のコンビネーションもできます。

　理想的なのは、耳栓とブロッキングメガネの両方を同時に使うことです。もちろんそれぞれ別に行っても効果がありますが、両方を組み合わせることで刺激の量と質が加わり、とてもパワフルな刺激を作り出すことができるのです。注意して欲しいのは子供をよく観察し、たとえば頭痛が起こる、気分が悪くなるなどの症状が出るようであれば、刺激が強すぎる可能性があるので、それぞれを別に行う日と、両方一緒の日を交互に1日おきに行うようにしてみましょう。

　ブロッキングメガネと耳栓を一緒にはじめる際には、まず子供がテレビを見る時間や、コンピューターを使う時間中に装着させてみ

ましょう。ブレインバランス音楽を使う利点は、子供が耳栓をつけるのを嫌がったり、途中で抜いてしまうなどがあったとしても、音楽がそれぞれの側の脳に特化して作られているので、片側を反対側よりも多く刺激できることです。

耳栓をどのくらいの時間使うかは、子供がどれくらい我慢ができるかによって違ってきます。小さい子供の場合は嫌がったり、外してしまったりで数分しかできないかもしれませんし、高年齢、高次機能の子供であれば基本的には何時間でもつけたままでいられるでしょう。基準としては、大体30分くらいからはじめ少しずつ60分くらいまで延ばしていきましょう。

レベル1

まずは子供に耳栓をつけることに慣れさせることからはじめます。子供の脳にとって必要な側（刺激したい脳側の耳）に最低でも30分間耳栓をつけさせましょう。子供が耳栓を外してしまったり、嫌がったりせずに4回ほど続けてこのエクササイズができるようになったらレベル2に移行します。

レベル2

この項目で書いた内容を参照して、子供の脳バランスに合わせて適切な音楽を選択してください。そしてプレーヤーにセットしてから子供に耳栓を装着します。初めはヘッドホンを子供につけさせず、プレーヤーからの音楽をバックグラウンドとして、再生して聴かせるようにしましょう。子供にとってボリュームが、不快にならない程度に設定することが大切です。この場合は子供をプレーヤーの前に座わらせて、聴かせる必要はありません。音が耳から入る範囲に子供がいることだけ注意して、バックグラウンドで音楽が聞こえている

状況で、十分に刺激が伝わります。車の中でもできますし、コンピューターの前に座っているときでも、そして単に家で遊んでいるときでも構いません。まずは1日10分から始め、30分くらいまでできるようにトレーニングをします。子供が嫌がらずにできる時間を記録に残しておきましょう。

レベル3

このレベルでは、今まで使用していた耳栓を使わずにヘッドホン使用に移行します。高価なヘッドホンは必要ありませんが、左右のバランス調節ができるものであれば、良い耳側の音量をOFFにして、悪い耳側からだけ音が聴こえるようにするか、左右の音量調節がついていない場合は、良い耳側のヘッドホンのイヤーピースを外し悪い側からだけ音が聴こえるように調節しましょう。

レベル2のときと同じ基準で、エクササイズ時間の長さ調節をしますが、レベル3では1時間まで、子供が問題なくできるようになるまで時間を少しずつ延ばしていきましょう。

■ 前庭運動

レベル1：スロースピン

クルクルと回るデスクチェアを用意し、子供の頭をやや下に向けた状態でまっすぐに座らせてください。脚は床から離れてなければならないので、椅子の上であぐらをかかせるか、膝を抱えた姿勢で座らせます。子供にはエクササイズ中は頭を動かさないようにしてじっとしているように説明して、まずは子供が我慢できる範囲内のスピードでゆっくりと椅子を回します。子供に目をつぶらせるか必

要であればアイマスクなどを使って目隠しをして、ゆっくりと1分間かけて椅子を1周させます。目をつぶり椅子が回りはじめたら、指で動いている方向を指さすように、そして回転が終わったら「止まった」と言うか、もしくは指している人差し指をたたむようにと言いましょう。回転を止めるときは急にブレーキをかけるように止めず、ゆっくりと惰性で回転が自然に止まるようにして止めてください。ブレーキをかけるようにして止めた場合、明らかに止まったとわかりやすくなり、エクササイズの効果が減少します。そして子供が止まったというサインを、実際に回転が止まった後に出したら目を開けさせるか、マスクを取り外します。回転を止めてもなかなか子供が反応しない場合は、まだ回っているように感じるかを質問し、回転が止まったという確認後に目を開けさせます。そして気分が悪かったり、フラフラする感じがあるかどうか確かめてください。その後反対回転で、同じようにエクササイズを行います。回転が止まったかを正確に感じられるかどうか、そして回転が止まり目を開けた後に気分が悪いかどうかなどを記録に残してください。このエクササイズを、子供が4回のセッション続けて正確に回転方向を指し示し、回転後に気分が悪かったり、フラフラを感じたりしなくなるまで続けましょう。

レベル2：ファストスピン
→右半球機能が弱い：時計回り回転（右方向）
←左半球機能が弱い：反時計回り回転（左方向）

スロースピンと同じ姿勢で、回転椅子に座らせてエクササイズをはじめます。レベル2では、スロースピンと違って目を開けた状態で、10回転させます。1回転にかける時間は今回は2秒です。10回転後、子供は目が回ります。10回転直後に、子供のすぐ脇に立ち、子供には

天井を向かせ、そのときの眼球の動きを観察します。子供の両方の眼球が、左右にすばやく振れているのが観察できるはずです。これを眼振と言います。この眼振が何秒間続くかを計ってください。眼球の動き（眼振）が止まったときには、子供の目が回る症状もおさまっているはずです。眼振が6秒間続くようになるまでレベル2のエクササイズを続けましょう。そして4セッション続けて6秒間以上眼振が続くようになったらレベル3に移行します。

> ヒント：2秒間で1回転させたり、眼振の継続を計ったりを時計を見ながら行うよりもメトロノームを60拍/分にセットして、1回転2拍そして引き続き眼振の長さもメトロノームの拍数で数えることで、簡単に計ることができます。

レベル3

レベル2と同じように、眼球の動き（眼振）と、目が回った症状が15秒間続くようになるまで続ける。

感覚受容エクササイズ

感覚受容という言葉を、この本を読みはじめるまで聞いたことがなかった人は、これからそれがどういう意味なのかを知ることができます。感覚受容は、機能的ディスコネクション症候群（FDS）と根本的な部分で関わりを持っています。なぜならほとんどのFDSの子供たちは、彼ら自身の身体をよく感じることができないからです。彼らの筋肉の張力は、特に体幹の筋肉の張力が低く、身体の安定性を欠いています。これらの筋肉は、身体を安定させている以外に、実は潜在意識下で脳に膨大な刺激を与え続けているのです。こ

のエクササイズは、すべてバランスや安定性を高め筋肉の張力を強めることで、脳に送る刺激量を増やし、子供の反応を速くするためにデザインされています。

レベル1：足を前後させる

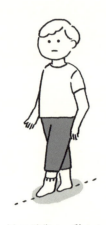

このエクササイズは靴を履かずに、靴下は片側だけ脱がせて行います。裸足の足からは、靴下を履いた足よりも多くの刺激を脳に送ることができます。ですから、右脳を刺激したい場合は、左足の靴下を脱がせ、反対に左脳を刺激したい場合は、右足の靴下を脱がせてエクササイズをしましょう。まず子供を目を開けたままの状態で足を揃えてまっすぐに立たせ、そこから片足を1足分前に動かし、手前の足の爪先と、動かした足のかかとがまっすぐに一直線になる位置に挿絵のように動かします（挿絵を参考に）。このエクササイズのゴールは、大きくふらついたり、倒れたりしないで30秒間じっとしていられるようになることです。念のために近くに立って、子供が転ばないように、いつでもサポートできるようにしてあげましょう。このエクササイズを30秒間、安定して4セッション連続でできたらレベル2に移行しましょう。

レベル2：片足立ち

→右半球機能が弱い：右膝を上げる
←左半球機能が弱い：左膝を上げる

目を開けたまま足を揃えて、あなたの方に正面を向けて子供を立

たせましょう。そして子供の足を、上記パターンで必要な側を持ち上げさせ、片足でできるだけ長く立つように指示します。ゴールは30秒間片足立ちができるようになることです。子供が4セッション続けて、30秒間安定してバランスが取れるようになったら、レベル3に移行しましょう。

レベル3：片足立ち

レベル2と同じエクササイズですが、レベル3では子供の目をつぶらせて行います。子供が目をつぶって、30秒間4セッション続けて、しっかりバランスが取れたらゴール達成です。

ブリッジ体幹エクササイズ

レベル1

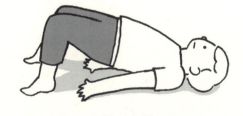

子供を仰向け（顔が上を向く）に寝かせて、両膝を肩幅くらいに広げて曲げて両足を床につけさせます。両手は身体の両脇で横に伸ばしバランスを取ります。子供が床からお尻を持ち上げ、背中を伸ばしてブリッジの形をとる動作を補助してあげてください。ブリッジの形で30秒間保持できるようになるまでこのエクササイズを続けましょう。年長の子供の場合は60秒間を目標にしてください。

レベル2

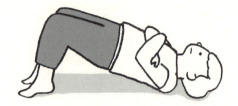

　レベル2では、レベル1と同じポジションを取りますが、このときに、子供に両腕を胸の前で組ませ（腕組みの形）ます。レベル1では、両手を横に伸ばすことでバランスが比較的取りやすかったですが、レベル2では少し難しくすることで、体幹の筋肉を使ってバランスを取る要素が強まりますので、筋肉とバランス感覚をさらに刺激し、向上させることができます。レベル1と同じようにブリッジの形を保持し、このレベルでのゴールは、4セッション続けて60秒間その形で我慢できるようすることです。それができたらレベル3に移行します。

レベル3

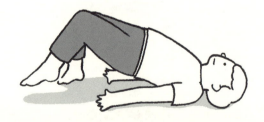

　レベル3では、まず子供にレベル1と同じ両腕を横に伸ばしたブリッジの姿勢を取らせます。その姿勢から片足を数センチ床から持ち上げ、できるだけ長く、30秒間を目標に保持させます。それができた

ら、足を交換して同じように30秒間姿勢を保持させます。このレベルのゴールは、両方の足でしっかりと30秒間ずつ、4セッション続けて姿勢を保持することです。

うつ伏せ体幹ブリッジエクササイズ

レベル1

両腕を頭の横に上げた状態で子供を床にうつ伏せに寝かせ、頭と片腕を床から持ち上げるように指示をします。このときに、腕は曲がらないようにまっすぐにキープするように注意します。子供にはこの姿勢を15秒間まで維持するように頑張らせます。同じように反対側の腕を持ち上げ、足も片足ずつ持ち上げさせます。このエクササイズのゴールはそれぞれの腕、足を15秒間ずつ、持ち上げたまま保持できるようになることです。15秒間4セッション続けてできたらレベル2に移行しましょう。

レベル2

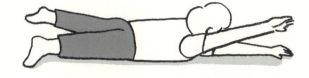

レベル1と同じ姿勢でエクササイズをしますが、レベル2では、手と反対側の足を同時に上げ、位置で30秒間保持できることが目標です。30秒間4セッション続けてできるようになったらレベル3に移行しましょう。

レベル3

レベル3では、両手両足を同時に持ち上げさせその位置でできる限り保持させます。ゴールは60秒間4セッション続けてこの姿勢が維持できるようになることです。

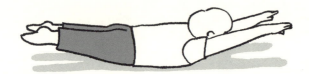

腹筋エクササイズ

子供を床にしいたクッション（座布団）の上に膝を曲げて寝かせます。このときお尻とかかとの間隔は30センチ前後がいいでしょう。そして子供の足が床から浮き上がらないように両手でおさえてあげます。子供の両手を交差させてそれぞれの手が反対側の肩にさわる位置で保持させ背中を持ち上げて肘が膝につくまで起き上がるように指示してください。肘が膝についたらゆっくりと背中がつくまで床に戻ります。これが一回の腹筋動作です。この動作を1分間続けさせ、回数を大きな声で数えてあげください。このエクササイズのゴールは下の表のように年齢に合わせた回数をスムーズな動きで行えるようになることです。

	レベル1	レベル2		レベル3	
	男の子と女の子	男の子	女の子	男の子	女の子
4歳から7歳	15回	25	25	35	35
8歳から12歳	25回	35	35	45	45
13歳から17歳	35回	45	40	55	50

90度腕立て伏せ

　子供に普通の腕立て伏せの姿勢を取らせます。両手は指をまっすぐにしてちょうど両肩の真下の位置、足もまっすぐに伸ばし平行に、やや両足の間隔を開けて両つま先で体重を支えるようにします。そして、腕立て伏せをするように指示します。このとき膝や腰が曲がらないようにまっすぐに保ち、子供の肘が約90度くらいになるまでゆっくりと身体を下げていきます。子供の胸の位置で床にあなたの手をおいて、子供の胸があなたの手に触るくらいまで下げさせ、胸があなたの手に触ったら次の腕立て伏せをはじめさせます。この上げ下げの動作は約3秒間くらいで終わるはずです。ゴールは年齢に合わせた回数をスムーズに行えるようになることです。

	レベル1	レベル2		レベル3	
	男の子と女の子	男の子	女の子	男の子	女の子
4歳から7歳	5回	5	5	15	15
8歳から12歳	10回	15	10	25	20
13歳から17歳	15回	30	15	45	25

■ 触覚エクササイズ

→右脳機能が弱い：左側刺激
←左脳機能が弱い：右側刺激

触覚過敏排除法

　このエクササイズにはレベルはありません。小さい柔らかいブラシ、ハケ、もしくは筆で子供の前腕部の内側、それから膝のやや上のももの部分を軽くなでます。なでるのは刺激をしたい脳半球の反対側の腕と足だけです。たとえば子供の右脳にバランス低下が見られる場合には右脳を刺激しますが、その場合なでるのは左側の腕と足だけになります。このなでる刺激をこれから説明する触覚エクササイズをはじめる前に毎回10回繰り返して行ってください。

数字触覚エクササイズ

　まずはこのエクササイズのやり方を子供に実際に行う前にやって見せましょう。手に描く数字は子供がいつも使っているのと同じ数字でなければなりません。たとえば子供が使うのが4であれば同じ4を、四もしくは*4*を使わないように。

レベル1

　両目をカバーして子供を座らせ、手のひらを上に向けて腕を伸ばさせます。エクササイズをする側の手のひらに、鉛筆のはじについている消しゴムの部分などで、0から9までの数字を書き、その数字を当てさせます。数字の順番通りにすると、子供が単に数字を数えるだけになってしまうので、適度に順番を変えて、まずは3組の数字を3

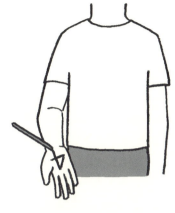

セット行ってください。このエクササイズが間違いなく、4セッションできた場合は、レベル2に移行してください。

レベル2

レベル1を繰り返しますが、このレベルでは6つの数字を使いましょう。3セッション連続で6つの数字を当てられたら次のレベルに移行します。

レベル3

同じエクササイズを続けますが、このレベルでは9つの数字を使います。3セッション連続で9つの数字を間違いなく当てられたら、目標到達です。

エアロビックエクササイズ

1999年にカリフォルニアの科学者たちが素晴らしい発見をしました。12日間連続で、トレッドミルで走らせたネズミの脳細胞数が、2倍に増えたという驚くべき結果の実験でした。当時この驚くべき発見がなされたときには、この実験に関わったSalkインスティテュートのすべての研究者がランニングをはじめたそうです。

今やネズミだけでなく、人間でさえも有酸素運動を通して脳細胞を再生できるということは、広く知られています。このプロセスはニ

ューロジェネシスと呼ばれています。成人やネズミが、新しい脳細胞を作り出すことができるのならば、想像してみてください、発育している子供の脳の可能性を!!

子供のエアロビックエクササイズ

エアロビックエクササイズと脳の発育の鍵は酸素供給です。エアロビックは身体に酸素を供給します。酸素供給を増加させることこそが、ブレインバランスにとってなくてはならないものです。我々のプログラムの中だけでなく、数多くのリサーチ結果でもわかっているように、子供時代の活動、たとえばランニング、自転車こぎ、ジャンピングジャック、縄跳びなどが、ADHDと診断された子供の多動性を抑えるだけでなく、注意力や集中力を増加させるのに高い効果があることを証明されています。もちろんそれに加えて、心肺機能や身体全体の持久力を向上させることは、詳しく述べるまでもないでしょう。我々はこの高い効果が得られるエアロビックエクササイズを、ブレインバランスプログラムの一部として、子供に週に3～4回、できるならば毎日行わせることを勧めています。

ここに、子供が喜んで行うであろういくつかの効果的な活動を紹介します。たまに順番を変えるなどしながら、子供が興味を失わずに毎回楽しんで行えるように工夫しましょう。ゴールは、身体全体のエアロビック（有酸素）機能を向上させ、脳の発育を促すために脳に十分な酸素供給が行えるようになること。そのためには、徐々に長い時間エアロビックエクササイズをできるようにすることが必要です。そして、このエクササイズは、ブレインバランスのゴールである機能統合という部分を、ある意味、潜在的に向上させる働きも持っているのです。たとえば縄跳びは、エアロビックエクササイズとして優れているだけでなく、精神集中が必要とされるコーディネーション（調整

機能)、およびリズム機能とタイミング機能も同時に向上させることができます。前の章で紹介した、いくつかの精神エクササイズとエアロビックエクササイズを統合して行ってみてください。

その場走り

テープで床に×印をつけ(なくても構いません)、その場で足と手を振り×印の上を動かないようにして走らせます。はじめはゆっくりそして徐々にスピードをつけて走ります。まずは子供にデモンストレーションして見せてあげてください。重要なのは動きをコントロールすることですので、スピードを速くしても手足のリズムがバラバラでは、エクササイズの狙いから外れてしまいます。持久力だけでなくリズム、コントロールなどの調整機能の向上も目的としていますので、動きなどの注意や、必要な修正はしてあげてください。まずは1分間からはじめ、腕や足のコントロールがスムースに、良いリズムでできるようになってきたら、1分ずつエクササイズ時間を延ばしていきましょう。

子供が慣れてきたら、このエクササイズを目をつぶって行わせてみましょう。

そして、子供の向上の度合いに合わせて、メンタルエクササイズ、たとえばアルファベットを読んだり、簡単な数字の計算をしたり、また簡単な文章を作らせたりを、このエアロビックエクササイズと組み合わせてみましょう。

ジャンピング

子供にその場走りのときに使った×印を使って、その場でジャンプを30秒間させてください。その後30秒間休ませます。子供の上達に合せて、30秒ずつ時間を長くして持久力をつけましょう。

ミニトランポリン

トランポリンは子供にとっては、とても楽しいものです(その上、床の損傷を防ぐのにも役立ちます)。やはりこのエクササイズでも動きのコントロールが、とても大切ですので、トランポリンにも中心にテープなどで×印を付けて、その×印の上でできるだけ正確にジャンプを繰り返すようにと指示を与えます。

注意:子供が落ちて怪我をしないように、きちんとコントロールができている範囲でジャンプするように、注意して監督するようにしましょう。

縄跳び

まずは子供にアシストすることなく縄跳びをさせてみましょう。1分間の縄跳びのあとは1分間休みをとらせます。もしアシストなしで、縄飛びできない場合は、長めの縄を用意して、片方をドアノブか柱などに結びつけ、もう片方をあなたが持ち、子供のために縄を回してあげて、飛ばせることから始めましょう。

ランニング

子供は特にゲーム感覚を持たせてあげると走り回ることにとても楽しみを感じます。

1メートルくらいの幅で小さいクッションやバケツなどを置き、子供がそこを通ったり、回ったりできるように障害物競争の要領でコースを作ります。創造力を使って色々と工夫してみてください。簡単にも、難しくもできるはずです。

たとえば、簡単なミニランニングコースでも構いませんし、小さなハードルを用意して飛び越えさせるなど、少し難しい状況を作ってもいいでしょう。もしくは、リレー競争のように小さいもの、たとえば小さい人形、おもちゃなどをこちら側から、向こう側のバケツに入

れるとか、床において戻るなどを組み合わせて、障害物競走のようなコースにしても楽しくできるでしょう。ストップウォッチを用意してタイムトライアルにすることも面白い試みです。子供は、自分のスコアを更新することや、友達や家族の記録を破ることに喜びを感じます。時間を計測して、記録に残して目標を設定してあげましょう。このエクササイズでは1分間からはじめ、徐々に長く延ばしていきます。はじめは、走ることと歩くことを交互に組み合わせて、少しずつ走れるように積み重ねて練習させましょう。

ジャンピングジャック

子供に両足を揃えさせ、両手を身体の脇に揃えて立つ(気をつけの姿勢)、姿勢を取らせます。ジャンプすると同時に手足を広げ、足は肩幅よりやや広く、両手はバンザイの位置で着地し、その直後にその姿勢で再度ジャンプし、空中で今度は足を揃え、同時に両手を身体の脇に戻して着地します。この手足を広げる閉じる動きと、ジャンプを合わせた動きを、ジャンピングジャックと呼んでいます。できるだけ、1つ1つのジャンプの間の動きが止まらないように、スムーズにリズムよくできるように、はじめは20回ジャンプ、そして30秒ほど休ませてあげましょう。これを3セット行います。この動きがうまくできるようになったら、今度は目をつぶらせて行いましょう。

Brain Balance Profile

ナンシー
失読症問題（本が読めない）が消えた

　ナンシーは、とても美しく愛おしい女の子で、みんな彼女のことが大好きでした。ナンシーには友達がたくさんいて、学校の先生も彼女をとても可愛がっていました。彼女はとても愛想がよく、私は彼女に合った瞬間に、周りの人間の感情を上手に読むことができるであろうと感じました。そして彼女の非言語コミュニケーションスキルは、明らかに優れていました。

　両親が私の所に彼女を連れてきた理由は、学校の成績に問題が出てきたからでした。彼女は4年生ですが、本を読むことが難しく、学校や家で補習などを行っても、とにかく単語を発音することが難しい状況のようでした。それから年月が経ち、読書における問題は本を読むだけでなく、他のすべての科目に影響を与えはじめました。母親が言うには、読書問題の影響で、とにかく励まして勉強をさせることがどんどん難しくなってきたということです。ナンシーは私の目から見るとかなりオーバーウェイトで、母親によるといつもナンシーはお腹が張っているようだということも指摘しています。

　アセスメントテストによると、ナンシーは明らかに左脳半球の働きが低下していました。WIATスコアによると、読書および擬似語解読スキルが読解スキルよりも悪いことが明らかに示されています。加えてナンシーは筋肉の張力はしっかりとしているものの、タイミングとリズム機能が乏しいことが明らかになりました。そして彼女は細動運動（指先などの細かい動き）に問題があり、書字が上手くありません。ナンシーは典型的な失読症児でした。

左脳半球は、小さな筋肉や細かいアイデアのコントロールをしており、また我々は左脳を言語音の解読にも使っています。左脳は細部、詳細脳です。それに比べ、右脳は、大きな物の考え方の変化などと関連してます。もし左脳が弱いと、単語をつかさどる音の、急激な変化を聞き取ることができないのです。ナンシーは音声の発音が苦手で、彼女の脳の音と視覚を処理するスピードが遅いからです。これがナンシーの問題点でした。彼女は音と、本に書かれている言葉の形とを、一致させることができないがために、読みに問題がでていたのです。

　そして、ほとんどの失読症の子供と同じように、ナンシーも、その他の脳の部位の働き、直感力、洞察力にはとても優れていました。人の感情を読み取るのが上手で、自身の身体の空間的な認知にも優れている、実に地に足がついた女の子です。それなのに、彼女の読みの問題は、人生にとって大きな障害になりはじめていたのです。

　我々はナンシーに、左脳ヘミスフェリシティーのプログラムを実施しました。食べ物過敏症のテストによると、彼女は乳製品を消化することが難しいという結果が出ており、その結果お腹の膨張感が出ていたようです。

　3ヶ月後の再検査の結果は、ナンシーの左脳のスキルが大幅に向上したことを示しました。そして彼女の学業成績は、すべての科目において良くなっていました。そして乳製品を排除した新しい食事によって、お腹の膨満感もなくなり体重も減ったのでした。

　一番大きなご褒美は、その年の終わりの成績表でした。学年の初めの学期にCとDばかりだった成績表がなんと最後の学期にはすべてA、オールAの成績を取ったのでした。彼女の失読症の症状は完全になくなり、ナンシーは今では本が読めるだけでなく、人に読んであげることもできるようになりました。

第 11 章
神経学業アセスメントとホームアクティビティ

Chapter11
Aiming for a Better Grade

よりよい成績を得るために

> ジョーは、上手に本を読むことができるようなりました！書字もとても綺麗になり、集中力の持続力も確実によくなっています。こんな短期間で、びっくりするほどの変化が出るなんて、私はこの上ないくらいの幸せを感じます。そして何より、彼自身もその素晴らしい変化を感じているのです。
>
> **先生よりジョーのお母さんへの通知**

不均一なスキルは機能的ディスコネクション症候群を持つ子供たちに共通した症状ですが、中でもそれが最も明らかに現れるのが、校内学習、家庭内学習、そして学業成績でしょう。

学習障害児、特にその中でもADHD、自閉症、失読症を持つ子供たちは、実際にはとても明瞭な子供がほとんどで、すぐれた記憶力を持っています。彼らは脳のバランスの崩れが原因で、様々な外界や自分の内部の情報を処理するスピードが、通常より遅くなり、脳に入力される情報や知識のギャップに苦しんでいるのです。ADHDと診断された子供たちは、学校で全体のおおよそ25％の時間しか集中できていないと予測されています。なんとたくさんの情報を失っていること

とでしょう！

　私だけが、この不均一なスキルを初めて認知した人間ということではありません。長い間、教育者、精神学者、神経科学者、その他の専門家たちが、神経行動や神経学業的障害を持つ子供たちが学業において困難な状況にあることをすでに記述しています。ある教科ではよい成績、時には飛び抜けてよい成績を残し、またある教科ではあまり成績が良くない、もしくはクラスについていけないというのが、彼らの特徴の謎の部分なのです。どうしてこのようなことが起こるのでしょうか？　その答えは見つけられることなく謎のままでした。

　今まで私以外にこの問題が脳のバランスの崩れからくることに気づいた人間は誰一人としていませんでした。

　子供たちが学業で苦労する原因は、特定の学業タスクをこなす機能を備えた脳部位の発育が遅れていることにあります。たとえば、読書スキルにとても優れている子供がいたとします。ところが、その子供の聴覚システムのバランスに崩れがある場合、本を読んで理解する能力に優れていたとしても、耳で聞かなければならない学校の授業では、とても苦労をするということです。完璧な聴力を持っていたとしても、先生の言うことを統合して理解する脳部位がうまく働かないために先生の言ったことが理解できない、ということが起こるのです。読書学習には全く問題がなくても、言語説明が理解できないがために、授業についていくことが難しいのです。

　それぞれの学業科目の中で、得意科目と不得意科目を、左脳の能力が優先的に機能する科目と、右脳の能力が優先的に機能する科目とに分けて考えることができます。その中で特に不得意な科目を特定することで、不得意な原因を探し、それを改善することができるのです。

私は、とても多くの先生たちを知っていて、いつも会話しています。私は先生たち、特に20年、30年という長い間に渡って教育に携わっているベテランの方々を、とても尊敬しています。彼らは、この子供たちの不均一なスキルとその原因を突き止めるための調査研究の大きな鍵を握っている人たちだからです。そういった先生方と話す機会があるたびに、とても有意義な情報を得ることができます。

　教育者が、特定の部分に優れ、それ以外の機能に劣る子供に直面した場合、一般的な傾向は、優れている部分をさらに伸ばすように教育します。私が悪い部分に目を向けずに、良い部分を伸ばす教育方が実は一番良くないことであること、それは逆に、崩れている脳バランスをさらに崩してしまうスイッチを入れているようなものだと説明すると、ほとんどの先生方はなるほどと納得するのです。

　もしあなたの子供に、学校で良い部分だけを伸ばす教育が行われているようなら、それは止めさせなければなりません。この本を学校に持っていき、あなたがこの本を読んで知ったことを、先生に説明してください。あなたが勉強した知識を先生にも分けてあげてください。私の知る限り、新しい知識を得ることを好まない先生は一人もいません。

■ 何が期待できるのか

　第10章で紹介したエクササイズは、ブレインバランスプログラムの基本で、これを続けていけば時間とともに完全に、もしくはほぼ完全に子供の学業の問題が消失することでしょう。私は実際に、たくさんの子供たちが学業スキルにおいて、驚くほどの向上を見せたケースを見てきています。しかも中にはたったの12週間のブレ

インバランスプログラムの中で、成績が一気に2〜3段階よくなった子供もたくさんいるのです。

ただし残念ながら、このエクササイズで、脳バランスの崩れによって子供が今まで得ることができなかった知識のギャップが、勝手に埋まるわけではありません。親の皆さんが、先生と実際に会って、この問題について話をする必要があるでしょう。もし子供が持つ知識ギャップを明らかにして（どの教科のどの部分から理解ができなくなっているのかなど）補うことをしなければ、たとえ脳バランスが整ったとしても、引き続き同じ学業問題を抱えたままになる可能性があるのです。あなたが子供の学習障害を明確にして補うことができるように、この章では以下のことを説明していきます。

◎学業アセスメントチェックリストにて子供の左脳、右脳の学業の問題点がどちらにあるかを明確にする
◎子供の可能性にとって障害になっている特定の学業スキルを明確にするためのインストラクションを与えることで、学校の先生や塾、家庭教師と具体的な話ができるようにする
◎学業スキルエクササイズによって、知識ギャップを埋めるスピードを速める

■ 学業アセスメントチェックリスト

以下に、子供の左脳、もしくは右脳バランスが低い場合に、一般的に直面する30の難しい課題リストを挙げてあります。よく考えて、あなたの子供に当てはまるものにチェックをつけましょう。判断がつきにくい場合、学校の先生の話を聞くことができれば、それ

を参考にしたほうが確実です。

完全に右だけ、もしくは左だけに困難な課題が現れるわけではありません。片側だけの脳しか働いていないということは、稀な例外を除いては起こりえません。しかし、子供に脳のバランスの崩れがあるならば、チェックの数は必ずどちらかに偏るはずです。この結果を今まで行った、他のアセスメントの評価に加えて保管しましょう。

右脳バランス低下

- [ ] 数学論理（数学文章題）が苦手
- [ ] 読解力、語用論的スキルが苦手（主旨の理解、ストーリーの中で登場人物が何を考えているかなどを理解するのが苦手）
- [ ] ビッグピクチャー（大局）的な考えが苦手
- [ ] とても分析的で、考えを段階的に順序だてて処理する
- [ ] 冗談が通じない
- [ ] 誤字脱字などの間違いを見つけるのが得意
- [ ] 文字通り、言葉通りにとらえる
- [ ] 結論に到達しないでしゃべる
- [ ] 早熟型おしゃべり（とても早い時期によく喋るようになった）
- [ ] 早い時期から字を読むようになった
- [ ] 数字や文字に魅了されている
- [ ] 知能指数は高いが、スキルにばらつきがある
- [ ] 変わったことに興味がある
- [ ] 学習は記憶型のようである
- [ ] 列車の時刻表、テレビ番組、野球選手の名前と成績、世界の首都など、特別な事柄に対して膨大な細かい知識がある
- [ ] 非常に気が短い

- [ ] 話すときに声に抑揚があまりない（表情もあまりない）
- [ ] 声の大きさに無頓着（声が必要以上に大きい、もしくは小さい）
- [ ] 非言語コミュニケーションに欠ける（人の表情や、身体の表現が読めない）
- [ ] 考えていることを大きな声で話してしまう傾向がある
- [ ] 顔の前で話す（話すときの距離が近い）
- [ ] 本はよく読めるが、読むのは好きではないようである
- [ ] 分析的思考で、情報から分析的な推論を立てる
- [ ] 学業の困難さは、単語や言葉に強いことから学童初期にはわからず、後期になってわかってきた
- [ ] リストを作ったり、プランを立てるのが好きである
- [ ] ルールは疑問を持たずに守る方である
- [ ] 単語・スペルや算数・数学の数式は簡単に覚える
- [ ] 参加型より観察型である
- [ ] 何か新しいことをする（新しい物を使う）には説明書をまず読む方である
- [ ] はじめに困難になった科目は数学である

Total ＿＿＿＿

左脳バランス低下

- [ ] ビッグピクチャー（大局）的なスキルが得意である
- [ ] 感性的思考（感性で動くタイプ）
- [ ] 抽象的観念を自由に関連づけることができる
- [ ] 分析的スキルに乏しい（物事を細かく分類することが苦手）
- [ ] 他の人がしていることや、なぜ決まりがあるのかなどを詮

索するのが好き
- [ ] 優先順位をつけることが苦手である
- [ ] 何か新しいことをする（新しい物を使う）際に説明書を読む方ではない
- [ ] ごく自然に何かを創作する能力があるが、その能力を発達させるには努力が必要
- [ ] 観察型より参加型である
- [ ] 単語や文字、数字などを飛ばしたり、間違って読んだりすることが多い
- [ ] 子供の頃、色や物の名前、文字などを覚えるのが苦手だった（遅かった）
- [ ] 学習するには何度も主旨を聞いたり読んだりする必要がある
- [ ] 学校の成績は学年が上がるにつれて下降気味だった
- [ ] 学校の勉強に対して一貫性が見られない
- [ ] 話し始めるのが遅かった
- [ ] 言葉を発音することが難しいようだった（発音が下手）
- [ ] 小さい頃、かなを覚えるのが苦手だった。子守唄や歌が苦手だった
- [ ] 考えるより先に動いている
- [ ] ケアレスミスが多い
- [ ] 読みが遅い。間違って読んだり、飛ばして読んだり、同じ言葉を繰り返して読んだりする
- [ ] 単語や文字の順序を逆に書くことがある
- [ ] 数学計算が弱く、数えたり、割り算の長除法（筆算）などの計算が苦手
- [ ] 通常より多く中耳炎などの耳の感染症になった

- [ ] 正確な情報の記憶力が弱い
- [ ] 学校成績があまりよくない
- [ ] 口頭のテストが得意でない
- [ ] 説明は何度も聞かないとわからない
- [ ] スペルが弱い
- [ ] テストはあまり得意ではない（説明をよく読まず、質問の意味を取り違えることが多い）
- [ ] 記憶力が弱い

Total ＿＿＿＿

学業的マイルストーンアセスメント

脳の発育バランスの崩れは度々早い時期に現れるため、（中には生まれる前から現れている子供たちもいる）その兆候は考えてみると思い当たることが多いでしょう。

下記に、言語や口語発達に属するマイルストーンを挙げてあります。よく読んであなたの子供がその特定のスキルを取得した年齢を思い起こしてみてください。書き残して記録したりする必要はありませんが、チェックしておくことで記録に残しておくのはよい考えかもしれません。これも子供が、FDSを持っているかどうかのアセスメントツールのうちの1つであり、左右脳のどちらのバランスが低いかを判定するための材料なのです。

生後6ヶ月の子供は

- [ ] たくさんの違う音を発声する。笑う、コロコロといった、うがいのような喉から出る音やクーイングなどを出す
- [ ] 語気の違いに反応する。特に大きな声や怒っている声に反応する
- [ ] 新しい音に反応してそちらに顔を向ける。たとえばおもちゃのカラカラいう音、ギシギシいう音、歌など
- [ ] 注意をひくためにバブバブ、プー、ブーなどの音を出す
- [ ] しゃべりかけられたら笑い返す
- [ ] 何かの必要性を音やジェスチャーで知らせる

生後8ヶ月の子供は

- [ ] 呼ばれた名前に反応する
- [ ] 少なくとも4つかそれ以上のはっきりした違った音色を発する
- [ ] 「だ」「か」「ば」などの音節を発音する
- [ ] 自分の声や他人の声を聞いている
- [ ] いくつかの音を真似る
- [ ] 「だめ」という否定の言葉に反応する
- [ ] 「いないいないばー」などの簡単なゲームに反応する

生後10ヶ月の子供は

- [ ] 「ママ」「パパ」などの、必ずしも特定の人間に当てはまらないとしても、言葉を発する
- [ ] 注意をひくために、泣くのとは違う強めの声や引き伸ばした高い声などを発する
- [ ] 音節をつなげて言葉のように聞こえる短い、または長い音

を組み合わせた音を発する
- [ ] 特定の音節や、音の並びを繰り返す

生後1年の子供は
- [ ] 自分の名前を認知して名前を聞くとそちらへ振り向く
- [ ] 「ママ」「パパ」、それに加えて2,3語発音する
- [ ] 親しみがある言葉や動物の鳴き声などを真似する
- [ ] 単純な指示など、たとえば「こっちおいで」などが理解できる
- [ ] 「バイバイ」の意味がわかり、手を振ることができる
- [ ] 親しい人と適切にアイコンタクトができ、親しみを表現することができる
- [ ] ドアチャイムや犬の鳴き声などに反応する
- [ ] 言葉が物を示すための記号だと理解する
- [ ] 「だめ」の意味が、たとえ子供はそれに従わないとしてもわかっている

生後18ヶ月の子供は
- [ ] 5〜10の言葉、たとえば人の名前や親しみがあるものの名前が言える
- [ ] 必要性や、欲しい物などのいくつかの言葉表現ができる。たとえば「もっと」など
- [ ] 指差しやジェスチャーで欲しい物を示す
- [ ] 2つの単語を組み合わせ始める。たとえば「ママこっち」
- [ ] 大まかな身体の部位を指し示すことができる
- [ ] 親しみがある物や人の写真を認知できる
- [ ] よく遊んでいるおもちゃなど、親しんでいる物を言われれ

ば、たとえ隣の部屋からでも取ってくることができる
- [ ] 音や言葉を真似するのがうまくなってくる
- [ ] 名前を呼ばれると反応する
- [ ] 簡単な曲を歌ったり、ハミングしたりできる
- [ ] 静かな話し声に聞き耳をたてて反応できる

2歳の子供は

- [ ] 2,3語の文、たとえば「欲しくない」「行きたくない」などを使い始める
- [ ] 200〜300語のボキャブラリーを持ち、150語ほどを日常的に使う
- [ ] 親しい人に親しみの表現を見せる
- [ ] 親しみのある物や身の周りの行動など、単純な要求や欲求を指差すのではなく言葉で表現できるようになる
- [ ] 自分のことを名前で呼べるようになる
- [ ] 「なんで?」「どうして?」などの質問をするようになる
- [ ] 簡単な質問や指示などが理解できる
- [ ] 親しみがある写真や絵を名前で呼ぶことができる

2歳半の子供は

- [ ] 家族やその他の親しい人の名前を覚える
- [ ] 400語のボキャブラリーを持ち、親しみがある物や絵、写真などを名前で呼ぶ
- [ ] 自分の名前を言うことができ、自分が何歳かを指で示せる
- [ ] 否定の意味とは限らないが「ううん」「いや」などの言葉を使う
- [ ] 自分のことを名前ではなく「わたし」「ぼく」などで表す
- [ ] 「どこ?」などの質問に答えられる

- [ ] 「ぼくがする」「わたしがする」などの短い文を常に使うようになる
- [ ] すべて正しいとは限らないが、過去形を使いだす
- [ ] 他の子供や大人に話しかける
- [ ] 少なくとも3種類の色が判別できる
- [ ] 「大きい」「小さい」の違いがわかる

3歳の子供は
- [ ] 語句の間違いや発音の違いがあったとしても、知らない人にも理解されるようにしゃべることができる
- [ ] 1000語近くのボキャブラリーを持つ
- [ ] 少なくとも1種類の色を言えて、その他の主要色を合わせることができる
- [ ] 朝と夜、男と女、大きいと小さい、外と内などのコンセプトが理解できる
- [ ] 2段階の指示、たとえば「おもちゃを取ってきて、この箱の中にしまいなさい」などに従える
- [ ] 親しみがある歌が歌える
- [ ] 自分や人によくしゃべりかける

4歳の子供は：
- [ ] 1500語のボキャブラリーを持つ
- [ ] 4〜5語の文を話す
- [ ] やや複雑な文を話し始める
- [ ] 複数、短縮、過去形を使い始める
- [ ] 「なぜ？」などの質問をよくする

- [ ] 単純な「誰?」「どこ?」「なに?」の質問に答えられる
- [ ] 目に見えていないものなどに関する指示に従うことができる
- [ ] 簡単な図形、「まる」「しかく」などを判別できる。原色を判別できる
- [ ] 抽象的なコンセプトを想像しながら話すことができる。たとえば「サンタさんがプレゼントくれるといいな」など
- [ ] 紙に線や円などを写し取ることができる
- [ ] 短い話に集中し、その話に関する質問に答えることができる
- [ ] 家や幼稚園でのほとんどの会話が理解できる
- [ ] 家や幼稚園で起こった出来事を関連づけることができる

5歳の子供は:
- [ ] 2000語のボキャブラリーを持つ
- [ ] 5,6語を含んだ文章を話す
- [ ] 原因と結果や時間的な関係の説明のようなやや複雑な説明を含む、違ったタイプの文章を使う。たとえば「もし僕が太郎ちゃんをぶったら怒られる」や、「私は昼ご飯を食べたらクッキーを食べられる」など
- [ ] 過去形、現在形、未来形を使う
- [ ] 10まで物を数えることができる
- [ ] 物が何のために使われるか、何でできているかを理解する
- [ ] 空間的な理解が深まる、たとえば後ろ、遠く、近く、上下
- [ ] 対極するコンセプトを把握する、たとえば硬い⇔柔らかい、長い⇔短い
- [ ] 新しい情報を得るために質問をする

- [ ] 人にとっての右左は無理であっても自分にとっての右や左を理解する
- [ ] 感情、夢、希望など抽象的な考えを表現できる
- [ ] 簡単な絵を描ける
- [ ] 自分の名前を書ける
- [ ] 少数の子供たちは読み書きができるが、今の段階では正常なスキルとは考えない

■共通する一般的な学習障害の症状について

あなたの子供がこれらの特徴が当てはまるかどうか思い起こしてみてください。気づいたことにチェックして記録として残しておきましょう。

保育園
- [ ] 他の子供に比べて言語が遅れている
- [ ] 発音に問題がある
- [ ] 単語の発達が遅い
- [ ] コミュニケーションをとる言葉が適切でない
- [ ] 韻を踏むことがうまくできない
- [ ] 数字、かな、日にち、曜日、色、形などの学習が苦手
- [ ] ひどく落ち着きがなく、気が散りやすい
- [ ] 周りの友達と関わることに問題がある
- [ ] 説明やルーティーンに従うことが難しい
- [ ] 細かい運動スキルの発達が遅い

幼稚園から4年生

- [ ] 文字とその音との関係の学習が遅い
- [ ] 基本的な言葉「走る」「歩く」「食べる」「したい」などが混ざってしまう
- [ ] 文字を逆さに書いたり、単語の文字を入れ替えて読んだり、読み書きをよく間違える
- [ ] 数字の順番を入れ違えたり、数式のサインを勘違いする（＋、−、＝など）
- [ ] 事実の記憶力が弱い
- [ ] 新しいスキルの学習が遅く、記憶に頼る
- [ ] 衝動的である
- [ ] プランを立てることが苦手
- [ ] 鉛筆を持つのが下手
- [ ] 時間のコンセプトがわからない
- [ ] 運動調整がよくない
- [ ] 自分の周りの（物理的な）状況が把握できない
- [ ] 事故（転んだり、ぶつかったり）によくあう

5年生から中学2年生

- [ ] 単語の文字の順序を逆にする
- [ ] 接頭語、接尾語、語幹、語句の綴り方の理解が遅い
- [ ] 音読することを嫌がる
- [ ] 文章題が苦手
- [ ] 字を書くことが苦手
- [ ] 不自然な鉛筆の持ち方をする
- [ ] 文書を書く課題を避ける

- [ ] 事実（過去の出来事など）を思い起こすことが苦手
- [ ] 友達を作ることが苦手
- [ ] ボディーランゲージや表情を読み取ることが上手でない

中学3年生から高校3年生
- [ ] 単語の綴りに弱い、もしくは同じ単語を同じ文章の中で何度も書き違える
- [ ] 読み書きの課題を避ける傾向がある
- [ ] 要約、かいつまんで説明することが苦手
- [ ] 自由回答質問が苦手
- [ ] 記憶スキルが弱い
- [ ] 新しい状況に対応することが苦手
- [ ] 課題を消化するのが遅い
- [ ] 抽象概念を把握することが苦手
- [ ] 細部に注意を払えない、もしくは払いすぎる
- [ ] 情報を間違って理解する

■ 成績表から読み取る

　成績表には、実は子供の脳の発育の様子をうかがうヒントがたくさんあるのです。ただ評価の数字を見て、どの教科がよくてどの教科がよくないのかだけを読み取るだけでは十分ではありません。その成績の根底にあるものを見つけなければなりません。なぜかというと、純粋に左脳だけ、もしくは右脳だけを使う教科は、ほぼ存在しないからです。すべての教科にそれぞれの脳半球のスキルが、1つのセットとして働くのです。これが脳全体が一体となって働く必

要があることの、1つの明らかな理由なのです。

初期の評価表の読み方

評価表を読むにあたっての重要なヒントとして、特に保育園や幼稚園においては、主観的な要素がやや強い傾向にあるということです。保育士や幼稚園の先生の主観的な観点に偏る傾向があるのです。しかし、その中でも読み取る材料がたくさん隠されています。評価表を読む際に、自分に問いかけてみてください。

- ☐ 基本的な土台となるスキルを習得しているか。形、色、文字、数字など、もしうまく習得できていなかった場合、通常これは左脳の発育バランスの崩れの初期のサイン
- ☐ 評価表が学習能力の基本になる部分に問題がある、もしくはほとんどの先生が、子供の行動や態度に対してのコメントをしている。行動の問題は、通常右脳の発育バランスの崩れ、学習能力の問題は、左脳の発育バランスの崩れと関係している。
- ☐ 基本的なスキルを習得してはいるが、集中力が長く持たない。クラスの邪魔をするなどの指摘を受けている。これは、通常右脳の発育バランスの崩れの特徴。

その他の成績表について

子供が小学校、そして中学校に進学すると、成績表は試験の結果、クラス内での活動、宿題などを中心に評価されるようになります。これは初期の評価表よりも客観的な評価になります。しかし、やはり評価表をただそのまま読むだけでは十分ではありません。アメリカでは州の数ほどの違った種類のテストがあります。

子供たちが我々のセンターに来ると、必ず成績表を見せてもらいます。そのうえで、我々のセンターではもっと完全で客観的な成績表を改めて利用します。

　我々が使うのは、評定された学業成績をはかるためのテストです。学校で使うその種のテストはたくさんありますが、最も広く認知されているのがWechsler Individual Achievement Test II（短くWIAT II）、そしてWoodcock Johnston IIIでしょう。私は個人的にはWIATのほうがよいと思います。

　忘れないでほしいのは、完全に左脳だけ、もしくは右脳だけを使う教科は1つもないのです。たとえば、「読み」はとても重要なスキルです。ほとんどの先生や親は、子供が読めるか読めないかで判断をします。しかし、これらの評定されたテストを使うと、特定の読みのスキルは良くて特定の読みのスキルがよくないという、細かい部分が判明するのです。従来の見方では、読みのスキルが弱いならば、すべての読みのスキルが弱いであろうと考えますので、読みのスキルの種類によって、違いが生じるという事実はつじつまが合わず、満足がいく説明もありません。しかしながら、我々はこれらのスキルを、左右脳の機能で分類して分析することによって矛盾を解決しています。FDSの子供の成績の偏りは、明らかに右脳、もしくは左脳機能に偏っているのです。

　次に、学業テストがどのようにデザインされているのか、そして我々がどのようにそれを分析するのかを示します。それはあなたにもできることです。親として子供のテスト成績を先生に尋ねることは権利として認められるべきであり、学校に申し出ることに何の問題もないはずです。あなたがブレインバランスセラピーの中で、我々がするのと同じように成績表を分析すれば、驚くほどに新たな部分（脳機能に関した新たな発見）が見えてくるのです。もし子供に家庭

教師をつけているなら、その情報によって、家庭教師が教える際にどの部分に集中しなければならないかを知る、とてもよい材料になります。

宿題を簡単にするために

脳のバランスが崩れている子供たちは、一般的に宿題を計画的に行うのに奮闘することが多いようです。親の皆さんにしてみれば、ほんの少しの宿題であっても大変な作業ですし、夜の宿題の手伝いが何時間もかかることもあるでしょう。その原因には、おそらくたくさんの複合要素が絡んでいます。次のリストが、ロードブロック（障害になる物）と、宿題の時間をもう少し喜ばしい時間にするために、あなたができることです。

宿題ロードブロック

感覚の負荷過剰と集中力の問題。 もし子供がADHD、もしくは感覚処理障害であれば、正常な音や動き、たとえば、ドアのノック音や兄弟がすぐ近くで遊んでいるなどが、宿題を終わらせる能力を奪ってしまうであろうことは周知の事実でしょう。そして、子供がすでに学校でのストレスによって、感覚の負荷が過剰になっていたとしたら、宿題をする時間になる頃には、彼の頭から湯気が立ち始めるのも当然のことでしょう。

学習障害と好み。 たとえあなたの子供が学習障害の診断を受けていなかったとしても、処理障害や学習の好みなどによって、宿題を簡単に終わらせる能力に影響を与えている可能性もあります。

認知遂行機能スキルに乏しい。 認知遂行機能は、予定、優先順位をつける、そして達成するといった、洗練された能力に関連したスキルの集まりを制御する能力です。その能力が弱いと、継続して最後まで遂行することを妨げます。

宿題ソリューション

オーガナイズされた構造を作る。 毎日宿題を終わらせるのに必要なお決まりの場所をセッティングし、必要なアイテムを覚え、宿題を学校に持っていくプロセスを作り出す。必要であれば、忘れ物をすることで起こるフラストレーションを未然に防ぐため、学校と家とで同じことができるように、デュープリケート（複製）を作る。たとえば、分度器、計算機やその他の必要なアイテムを、学校と家とにそれぞれ置いておくことも必要かもしれません。

学校とコミュニケーションをとる。 学校の先生と連絡を取り、先生が宿題をうまく終わらせるアイデアがあるかどうかを聞いてみる。もし可能ならば、毎晩あなたの子供が宿題を終わらせるために必要な時間が、どのくらいであるべきかの同意を得るようにする。もし単語に優れていて、算数に遅れているのならば、先生に助言を求め、うまく宿題ができるやり方を考える手伝いをしてもらいましょう。

できる限り気が散らないようにする。 学校が終わって帰ってきて、お腹が空いていないかどうかをまず確かめ、必要ならば健康的なおやつを用意する。そして兄弟たちにも、たとえ彼らに宿題がなくても、宿題のための「静かな時間」を作る協力を得る。勉強する机の周りが整頓されているかどうか、そして宿題を終わらせるために必要なものが、すべて

揃っているかどうか確認する。

感覚負荷が最小限になるようにする。学校が終わったら、宿題の前に、少し休ませましょう。小さい子供には、ブランコ（または、ゆらゆら動くものに乗せる）などが、逆だった神経をなだめ、感覚をオーガナイズするのにとてもよい方法です。大きな子供であれば、片づけを静かに行う、軽い運動をする、もしくは本を読むなどです。スクリーンタイム（テレビ、タブレット、携帯などを使う時間のこと）は、どのような形であれ、宿題が終わるまでは許可しない。

スケジュールを作る。子供と相談しながら、毎日宿題を始める時間を決める。放課後の活動によってスケジュールは日によって変わるかもしれません。後で子供が混乱したり、変更の交渉をしたりしないように、スケジュールをどこかに貼っておきましょう。

いつでも反応できるように。しばしば、学習および行動障害の子供たちは、今やっていることを継続する集中を保つために、あなたの助けが必要になります。質問があれば答えられるように、そして子供の成功のために、いつでも手を差し伸べる準備があることを知らせてあげましょう。

子供に幾分かの選択肢を持たせる。宿題の順序や、宿題をする静かな場所など、子供にある程度選択する許可を与える。自分でコントロールできることが、フラストレーションを軽くします。

大きなタスクは、小さく分ける。子供が何かのプロジェクトなどの締切に追われていたとすると、そのタスクの大きさにプレッシャーを感じているかもしれません。もしそうなら、タスクを小さく分ける手伝いをして、それぞれをスケ

ジュールに記入してこなしていきましょう。

休憩、身体を動かす。 集中力や感覚に問題がある子供たちは、立ち上がったり、揺れたり、少し動き回ったりすることを容認してあげるといいかもしれません。そしてまた勉強に戻る。彼らは長いセッションよりも、短く分けたセッションのほうがやりやすいかもしれません。タイマーなどを使い、子供が勉強と休み時間のスケジュールに沿って、宿題をするように確かめましょう。

子供の学習スタイルを考える。 ある子供は視覚学習型で、チャート、グラフ、パズル、そして絵などを使って新しいコンセプトを学ぶことが得意なようです。また、ある子供は言語学習型で、音読をすることで、テストの準備の手助けをしたりすることなどを考えましょう。あなたの子供の学習スタイルを知り、その方法で宿題をする方法を考えてあげることで、子供のフラストレーションを軽減することができます。

成功を褒める。 子供が1週間きっちりと宿題を終わらせた場合には、ご褒美をあげましょう。ご褒美は、家族で出かけるとか、少し余分にスクリーンタイムをあげるなどです。そして、あなたが子供の努力と達成に感謝していることを伝えましょう。その日その日の、「よくできました」も大切です。

家庭教師や宿題グループなど。 ある子供たちは、宿題を終わらせるのに、(親以外の)別の形の監督下に置かれる方が反応がよい場合があります。加えて図書館や、大手ブックストアーなどの閲覧室などで宿題を終わらせることも、よい案かもしれません。宿題との戦いを、できるだけ効率的に、

> 簡単に終わらせる新しい考えを試みるときには、子供の性格を考えて、創造的になりましょう。

■ 成績表をブレインバランス基準で分析する

WIATは、9種類の基本的なカテゴリーに分けられ、それぞれのカテゴリーはさらに細かい下位集合に分類されています。我々は、これらほとんどのカテゴリーの下位集合要素を、右脳と左脳スキルのセットとして分類することができています。下記の情報をもとにして、あなたの子供の学業テストを、自分なりに分析してみてください。学校のほとんどのテストは、WIATに似たフォーマットを使っていますので、それぞれの学校で評定されて使われている学業テストにも、この情報は十分役に立つはずです。WIATの誤回答分析セクションでは、それぞれのカテゴリーは、さらに細かくいくつもの下部集合に分けられています。子供の成績表をもらうときには、この誤回答分析票も一緒に受け取り、注意深く分析することをお勧めします。分析票の読み方に疑問があるようであれば、プロフェッショナルの助けを借りましょう。その誤回答分析票とここに示したガイドを見比べれば、右脳、左脳の遅れがはっきりとそこに表れてくるでしょう。

1. 読書（朗読）

このカテゴリーでは子供がどれだけ文字を読むことができるかを判定します。音韻認識能力、もしくは解読能力とも言われており、これらは主に左脳スキルです。何をテストしているのかを細かく分け

ると以下になります。

文字認識：スモールピクチャー的な詳細なもので、左脳スキル。認識は記憶と深い関係があり、詳細記憶は左脳スキルです。文字は、子供がそれと関連する特別な音と関連付けることができれば、簡単に認識できるものです。読書障害では一般的に文字の入れ替えや裏返しなどが多く起こり、音韻認識に問題があることで文字を記憶することが難しいのです。

音韻認識：これも左脳スキル。子供が言葉を認識するためには、言葉が作り出すすべての音を聞き分けることができなければいけません。この機能は優れた聴覚機能が必要で、それによって子供はすべての個別の音を聞き、すばやく統合することができるのです。ところが左脳の聴覚サーキットのスピードが遅いと、すべての音を聞き取ることができず、言葉が意味をなさない現象が起こります。

かな（文字、音知識）：左脳スキル。文字はシンボルの一種であり、左脳の統合スピードに依存している。

単語認識の正確性：左脳スキル。単語を記憶し認識するのは、基本的に文字認識と同じです。文字認識、単語認識のどちらが欠けてもよくない重要なスキルです。

単語認識の自動化：脳が何かを学習すると、その情報の取り出しはオートマチックになるべきです。何かを学習して記憶するには、脳が何度も繰り返しその言葉なり内容に触れなければなりません。左脳は意識学習センターです。もし子供が単語を読めなければ、繰り返し意識学習をした結果として起こるべき記憶の構築が起こらず、情報として保管されず、必要なときに呼び起こすことができません。

まとめ：読書（朗読）は明らかに左脳スキルです。

2. 読解

このカテゴリーは文章を読み、書かれている内容の意味を読解する能力を判定します。

読解は、一般的に右脳のスキルです。しかし読解力を高めるためには、左右両方の脳が働いていなければなりません。読解力の問題は、右脳バランス低下の子供たちの中で特に際立っている問題の中の1つです。ほとんどの親の皆さんは、子供たちが物語の暗唱ができて、細部を記憶することができていれば、その内容を理解できていると思っています。ところが、そうではないのです！詳細記憶は左脳機能であり、文章を読解し、内容を理解するのは右脳機能なのです。誤回答分析をしてみると、この差がはっきりとするでしょう。

文字通り理解： ほとんどの右脳バランス低下型の子供たちは直訳的であり、意味の解釈はそのまま文字通りです。彼らは、1つの単語が1つ以上の意味を持つことがあることがわかりません。言葉の持つ違った意味の理解は、非言語の手掛かりによるものが多く、たとえば同じ言葉でも、イントネーションの位置によっては平叙文になったり、疑問文になったりしますが、その違いを理解することが右脳バランス低下の子供には難しいのです。

推測理解： これは文字通り理解と正反対の右脳スキルです。このスキルによって読書が面白いと感じます。「推論する」とは、明示されていない何かを推測することで理解できるという意味です。これは読解力に本来内在しているスキルです。

子供に物語を読んでいるときに、物語の内容についての質問をしてみるといいでしょう。「なぜ魔法使いは白雪姫にそういったの？」というように。

語彙理解： 単語の意味を理解するには、左右両方の脳スキルが必要とされますが、基本的には右脳スキルです。細部ということでは左脳

のようですが、実は単語の本当の意味を理解するためには、文脈、背景、文の中の前後関係などを理解せねばならず、それは右脳スキルなのです。

読み率：スキルとしては基本的に左脳スキル。上手にできるためには、いくつかの要素が関与します。読むための視運動の調整機能は右脳機能で、すばやく順序立てた視運動には左脳スキルが関与します。

音読精度：文字認識と同じで左脳スキルです。

音読流暢度：スピードと流暢さは、自分の頭の中で読んでいても、口に出して読んでも左脳スキルです。

音読理解：基本的にはビッグピクチャー思考が必要なので右脳ですが、細部の記憶呼び起こしは左脳スキルです。

文脈内言葉認識：左脳は内容（詳細、事実）、右脳は文脈（意味、ビッグピクチャー）です。

主題の理解：主題の理解はビッグピクチャーであり、右脳スキルです。子供は一歩下がって全体を眺め、すべてのパーツを組み合わせることで全体的な意味を突き止める、いわゆる「グローバルな処理」ができなければなりません。細部にこだわりすぎてしまう子供はこれができません。

まとめ：上記した9種類ある読解の下位集合の中で、4種類は主に左脳のスキルで、5種類が主に右脳スキルです。もし読解力に問題があるのならば、9種類の中のどのスキルによって問題が起こっているのかを細かく見る必要がありますが、読解はほとんどの場合右脳スキルと考えていいでしょう。

3. 擬似語解読

音読された言葉に対してのスキルをはかります。以下の下位集合

があります。

◎音韻解読
◎手掛かり処理

　これらは両方とも左脳スキル。検査するにあたり、WIATでは擬似語(偽語)を使います。理由は子供たちがすでにそれらの言葉を知っている可能性があるからです。この能力はほとんどが左脳の聴覚処理機能によるもので、問題がある場合はブレインバランスプログラムの聴覚エクササイズを通して、自然に回復することがわかっています。
　まとめ：擬似解読は明らかに左脳スキル。

4.数値演算
　このカテゴリーは子供が数字を識別し書く能力と、簡単なすべての主な数値演算を解決できるかどうかを評定します。以下の下位集合に分けられます。
　数え：この基本的な数学機能は直線的で理論的、そしてスモールピクチャースキルで、まさに左脳スキル。
　1対1対応：詳細、左脳スキル。
　数値識別、筆記：文字認識と同じで左脳スキル。
　計算：基本的な演算機能で、左脳スキル。
　分数、小数点、代数：左脳は、新たなデータと似通っているすでに学習し記憶している情報を比べて、どこかに共通点があるかどうかを分析することに優れています。特にステップを踏む代数に適していて、左脳スキルです。
　まとめ：読書と一緒で、数値演算は基本的に左脳スキル。

典型的な数学の天才

数学の才能は、神経心理学者たちにとって魅惑的な興味の的で、若年における高度な数学推論能力と定義されており、それを持つ極めて優れた数学天才児についてはいくつかの特徴があります。

◎女性よりも男性の数が多い
◎50%は左利きか、両利きです
◎50%以上が（一般の2倍の割合で）アレルギーを持っている
　これは脳バランスの崩れのサインであり、それは右脳機能の亢進と左脳機能の低下のサインです。

5. 数学推論

このカテゴリーはコンセプト知識を評定します。グラフの解釈、文章問題解決、そしてパターン識別を使いながら数学的に推論をしていく能力です。数学推論は右脳機能である空間スキルと心的回転スキルを使います。右脳が強い傾向のある男性は、特に小学5年生から高校生までで、一般的に高レベルな数学概念に優れている傾向があります。男性は統計的に女性よりも数学セクションでSATの得点は高い傾向にあるようです。他の研究では、女性は基本数学スキルでは男性よりも優れているという結果が出ています。

概念的知識は一般的にビッグピクチャーなので、抽象的タイプのスキルで、かなりの割合で右脳スキルです。理由づけ、推論スキルが必要とされる数学では右脳スキルの要素が高くなります。

複数ステップ問題解決： ステップを踏んだ説明に沿って考えるのは、順次的、連続的スキルで左脳スキル。

金銭、時間、測定： 空間と時間の関係を理解することを、視空間数

学スキルと呼び、アインシュタインが天才の名を手にした分野です。相対性理論を公式化するのはおそらく今までで最も大きな「ビッグピクチャー」でしょう。

地学： 物を3次元で想像し、頭の中で回転させる能力はとても空間的な能力で、右脳スキル。この能力は右側の眼窩前頭前野がつかさどり、そこは男性がまず初めに発達する脳部位です。

グラフ、チャートの理解と解釈： 詳細、詳細！数字やグラフの理解はまさに左脳。アスペルガーと診断された子供たちが特に優れていることが多いのがこの能力です。

統計と可能性： このスキルは特定の正確なルールに沿うことが不可欠で、これが論理の定義です。パターン認識スキルで、左脳の機能です。

予測： このスキルは直感的で抽象的な考えが不可欠で、直感的、抽象的どちらとも右脳です。

パターン識別： このスキルはコンピューターゲームなどで遊ぶときに使われる左脳スキル。

まとめ： 読解と同じように、数学推論には両方の脳半球の働きが大切です。数字を扱う数学だから左脳というほど単純に結論づけられないのです。このカテゴリーは詳しく見ていかなければ本質を見抜けません。しかしながら、数学推論は一般的に右脳機能です。

6. スペリング

このカテゴリーは文字や単語を覚える子供の能力を判定します。下位集合は以下のとおりです。

◎アルファベットの原則
◎綴られた規則的、不規則的単語

◎綴られた同音異義語

まとめ：一般的に、スペリングは左脳スキル。

7. 文書表現

このカテゴリーは子供の文章の段落や節を作る能力や能弁などの文章力を判定します。下位集合は下記のとおりです。

タイムドアルファベットライティング：これは微細運動スキルと文字を順番に呼び起こす能力が必要で、両方とも左脳機能。

能弁（流暢に書く）：言語の流暢さは、やはり左脳機能。

段落結合：節や段落を結合させるには、意味を引き出しコンセプトを引き立たせる能力が必要です。左脳は段落を作ることはできますが、それを意味が通るように、そしてコンセプトを際立たせるように組み合わせることは、ビッグピクチャー的な右脳機能です。

段落作成：クリエイティブに段落を作り出す能力は右脳の機能です。

言語および視覚ヒントに反応して書く：これはまさしくイマジネーションと直感的思考に関連した能力。ヒントを出している人が、何を意図しているかを直感で考える能力で、非言語スキルが必要となる右脳機能です。

説明書き：整理、語彙、テーマ、基本的な文章を書くメカニズムを発達させる能力を評定します。誰か他の人が読む説明文を書くときは、相手が理解できるように相手の立場に立って考えて書かなければいけません。これは右脳機能です。

流暢に書く：これは単語数によって評定される左脳スキルです。

まとめ：このカテゴリーは十分に注意を払って審査すべき部分です。なぜなら、右脳スキルと左脳スキルの両方が必要とされる部分だ

からです。しかしながら右脳機能が、一般的には文書表現で満足のいく成績を得るために最も大切です。読み手が文章を通して何を考えるかを理解することが、文書表現の本来の意味なので、そのためには書かれている考えが、読み手の感情やフィーリングに直接訴えかけることが必要になるので、右脳スキルが必要となります。ボキャブラリーや、文章を書く基本的な機能は左脳スキルを必要とします。

8. ヒアリング

このカテゴリーは子供が詳細なヒアリングができるかどうかを判定します。この能力は左右の脳の様々なスキルが必要とされる部分です。下位集合は次のとおりです。

表現語彙：スピーチセンターは左脳に位置していることから、左脳の機能。

推論聴解：聞き取りと推論する能力は、直感的な考えや非言語スキルなどが要求されることから右脳スキルです。

まとめ：高度なヒアリングスキルには左右両方の脳スキルが必要になるが、一般的にヒアリングは右脳機能と考えていいでしょう。

9. 口頭表現

このカテゴリーは、子供が物語を創る能力と、視覚や口頭手がかりから方向を見つける能力を判定します。左脳スキルのように思われるかもしれませんが、実際にははっきりと区切りをつけることが難しいエリアです。下位集合は次のとおりです。

流暢に読む：これはまさに左脳スキルです。

文脈上の情報の聴覚による短期呼び起こし：短期記憶を使うことであり、そのためには注意を払うことが必須です。これは右脳スキル

です。

物語作成：聞き手や読み手を意識してイメージを創るスキルが必要なので、右脳機能です。

道順を教える：このスキルには明らかに空間知識が必要とされ、右脳機能です。ところで、多くの男性は右脳が利き脳で、それが理由で方向感覚に優れている傾向があります。右脳優位な場合、ノンバーバル（口数が少なく）になり、道に迷った場面でも人に道を聞こうとしないのはそれが理由です。

シークエンスタスクのステップ説明：シークエンスタスクは、段階的に順を追うタスクであり、左脳機能です。

順を追ってタスクをこなす：これは明らかに左脳が得意とするスキルです。

まとめ：私は右脳バランス、左脳バランスの崩れがある子供たち両方に、この分野のテスト結果が思わしくないケースをたくさん見ています。ブレインバランスプログラムの結果、この分野で飛躍的な進歩——それこそ10学年レベル——が見られるケースもたくさん見ています。

その中でも、最も飛躍的な進歩が出ているのは、右脳バランスの崩れがある子供たちです。

■認知スキルを高める

説明したようにWIATの結果を分析することで、あなたの子供の学業能力の欠如部分がはっきりと浮かび上がってくることでしょう。この欠如部分が、思わしくない学業成績の根底にあるものです。これを改善するには、特定の欠如部分に合わせて、できるだ

け頻繁に特定のドリル学習をする必要があります。全学年すべてのドリルをここで紹介することは、この本の本来の目的ではありませんが、それぞれのスキルを向上させるために、特別にデザインされているワークブックが出版されています。たくさんあるのはティーチングリソース関係でテキストブックではないですが、大手の本屋さん、もしくはインターネットを通して購入することができるでしょう。これらのワークブックは、特定の学年の特定の教科スキル別にたくさんのドリルを掲載しています。以下に、いくつか例を紹介します。これらは4年生レベルを基準にしています。

文字通り理解エクササイズ

このエクササイズをするには、まずあなたの子供に合った読みレベルの本を使いましょう。大切なポイントは、子供が読んでいる一節の主題が理解できているかどうかを見極めることです。

子供が集中できるように、静かな環境で、落ち着いて座って本の一節、もしくは以下の様な記事を読んであげます。たとえば次のような感じです。「世界中で使われている塩の中で、食べ物をおいしくするために使われているのは、ほんの少しなんだって。それ以外にもたくさんの塩の使い道があるのを知ってる? たとえばアメリカでは、いろいろな塩の使い方の中でも一番多いのが、車が滑らないように道の雪や氷を解かすために使うことなんだって!」

そして、何問か子供に質問してみましょう。たとえば、
アメリカではお塩は何に使われている?

1.2種類の方法
2.雪を溶かす
3.雪を壊す

推測理解エクササイズ

このエクササイズは、文章の中の漠然としたヒントから、筆者が何を言いたいのかを探し出す能力を練習します。つまり、「行間を読む」こと。ジェスチャーゲームのように面白いエクササイズにすることができます。

たとえば、トミーが、遊び場でたくさんの子供たちが集まっているのを見つけました。子供たちが何をしているのかを確かめに近くまで行くと、真ん中でお母さんが子供の似顔絵を描いていました。トミーは似顔絵を見てこう言いました。「僕の似顔絵も書いてほしいな」。ここで次のような質問をします。「次のうちどれが間違いで、どれが正しくて、どれが推測でしょう？」

1. 誰もお母さんが似顔絵を描いているのを見ていない
2. お母さんが遊び場で似顔絵を描いている
3. トミーはお母さんが絵を描くのがとても上手だと思った

音読理解エクササイズ

子供が効果的に黙読を学ぶ前に、音読をして理解する能力を養わなければなりません。それは「本旨をつかむ」ということです。このエクササイズを使って、音読して理解する能力をテストし、さらに向上させましょう。以下のような例を使いましょう。

牡蠣の子供の大きさは、ピンの先ほどの大きさです。豆粒ほどの大きさになるまでに何ヶ月もかかり、1年で大人の約4分の1くらいの大きさに成長します。その後は1年に2.5センチくらいずつ成長して、3〜4年で大人の大きさになります。

このストーリーの主旨はなんですか？

1. 牡蠣が成長するのにどれだけかかるか
2. 牡蠣が何を食べるか
3. どうして牡蠣は成長するのが速いのか

　もう1つの例を示します。
　何百年も前には、鉛筆の芯は亜鉛でできていました。今日では鉛筆の芯はグラファイトという成分でできています。グラファイトは亜鉛よりももっと黒い色を出すことができて、亜鉛よりも長持ちします。グラファイトでできた鉛筆は、50キロメートル以上の線が描けます。
　このストーリーの主旨は何でしょう？

1. どうやって鉛筆が作られ始めたか
2. なぜ鉛筆はグラファイトで作られるようになったか
3. 誰がグラファイトを発明したか

疑似語解読エクササイズ
　意味を持たない疑似語のリストを読ませて、意味のある単語として音読させる能力のテストおよびエクササイズです。自分で単語を作ってみましょう。たとえば次のようなものです。

1. カロソ
2. タロソ
3. ヘルサ
4. ナロソ

1対1対応エクササイズ

あなたが書かれている単語を指差し、子供にその言葉を音読させることで、口語と書き言葉との関係を示します。これは初期の1対1対応と考えることができます。

数値認識と識別エクササイズ

子供は小さいうちに数字やかななどを認識して、それを言葉にして話すことができるようにならないといけません。順番になっていない数字をランダムに指差し、それを子供に音読させることは数値識別の1つの例です。

計算エクササイズ

これは基本的な足し算、引き算、掛け算、そして割り算を含みます。例を挙げると以下のようなものです。

1. $6+8=$
2. $10-5=$
3. $9 \times 4=$
4. $15 \div 3=$

数学推論エクササイズ

これは文章問題を解決する能力です。たとえば次のようなものです。

スーは貝殻を集めるのが好きです。金曜日に彼女は23個の貝殻を集めました。土曜日にも海岸に行き、さらに8つの貝殻を集めました。その後、スーはマーケットで19個の貝殻を5ドル50セントで買ってきました。さらに、近くのガレージセールで6つの貝殻を買いました。

さあ今まででスーは一体いくつの貝殻を集めることができたでしょう?

複数ステップ問題解決エクササイズ

ここでは5年生レベルの複数ステップ問題解決エクササイズの例を挙げます。

ブラッドとジルは合わせて28個のコインを持っています。ジルとビルは合わせて35個のコインを持っています。ブラッドとビルは合わせて21個のコインを持っています。ブラッドは何個のコインを持っているでしょう?

ヒアリングエクササイズ

これは何を話しているのかを注意深く聞き、理解する能力のテストとエクササイズです。読まれた一節に直接関連がある質問をして、子供が答えられるかどうかで判断します。たとえば次のようなものです。

熊が熊じゃないのはどんな動物? もしかするとこの質問はなぞなぞかひっかけ問題に聞こえるかもしれませんが、そうではありません。熊が熊じゃない動物はコアラです。コアラはオーストラリアに棲息する小さい動物です。コアラの母親はお腹にカンガルーやオポッサムのような育児嚢(袋)を持っていてその中で子供を育てます。

問:コアラは(　　　　)にいる小さい動物です。

1. オーストラリア
2. 中国
3. アメリカ

認知スキルエクササイズ

ほとんどの右脳および左脳の発達の遅れは、必然的に前頭葉（認知、遂行機能と呼ばれる高次レベルの学習や思考を必要とするスキルを支配する大きな脳部位）に影響を与えます。それは集中する能力、注意を払う、注意散漫にならずに集中する、そして思考を1つのことから別のことへと移行させるなどをつかさどる大切な脳部位です。以下のエクササイズは、これらのスキルを研ぎ澄ますためのエクササイズです。これらは通常のブレインバランスプログラムには含まれてはおりませんので、必要に応じて行ってください。また、プログラムを進めていく中での脳の機能向上の1つの指標としてこれらのエクササイズを使うこともできます。とても楽しいものなので、子供だけでなく親も楽しみながらできるでしょう。

対照プログラム

子供と向かい合って座ります。片手を上げて子供に次のように指示します。「同じように片手を上げて、私が1本指を立てたら、あなたはすぐに2本の指を立てなさい。私がその指をたたんだら、あなたもすぐに2本の指をたたみなさい。そして、私が2本指を立てたら、すぐにあなたは1本指立てなさい」。できるだけ速くに反応するように、そして子供が指を動かしたらすぐに指をたたむようにします。無作為なパターン、たとえば1,1,1,2,1,2,1,2,2,1,2,のように行います。これを10セット連続で行い、10セットのうち何回間違えたかを記録しておきましょう。

それぞれのセットで1～2回の間違いは正常範囲内です。あなたの子供がそれ以上間違えたとしても、続けていくことで比較的早くに

子供は上達するはずです。

Go No-Go

対照プログラムが終わったら、次にこのように子供に指示します。「さて、今度は少しルールを変えるから注意して聞くように。今度は私が1本指を立てたら、あなたはさっきと同じように2本指を立てます。でも私が2本指を立てたら、あなたは指を立ててはいけません」。このエクササイズも無作為パターンで行いましょう。たとえば、1,1,1,1,2,のように。このエクササイズも対照プログラムと同じく10セット行い、何回間違えたかを記録しましょう。10セットのうち1〜2回の間違いは正常範囲です。それ以上の間違いをしたとしても、同じように子供は比較的早く上達するはずです。

視運動エクササイズ（抗サッケード）

サッケードとは、急速な視運動のことを言います。このエクササイズは第9章で学んだ（実施する前に復習しましょう）ファストトラッキングエクササイズと同じですが、指示が逆になります。子供があなたが動かした指を見るのではなく、動かしていない方の指を見るように指示します。自然な反応としては人間は動いた物を見る衝動が起こりますので、動いている方ではない指へ正しく目を動かすためには、その衝動を打ち消すことが必要になります。

子供と向かい合って座り、両手を子供の顔の前30〜40センチの位置で、左右の手がそれぞれ子供の左右の目で見える範囲内でかざし、両方の親指または人差し指を立てます。左右の手の幅は広すぎると、子供の視運動の距離が長くなりすぎて難しくなりますので、はじめは30〜40センチ幅で行いましょう。まず、子供にあなたの目を見るように言います。そして片方の手の指をぴくぴくと動かしたら、子供

は動かしていない方の指に向かって目を動かします。このエクササイズも10回行います。無作為パターンで左右交互にならないように注意しましょう。この際、片側を多めにエクササイズさせるように工夫をしてみましょう。たとえば右脳バランス低下の子供には、あなたの右手を動かす回数を左手よりも多くなるように実施します。そうすることで、右脳をより多く刺激することができます。左脳バランスが低い子供にはその反対になります。

流暢エクササイズ

子供に特定のかなから始まる単語を、1分間でできるだけたくさん音読させるエクササイズです。特定の名詞、たとえば人の名前や場所の名前など。その際、同じような単語のバリエーション、たとえば壁、壁紙、窓、窓枠、窓際などは使ってはいけません。ストップウォッチを使って時間を計りましょう。「はじめ」の号令で始め、1分以内で止まってしまったら、1度だけ「もう少し」と声掛けをします。1分間でいくつの単語が言えたかを数えます。その中から、ルールに反する単語は差し引いて合計を出します。

通常それぞれのかなで始まる単語を12個ほど言えるはずです。

視覚処理エクササイズ

このエクササイズはスモールピクチャーおよびビックピクチャースキルの両方をテストします。次ページのパターンを子供に見せて、子供に何が見えるかを聞いてみてください。このエクササイズは片側の脳を活性化し、反対側を抑制します。

もし子供が「V」と言った場合は、左脳を使っています。「L」が見えると言ったら右脳を使っています。これ以外の違うパターンを自身で作ることができますので、自由に違うパターンを作り、週に何回

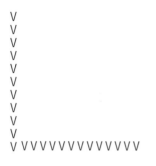

かテストしてみてください。「小さい文字に注意しなさい」、もしくは「大きな文字を見るようにしなさい」といった指示を与えることで、特定の脳半球を刺激することができます。

学業の問題それとも行動の問題？

あなたは子供が学業か行動か、どちらか片方に問題があると考えがちです。実際には両方に問題を持っている、または問題の解決を今しなければ将来的に持つようになるのです。

最も多い発育バランスの崩れは右脳欠乏型です。たとえばそれは、ADHDや自閉症などといった形で現れます。この場合は、通常早い時期に何らかの形で発見されることが多いのです。それに比べて左脳欠乏型は少数派です。たとえばそれは失読などという形で現れますが、学業的な問題として現れるので、しばしばこのタイプは学校に入学するまでわからないことが多いのです。

ただし、学業と行動の2つの問題は実に密接に関わりあっているのです。学業の問題は行動の問題に発展しますし、行動問題はやはり学業の問題に発展するでしょう。学校の科目が少しずつ難しくなることもあり、一般的にはっきりと現れ始めるのは、小学校4年生くらいでしょう。

最も大切なことは、何かしらの問題が発現した際には、1日も早く改善プログラムを始めることです。脳のバランス

の崩れは、長期になればなるほど大きな問題として現れ、解決するのが難しくなりますし、時間がかかるようになります。しかし長年の経験から、何歳になっていても脳のバランスの崩れを修復することは可能であり、「もう遅い」ということは決してないのです。

Brain Balance Profile

デイビス
特別学級から英才教育へ

　デイビスは私のブレインバランスセンターに母親と一緒に足を運んできたときには10歳で5年生でした。デイビスは3年ほど前からADHDの診断を受けていて、慢性的な強度の頭痛にも悩まされていました。

　彼の知能の良さは明らかでしたが、それにもかかわらずクラスでは注意力散漫で集中ができないということで学校でのほとんどの時間を特別クラスで過ごしていると言います。見るからに母親は苦悩していました。デイビスにADHDの診断を下した医師は、彼に2つの強い抗てんかん薬、DepakoteとNeurontinを処方したそうです。加えてデイビスの両親は彼のために数々のプログラム、たとえば、行動療法セラピー、家庭教師などを通じてADHDを少しでも良くしようとしましたが、うまくいきませんでした。そして、不幸なことに彼の頭痛はさらに激しくなり、頻繁に起こるようになったそうです。両親の一番の望みは、デイビスの頭痛を取り除いてあげること、また薬をやめさせてあげることでした。

　我々のブレインバランスアセスメントでわかったことは、デイビスは明らかな神経系のバランスの崩れを持っており、そのパターンは右脳発育欠乏型の子供のプロファイルに合致しており、ADHDの子供の典型的なものでした。さらにデイビスは身体的なバランスの崩れも持っていました。たとえば空間認知力はひどく、左右の身体の協調性、調整力も欠乏しています。姿勢観察から明らかになったのは顕著な右側への頭部傾斜が見られ、おそらくはそれが頭痛の原

因になっているのではないかと推測されます。

　学業的には、デイビスは機能的ディスコネクション症候群の子供に見られるスキルの不均一性が現れていて、ADHDの子供の典型的な学習および行動パターンが現れていました。

　彼の注意力散漫はWechsler Individual Achievement Test（WIAT）、学業達成の評価法のゴールドスタンダードでも明らかなものでした。テストによると特別学級に通っているにも関わらず、左脳機能に関わる学科における成績評価はなんと中学3年レベルだったのです。右脳の学科に関しては、彼の成績は2年、3年から5年レベルと評価されました。

　我々はデイビスに右脳半球エクササイズを含むプログラムを実施しました。母親にはデイビスの頭痛は、脳のバランスの崩れによって引き起こされる頭部傾斜が原因によって引き起こされており、ADHDを始めとした様々な問題は右脳のバランスの崩れを取り除くことで治癒するはずであると説明しました。

　我々はセンターでデイビスのプログラムを開始しました。そして、母親はデイビスのホームプログラムを毎日まじめにこなしていきました。デイビスの激しい頭痛の頻度と強度が減っていくだけでも母親にとっては、とても喜ばしいことでした。ですから、あなたにもきっと想像できるでしょう。プログラムを始めた日から3ヶ月経って改めて行ったWIATで、デイビスの成績に驚くほどの改善が見られたときの母親の驚きを！ 左脳の科目類に関しては、プログラム前と後とでは全く同じ成績で（実はそれは我々がまさしくそうなるべきであると予測していました）、そして右脳の項目では、読解で5.8年、数学推論で8年、文書表現では3.4年、そしてヒアリングで7年、8項目平均で6.5学年分の向上が見られたのです。頭痛もなくなり、彼のかかりつけ医師も薬の処方を停止したのです。そして再検査で

は、デイビスはADHDの診断クライテリアには入らず、ADHDではないと実証されました。さらに、ボーナスのようなご褒美は我々のプログラムが終わった1ヶ月後に来ました。なんとデイビスは特別学級から一気に英才プログラムへと移行したのだそうです。

　これは3年前の出来事です。デイビスの母親に最近会ったとき、「デイビスはたまに前にあったような頭痛が起こることがあるけれど、薬を飲むこともなく過ごすことができています。それよりもデイビスはあなたのプログラムを終了してから毎学期、優等生名簿(米国の優秀成績者名簿)に名前を連ねています」と誇らしげに話してくれました。

第12章
何を子供に食べさせればいいのか?

Chapter12
What Should I Feed My Child?

ブレインバランス
ニュートリションプラン

希望を捨てないことが、6歳の子供がオーブンで作りたてのチョコレートクッキーの匂いを、人生で初めて感じることができるようになることにつながるなんて思いもよらなかった。

メアリーベス

パスタ、ピザ、ベーグル、菓子パン、牛乳、シリアル、マカロニ、チーズ。これらは子供が大好きな食べ物ではありませんか? 毎日とは言わないまでも、この中のいくつかの食べ物が、週に何度も食卓に並んでいるであろうことを、私は簡単に予測できます。

子供たちが好き嫌いをするようになったのは、遠い昔からということではなく、そうですね、食べものが豊富になってきた現代社会のはじめ頃、現代人がファストフードのチェーンを作り出し、トランスファットの弊害をまき散らし始めた頃からでしょう。

今となっては典型的なアメリカンダイエットが、子供だけでなく大人の健康の維持に、本来はコントロールできるはずの肥満率の上

昇や、心臓疾患や糖尿病の増加および、その低年齢化などの脅威になっていることは明白な事実です。ところが、残念ながらこれらの悪い食習慣がどれだけ健康な脳の発育に悪影響を与えているかに、十分な重要性を未だに見出していない事実があります。

問題は、我々が何を食べ、何を子供たちに食べさせているかだけでなく、食べ物自体の中に何が入っているか、入っていないかにも関係しているのです。我々が一般的に食べる食べ物の組成は、果物にせよ野菜にせよ、大きく変わって、ほとんどの場合はひどくなってしまっているのです。育てられた食べ物は、もう過去ほどの豊富な栄養価を含んではいません。収穫回数の増加や、土地を休ませることなく使う頻度が過剰になり、土壌からミネラルを枯渇させています。あるレポートによると、我々や子供たちが口にする、果物、野菜、そして穀物などを育てるのに、年間250トンの農薬が世界中で使わているそうです。それでも、この数には何千万トンという農業システムの中で使われている、除草剤や殺虫剤などは含まれていないのです。

農家のほとんどを占めているノンオーガニック（オーガニックではない）の食べ物を作る農家は、ホルモンや抗生物質、そして栄養価の低い餌を、牛などの家畜に与え、それが我々の口にタンパク源として入るのです。土壌、水、そして空気の汚染は、すべての生き物に影響する継続的な問題で、その毒素の影響は、ディスコネクされた子供たちには計り知れない大きな影響を与えます。

過去25年で、食べ物は多量の砂糖、生成された炭水化物、最悪の種類の脂肪分などで加工されるようになりました。家庭の夕食は、レトルトなどのあらかじめパッケージされている、多量の脂肪と、人工添加物や保存剤を含んだ食べ物が多くなり、不健康なソフトドリンクの消費も驚異的に増加しているのです。

ファストフードレストランが、本当の食べ物に取って代わったこ

とも、さらに栄養枯渇の原因になっています。これらの食べ物は、最低の質、最大の加工、そして最もポピュラーな子供の食事になっている2種類の「野菜」、つまりフライドポテトとケチャップ！を提供しているのです。加えて、ファストフードは、多量の塩と飽和脂肪酸を含んでいます。

ほとんどの親は、乏しい食事が発育している脳に、特にFDSを持った子供たちにとって、どれほどの悪影響を及ぼすかを認知していません。それは、FDSの子供がすでに困難を感じている、行動、認知、もしくは学業達成、感覚処理、粗大と微細運動スキル、平衡感覚、不安定な免疫システム、そして毎日の正常な身体の機能である、消化、排出などに、大きなインパクトを与えるのです。

■本当のブレインフード

脳の基本的なエネルギーは酸素と糖であり、それは我々が摂取する食べ物から作り出されるものです。たとえたくさんの刺激を受けている脳であっても、十分な燃料が供給されていなければ、せっかくの大切な刺激も台無しになってしまうのです。

燃料がなければ脳は新しい神経のつながりを作ったり、エネルギーを産出する細胞の生成や再生をすることもできません。脳細胞は疲れ果て、ダメージを受け、そして破壊されてしまいます。刺激があっても燃料がない、もしくは燃料はあっても刺激がない、どちらも脳の発育にとってはよくないのです。

子供の食生活が偏ることで栄養が十分に摂取できないことは脳の発育にとっては最も大きな脅威になります。たくさんの子供に偏食が増え、それに対して親は憤慨しつつも子供がそれしか食べないか

らと子供が欲しがるものばかりを食べさせているのが現状なのではないでしょうか。

小児科ジャーナル（Journal of Pediatrics）に掲載された研究で、アメリカの子供たちの食環境の健康度に関する悲しい記事が載っていました。その記事によると、

◎2歳〜19歳までの子供のたったの1％しか健康的な食事を摂っていない
◎平均で、同じ年齢層の子供たちの食事の40％は脂肪分で、そのほとんどが危険なトランス脂肪酸である

National Academy of Sciencesは1200万人の子供が、好ましい健康的な1日の栄養摂取量を満たしていないと予測しています。それなのに、最近の子供は太り過ぎていて、それは低栄養で高カロリーの食べ物を食べているということを意味しています。このことからも、親が子供に食べさせている食べ物が、いかに間違っているかの証明です。

■ 子供は何を食べるべきか

脳にとって健康な食べ物とは、とくに特別な食べ物ではありません。それはまさしく子供が健康に育つために基本的に必要な栄養と同じです。子供たちにとって1日に必要な栄養量は次の通りです。

◎6〜11サービングの穀物

◎3〜5サービングの野菜
◎2〜4サービングの果物
◎2〜3サービングの乳製品
◎5〜7オンスの肉

ヒント：サービングサイズの詳しい内容は基礎栄養学の本などを参考にしてください。

　現代の子供はこの基準にまったく程遠いくらいの栄養しか摂っていません。2〜19歳までの3300人の子供を対象にしたある研究によると、健康な脳および身体の発育にとって、必須な栄養を供給するのに十分な果物、野菜、穀類、その他の食べ物を摂取している割合は、全体の1％に満たなかったそうです。

　この事実は、子供たちに毎日適切な食事を準備しようと孤軍奮闘している親の皆さんなら、容易に想像がつくことでしょう。たくさんの子供たちに好き嫌いがありますが、FDSの子供たちはさらに特別にひどい状況です。これはあなたにとっては、さらにジレンマを与えることになるでしょう。なぜならFDSの子供は、身体の働きに問題があり、それがさらに栄養素の吸収を難しくしているからです。その問題はというと次のようなものです。

◎消化管が成長不足で、それが原因で「リーキーガット」が起こる
◎食べ物を分解するための大切な消化酵素である胃酸の分泌が悪く、また消化管の筋肉が弱いために蠕動運動が弱く、食べ物を細かくできない
◎吸収力が弱く、栄養素が十分に吸収できない
◎腸管や胃壁などへの血液循環の減少がある

ですから、たとえFDSの子供が、毎日正しくバランスの取れた健康的な食べ物を食べていたとしても、栄養欠乏になっている可能性が高いのです。

■ 問題の根本に焦点を当てる

　子供の脳バランスの崩れを解決するためには、まず2つの栄養関連要素に焦点を当てる必要があります。1つは機能的ディスコネクション症候群を悪化させる可能性がある食物過敏症を探し出し、それを排除すること。もう1つは消化管の機能低下によって起こる可能性があるビタミン欠乏を取り戻すことです。

　FDSの子供たちの栄養面での問題は、ピンポイントで解決することが難しく、それぞれ特定の栄養面での難関を持っています。しかしこの本で、これから紹介する情報をもとに、あなた自身でこの2つの栄養関連要素の両方共を解決することができるでしょう。

　もし、あなた自身で行うことが不安なようであれば、専門家に相談しましょう。専門家とは機能神経科医、もしくは栄養士、とくに子供の栄養を専門にしていて、望ましいのはその中でも神経発達障害を持つ子供たちに関わった経験がある人がいいでしょう。そういったの専門家が近くに見つからなければ、この本を持って、認定されている栄養士に予約を取りましょう。その栄養士が、子供の脳のバランスの崩れの根本的な原因と、栄養の影響を理解することが、とても重要なことです。

　大切なことは、第10章で習ったブレインバランスエクササイズを始めるのと同時に、この栄養プログラムを始めることです。ブレインバランスエクササイズと栄養プログラムが、子供の身体のすべての

システムに関わっている、すべての症状を解決するのに相乗的に働くのです。この栄養バランスの問題を無視してブレインバランスプログラムを始めると、最も効果的な結果を得ることが難しくなります。

食べ物過敏症テスト

食物過敏症は、FDSの子供に一般的に起こります。実はアレルギーと違い過敏症は潜行性ですので、ゆっくりと症状が出ます。しかも、食事と関連があるとは思えないような形とタイミングで現れるのです。ですから過敏症は特別な方法で探さなければなりません。これからそれを説明しましょう。排除法といい、栄養士や栄養専門医などが長年使っている方法です。子供が特定の食べ物または食べ物グループに食物過敏症があるかないかを判断するのに、それと同じ方法を使うのです。しかし1日、もしくは2〜3日でできるわけではありません。この方法には勤勉と忍耐との両方が必要になります。そして、排除法は以下のことを明らかにする助けになります。

◎もし子供が食べ物に対してリアクションがある場合にそれがあなたが目にする子供の行動の問題に関連しているかどうか
◎どの問題がどの食べ物に関連しているか
◎リアクションの度合い
◎どのように食事をデザインするか

親の皆さんは私に、食べ物や食事法が、子供の行動や学習のすべての問題に関わっているのかどうかをよく質問してきます。簡単な答

えは、食べ物単体がすべての問題の根源だという証明はありません、ということです。ただ1つ言えるのは、無数の問題の形を持つFDSの子供たちのすべてにおいて、食べ物単体がその原因になっているとは考えにくいということです。私個人の考えとしては、ADHDや自閉症などの障害の一次的な原因が、食べ物であるということは考えられないと思います。しかしながら、特定の食べ物が特定の症状を悪化させる引き金になり、全体の問題が際限なく悪化してしまう可能性は十分にあると考えています。

　食物過敏症が、ある大きな赤信号のヒントとして考えていいことは、行動の不安定性です。たとえば、子供があるときには天使のように振る舞い、そしてあるときには正反対の行動を見せるような場合です。または子供が全く正常に振る舞っていたのに、食事の後1時間ほどすると、突然大変になるというような場合です。このようなジェットコースターのような行動の変化があるようなら、排除法ダイエットをする必要があるでしょう。

■ 排除法ダイエット

　皮肉なことにFDSに深く関わりを持つ、最も一般的な過敏症をもたらす食べ物は、とても栄養豊富な食べ物です。その中でも乳製品（カゼイン）と麦（グルテン）が、食物過敏のリストのトップ2ですので、まずはそこから始めましょう。この2種類の食べ物は、実は化学物質的に似通っているのです。ですから片方に過敏性がある場合には、可能性としてもう片方にも問題がある場合が多いです。

　たとえ子供が、健康な食品に対して過敏症を持っていることがわかったとしても、それほど悲観的になる必要はありません。なぜなら

他のFDSの症状と同じように、脳のバランスが整えば、通常過敏症も消えてなくなり、一生その食べ物を避けなくてもよくなるからです。また、お子さんがFDSを持っていたとしても、過敏症を持っていない可能性ももちろんあります。ただしそれを憶測だけで判断することはできません。確かめるには、排除法ダイエットが必要です。退屈なことかもしれませんが、短い期間のことです。そして発見されることは、子供の健康にとって、とても大きな利益をもたらしてくれます。

ステップ1. 食事日誌をつける（7〜10日）

日記帳かもっと専門的な栄養日誌のようなノートを用意してください。文房具屋、本屋などで購入できるでしょう。まずは子供の食事を、今までと何も変えない状態から始めます。子供が7〜10日間の間で口にしたものすべてを書き残しましょう。食事、おやつなどのリストを、別々にわかりやすく整理し、時間も記入するとよいでしょう。できるだけもらさずに、すべてを記録してください。インスタントやすでにでき上がっている総菜なども、成分表示を読み、詳しく書き残します。

そして、子供が示す行動症状（宿題の時間に関連したものも含む）、日々の症状、どのような症状が、いつ、どのくらいの時間続いたかを記録しましょう。

ステップ2. 疑わしい食べ物をまとめてみる

日誌を読み返して、何か疑わしいパターンがないかどうかを確認します。食物過敏のリアクションは、通常特定の食べ物を食べた後2時間から3日後までで現れますので、食べ物のリストと症状、それから時間的な関連を比べて、関係しているかを分析します。もし食べ物

と、その後のネガティブな行動に関連があるようなら、それを疑わしい食べ物として書き出しましょう。あなたの食事日誌から判断した疑わしい食べ物、そして、下に挙げるFDSの子供たちに典型的に見られる、過敏症のもとになりやすい食べ物を、子供の食事から排除します。

◎麦(グルテン、グリアデン)を含むすべての食べ物
◎リンゴ
◎すべての乳製品とミルク製品(カゼイン)、ヤギの乳を含む
◎トマト
◎コーン
◎オレンジやすべての柑橘系の果物やジュース
◎卵
◎マメ科(エンドウ、インゲン、大豆、ピーナッツ)
◎パン酵母およびビール酵母
◎大豆

ステップ3.食物排除法のプロセス(4週間以上)

このステップでは、実際に食事プランを始めます。少なくとも4週間、あなたが見つけた疑わしい食品と先ほど挙げたリストの食品を、完全に子供の食事から排除します。ミルクはその他の乳製品とは別に考えるべきです。単に食品を排除するだけではなく、同時に子供の食生活を、できる限り健康的なものに変えていく努力をしなければなりません。このパートの食事プランは、もちろん(皆さんの健康のためにもなることも含めて)家族全体の協力が必要になります。4週間この排除法ダイエットを続けた後に、これから説明する新しい食事プログラムをさらに4週間続けます。

このプロセスは、実は簡単ではなく、注意深い監視が必要になります。子供の先生（もしくは子供を監視できるその他の人）にも相談する必要がありますし、子供が遊びに行く友達の親にも注意を促す必要があります。疑わしい食べ物の他にも、以下のものを排除する必要があります。

◎ジャンクフード：ファストフードすべて、飴、ソーダ、お菓子など
◎加工食品：加工肉、加工チーズ、インスタント食品
◎食品添加物：食品のラベルを注意深く読む必要があります。多くの加工調理済みの食べ物（サプリメントも）は、隠れた麦や、イースト、卵の副産物などの添加物が、つなぎなどとして入っています。これらの食品添加物のリストは長いことが多いのですが、この機会にしっかり勉強して、どんなものがあるのか確認しましょう。それには着色剤、増強剤、うま味調味料、調整剤、安定剤、ガム、なども含みます。
◎その他の過敏症の可能性があると検査で出ている食べ物

　この食品類を排除するにあたって、子供にある種の禁断症状のようなものが出ることがあることを認識しておいてください。FDSの子供たちにとっては、これらの食品はある種の習慣性を引き起こしていることがあるのです。ですが、通常それらの症状は2週間ほどでなくなるはずです。禁断症状の主なものは次の通りです。

◎気分のいらいら
◎気分の落ち込み
◎疲労感
◎入眠困難

排除法ダイエットがうまくいけば、3～4週間で、子供の健康状態や行動などに明らかな向上が見られるはずです。もしそうでない場合は、以下のことが考えられます。

◎子供があなたの目に入らないところで食べてはいけない食べ物を食べていた
◎過敏性がある食べ物が排除しきれていない（まだ見つかっていない何かがある）
◎排除法のデザインが完全でなかった。この場合、すべてのプロセスをもう一度繰り返して、新たな食べ物を探し、もう一度デザインしなおして再実行する
◎子供に食物過敏症がない

ステップ4. フードチャレンジ

　ステップ1～3の結果で、目に見える向上が見られた場合にのみステップ4に進みましょう。このステップでは、いったん過敏症の原因になると疑い、排除していた食べ物を再導入します。その方法は一品目ずつの再導入ですが、順番は問いません、自由に決めてください。食事日誌にそのやり方と結果を記録しましょう。右脳バランス低下型の子供は、気になる行動が週末になるととくに目立つようになることが多いようですので、土曜日からスタートするのもいいと思います。左脳バランス低下型の子供は、宿題をやっている時間などで症状が目立ちやすいので、再導入ダイエット法は、平日に始めるといいでしょう。そして、以下の指示に従ってください。

1. 子供に選んだ食品を朝、昼、夜と食べさせる。毎食ごとにその量を増やす

2. 毎回食べさせた食べ物の量を記録する
3. その際に現れた症状を記録する。いつ、どのように、どれくらい続いたか。
4. 毎朝日誌に子供が前の晩によく眠れたか（眠りの質）、そして朝の子供の状態、疲れている、気分が悪そう、機嫌が悪そう、鼻がつまっているなどを記録する。
5. 再導入は1日だけ行い、たとえ何の症状も引き起こさなくてもすぐに食事から完全に排除し、他のすべての食品目のテストが終わるまで排除を続ける。もし症状が出た場合は3日間くらい、もしくは少なくともその症状が消えてから24時間経過してから次の食品のテストを行う。テストはすべての排除していた食品の1つ1つに対して行う。
6. もし期間中に子供が風邪をひいたりした場合は、子供の体調が回復するまで一旦中止して具合がよくなってから再開する。牛乳は、その他のチーズなどの乳製品とは別に考えてテストする。

ステップ5. まとめ

排除法ダイエットをしていたときに、消失していたある症状が、フードチャレンジで再導入した食べ物によって、再度現れることが明らかに観察できたことでしょう。これらの疑わしい食べ物は、食物過敏症をもたらす食べ物と考え、ブレインバランスプログラムによって成功を収めるまでは、完全に子供の食事からは排除すべきでしょう。

もしかすると、明らかな、良くない行動症状の減少が、排除法ダイエットによって見られ、フードチャレンジでそれらの食品を再導入しても、症状の悪化が見られないこともあるかもしれません。それは、ブレインバランスエクササイズや今まで行った食事療法で、すでに

効果が出始めていると考えていいでしょう。

砂糖と人工甘味料

砂糖が子供の排除ダイエットリストの中に入っている場合は（ほとんどのFDSの子供はそうですが）、確実にそれを排除するためには、まるで探偵のように、かなり注意深い分析作業が必要でしょう。

砂糖排除ダイエットが意味するのは、すべての砂糖、たとえばコーンシロップ、フルクトース、デキストリン、はちみつ、そしてメープルシロップなどを、すべて排除するということです。砂糖は、実はFDSの子供たちに重度の行動問題を引き起こす原因になっているのですが、砂糖をきっちりと突然排除することで、2～3日してから症状がさらに悪化して現れることがあります。これはまさに禁断症状であって、通常はそれから2～3日すれば、落ち着きを見せるはずです。たとえ子供が、砂糖に対して過敏性を持っていないとしても、いずれにしても砂糖の摂取量は制限したほうがいいでしょう。加糖食品はあまり栄養価が高い食品ではありませんし、砂糖の含有量が多い食品は、通常その他の大切な必須栄養素に欠けるものが多いのです。そしてそれらの食品は多くの場合、着色料や人工フレーバー、そしてトランス脂肪酸なども含んでいて、Hydrogenated（水素添加）もしくはPartially Hydrogenatedなどとラベルには表記されています。一番良い方法は、甘いご褒美は、あなたの手ですべてはじめから作るか、フレッシュフルーツをデザートにしたり、おやつにするといいでしょう。

人工甘味料

FDSの子供たちは、人工甘味料にも過敏症の場合が多いです。

◎アスパルテーム（Equal, NatraTaste, NutraSweet）
◎サッカリン（Sweet'N Low）
◎アセサルフェーム（Sweet One）
◎スクロース（Splenda）

　たくさんのADHD、自閉症、失読症と診断されている子供たちはこれらの人工甘味料に対して耐性を持っておらず、とくに、アスパルテームに反応を起こします。サッカリンやアセサルフェームは少量ならば過敏反応を起こさない子供もいますが、大量摂取すると腸に過剰な負担をかけることがわかっています。

　FDSの子供たちは一般的に、糖分フリーのスプライトなどのソーダ類150〜300CCほどであれば、許容範囲内であることが多いのですが、「特別な場合」にのみ限って飲ませるほうがいいでしょう。ですので、特別なご褒美というときに取っておきましょう。レモンやライムベースのソーダは、多くの場合アスパルテームを含みますが、着色料は入っていません。

　砂糖が入っていないクラブソーダに無糖加の濃縮フルーツジュースを足すことで手作りのスペシャルドリンクを、作ることもできます。私の経験上、子供はそれを大変喜んで飲みます。

　子供はそれぞれ違いますので、子供が何に対してどのくらいの耐性があるかは、それぞれテストしていくしかありませんが、一般的なルールとしてはやはり人工甘味料はすべて避けることが賢明でしょう。

イースト過敏症

　カンジダ菌は一般的に知られていて、通常は腸内や尿路に住んでいる無害なイースト菌です。ある一定のPHバランス（酸性のレベ

ル）が保たれていれば、問題を起こすことはありません。このバランスを崩す要素の1つが抗生物質です。

　抗生物質の問題は、とても効果的であるために有害バクテリアだけでなく良いバクテリアまでも殺してしまうことです。比較的健康体の子供で、必要最低限の使用であれば問題ありませんが、左脳機能の低下型の子供たちは、頻繁に感染症にかかる傾向があり、小さい頃から抗生物質の使用が多くなります。

　慢性的な抗生物質の使用は、腸内環境のPHバランスを狂わせ、その結果、イースト菌が知らずに繁殖しさらなる感染症を引き起こすだけでなく、FDSの子供によく起こる疲労感、イライラ感、多動、注意力の低下、うつ症状などの原因にもなります。

　以下に慢性的なイースト菌感染の可能性を示すリストを挙げますので、参考にしてください。

◎10〜12ヶ月中に4回以上の抗生物質が処方された
◎4週間以上の長さで抗生物質を処方された。感染症は治ったのに症状が引き続き出ていた
◎砂糖を欲しがる
◎ガスがたまる、膨満感がある、便秘、下痢などの消化器系の問題が続いている

　イースト菌感染症の疑いがあるのなら、イースト菌の繁殖を促す食べ物、たとえば砂糖、はちみつ、コーンシロップ、メープルシロップ、またイーストを含んでいる食べ物、たとえばパン、ドライフルーツ、チーズなどを避けましょう。そしてかかりつけの小児科の先生に、抗イースト菌剤、たとえばナイスタチンパウダーなどを処方してもらうように相談してみてください。ナイスタチンの錠剤は、子供が着

色剤に過敏であれば使うべきではありません。同様に懸濁液の薬も砂糖を含んでいますので避けましょう。ですから、抗イースト薬を使用するのであれば、パウダーしかチョイスがないのですが、残念ながらあまり飲みやすいとは言えません。子供がどうしても嫌がるようなら、ゲル状の薬が飲みやすくなるカプセルなどを薬局などで購入して、利用してみてください。症状は何日間か悪化することもありますが、通常は徐々に良くなります。

消化管のPHバランスを調整する一番良い自然療法は、ヨーグルトなどで培養されるラクトバチルス・アシドフィルスやプランタラムなどです。これらのプロバイオティクスは栄養剤、もしくはヨーグルトで摂取できます。ただし、乳製品に過敏症がある子供には、勧められません。

正常な状態に戻る

ブレインバランスプログラムが効果を現せば、食物過敏症もなくなります。なぜなら、免疫そして消化システムは、脳の働きがシンクロすることによって自然と正常な機能を取り戻すからです。この状態に戻れば、今まで排除していた食べ物を、子供の食事に戻すことができます。

しかし、すべてを一度に戻すことは勧められません。ローテーションダイエットというテクニックを使って、ゆっくりと再導入することをお勧めします。それにより、子供はそれらの食べ物を口にすることができますが、頻度をコントロールできます。子供は一般的に好きな食べ物を毎日でも食べたがりますし、親の皆さんも子供が食べたがるからと、頻繁にその食べ物ばかりを食べさせがちです。これは実

はあまり良くありません。同じ食べ物を繰り返し与えることで、子供の免疫システムが反応を起こし、食物過敏を再度引き起こしてしまう恐れがあるからです。

ローテーションダイエットは、子供の免疫や消化システムに食べ物によってストレスがかかったり、その食べ物に常習性が起こることを防ぐ役割をします。ほとんどの場合、過敏性の疑いがある食べ物の代わりに同じ食品群を選択し、その食品群の中でのバリエーションを4日間続けます。それでは詳しく説明しましょう。

4日間ローテーションダイエット

4日間のサイクルで行うローテーションダイエットです。同じ食品群の中から、違う食品を選び4日間でサイクルさせます。そしてまた初めから4日間サイクルのローテーションを繰り返します。バラエティ豊かに、違う食時タイミング（朝、昼、夕など）で食べさせるなどして、野菜、果物、タンパク質が十分に含まれている食品など、1日に必要な栄養素を十分に摂取できるように工夫しましょう。

リコメンデーションとヒント

◎食べ物成分表示をよく読み、いろいろな食品の名前や同じ成分が違う表記になっている場合などに慣れるようにする

◎食べ物に関する症状日誌に、いつどれくらいの量のどの食べ物が、子供の態度の変化、注意力、身体の痛み、皮膚、脈、聴力、視力、疲労感などの変化と関係しているかを記入する

◎家族全体でそれぞれに違う食事をしないといけないと考えないこと。このローテーションダイエットは、誰がやっても食物からのリアクションを減らすことができるベネフィットがある

◎バラエティ豊かな、満足感が得られ、完全なタンパク質を含む少な

くとも3種類の基礎食品類を必ずそれぞれの食事に含めるようにする
◎ファストフードやレトルト、そして缶詰などを避ける。それらには、たくさんの隠れたアレルギーのもとになりかねない成分が入っている可能性があり、健全食品とは言えない
◎精製されていない、低温圧搾したオイル（ベニバナ、オリーブ、カノラ、ごま）が好ましい。加工とケミカルの混合が最低限に抑えられていて、風味もよい。できればオーガニックのものを選ぶ
◎子供には食事時にはリラックスさせ、よく噛んで消化を助けるようにする

乳製品、麦、そして卵を抜いた4日間ローテーションダイエット例

この例は、子供が牛乳、卵、そして麦に重い過敏症を持っているために、それらを完全に排除した食事にしなければならない場合です。米、サーモンなどには過敏症がないので、これらをダイエットに組み込みますが、食べるのはルール通り4日間に1回のサイクルです。

	朝食	昼食	夕食
1日目	・そば粉シリアルと大豆ミルク ・グレープフルーツスライス ・バナナ	・鶏の胸肉のソテーとパイナップルスライス ・さやいんげん ・蒸しパースニップ（白にんじん）	・豆腐と野菜（ホーレンソウ、人参、セロリ）炒めとキノア
2日目	・オートミールとレーズン ・細かく砕いたヘーゼルナッツ ・ライスミルク ・メロン	・ポークチョップ ・スイートポテト ・きゅうりサラダ ・オレンジジュース	・ワイルドライスの貝柱と野菜がけ（たけのこ、マッシュルーム、ズッキーニ） ・スイカのスライス ・グレープジュース

	朝食	昼食	夕食
3日目	・アマランサストースト、ウォールナッツバター ・ブルーベリー ・クランベリージュース	・サーモン ・蒸しブロッコリー ・りんごスライスとピーカンナッツ	・焼き魚（白身） ・クレソンサラダとオリーブ、オイルとビネガードレッシング ・蒸しキャベツ
4日目	・スペルトトーストとアプリコットプレザーブ ・ももとプラムのフルーツサラダ	・玉ねぎとにんにくとステーキ ・アスパラガス ・ベークポテト	・スペルトパスタの牛肉とトマトソースがけ ・アーティチョーク ・ネクタリン

■ フードサブスティチュート（代替食）を知る

乳製品、麦、卵、そしてカビは排除する、もしくは制限をすることがとても難しいです。なぜなら、それらは様々な商品にいろいろな形で入っているからです。これらのうちどれかによって、子供が過敏性のリアクションを起こすことがわかっているのであれば、成分表示を注意深く読むことと、それに代わる代替食を見つけ、バラエティを持たせた必須栄養素とビタミンを、バランスよく取れる健康的な食事を心がけることが大切でしょう。

インターネットや本などを活用して、良質な代替食を見つけることができます。もし子供に重度の食物過敏症が見られるのなら、栄養師に相談したり、食物過敏症を悪化させる一般的な食べ物や、隠れた食べ物などを見分けられるように、栄養関連のクラスを受けるなどすることをお勧めします。それらの食べ物すべてをここで紹介することは、この本で伝えたい範囲を超えていますので控えることにします。

■ サプリメントプログラム

ビタミンやミネラルは、身体だけでなく脳にとってもとても大切な栄養素です。1日の最低量は、健康な脳の発育に最低限必要な量です。抗酸化栄養素――ビタミンA、C、Eそしてミネラルであるセレニウムは、脳が若年で老化することを防ぐのにとくに大切です。加えて研究では、ビタミンDもたくさんの病気を予防してくれることが明らかになっています。ビタミンDレベルが低いことと、ADHDや自閉症のリスクに関係があることもわかっています。これらのビタミンやミネラルの混合ビタミン剤は、通常の摂取目安に従って、安全に子供に与えることができます。すべての栄養を含んでいる栄養剤が見つけられなければ、それぞれ個別のサプリメントを考えましょう。

■ ビタミン

ビタミンA
脳への効果： 脳細胞壁を保護する作用を助ける
関連した効果： 血液循環を高め、身体の解毒作用を高める
1日摂取目安： 10000units.
注意： ビタミンAは摂りすぎると毒性がある

ビタミンB群
脳への効果： 脳のニューロンの成長と安定に欠かせない栄養。最も必須な4種類のビタミンBは、B1,B6,B12そして葉酸

ビタミンB1（チアミン）
脳への効果：脳や末梢神経システムの代謝に重要な役割。ビタミンEやB6の抗酸化作用を高める働きを持つ
1日摂取目安量：50〜100ミリグラム

ビタミンB3（ナイアシン）
脳への効果：脳内の神経伝達物質の生成、炭水化物をグルコースに変換する働きを助ける。子供の気分を落ち着かせる働きもある
1日摂取目安量：ナイアシンアミドの形で10〜50ミリグラム

ビタミンB5（パントテン酸）
脳への効果：アセチルコリンという、記憶や自律神経系の働きと関係する神経伝達物質を生成するのになくてはならない栄養。脊髄の周りに、保護の役割をするシート状の膜を張り巡らせるのに必要
1日摂取目安量：50〜200ミリグラム
注意：重度の欠乏は麻痺を引き起こす

ビタミンB6
脳への効果：脳の唯一の燃料であるグルコースを血糖から作り変える働きを助ける。記憶をよくする働き
関連効果：免疫システムの働きを高める
1日摂取目安量：50〜80ミリグラム

ビタミンB12
脳への効果：記憶を向上し、加齢による脳の萎縮を防ぐことに関係している。B12欠乏は、学習困難、記憶力や理由づけスキルの低下、行動症状と関係している

1日摂取目安量：子供の年齢や身体の大きさににによって100〜1000マイクログラム

ビタミンD

脳への効果：脳や中枢神経システムにはビタミンD受容体があり、神経の発育に関係する神経伝達物質の生成に関係する髄液と、様々な酵素を活性化もしくは不活性化する働きがある。ニューロンを保護し、炎症を減らす働きもある。ビタミンD欠乏は精神活動に影響する

1日摂取目安量：600IU

葉酸

脳への効果：脳の血液循環によく、ホモシステインという脳細胞や神経系にとって毒性がある物質を分解する働きを助ける。行動や感情の症状を減少させることを助ける

1日摂取目安量：500〜1000マイクログラム

ビタミンC

脳への効果：アセチルコリン、ドーパミン、そしてノルエピネフリンなどの神経伝達物質生成に関与する。これが、脳の中のビタミンCレベルが脳の外のレベルのおおよそ15倍である理由である。ある研究では、ビタミンCによって学生のIQテストのスコアが平均して5ポイント上昇したと示している

関連した効果：子供がアレルギーや風邪などを引きやすいようなら、ビタミンCは抵抗性を高めるのを助ける働きがある。加えて免疫システムの反応を高め、血管壁の健康を守る働きもある。ほとんどの子供(そして大人でさえ)は慢性的にビタミンCが低下してい

る。ADHDの子供の多くはビタミンCが欠乏していることがわかっている。

1日摂取目安量：500ミリグラムを1日に2回

ビタミンE
脳への効果：脳細胞を酸化によるダメージから守る。そして脳のニューロンの発育、機能を推進する。研究ではセレニウムと一緒にビタミンEを摂取すると認知機能や気分を向上させる働きがあることを示している。
関連効果：血管の健康を保つ
1日摂取目安量：400IU
注意：ビタミンEは、脂溶性なため、大量摂取をすると毒性がある量まで蓄積される可能性がある

■ ミネラル

カルシウム
脳への効果：行動、態度などを落ち着かせる。
関連効果：骨の健康に不可欠
1日摂取目安量：カルシウム炭酸塩リキッドもしくはチュアブル錠の形で500ミリグラム
　注意：もし子供が牛乳やその他の乳製品を嫌っている、もしくは過敏症がある場合は、サプリメントでとることが必要。しかしカルシウムの摂りすぎはその他のミネラルの吸収の妨げになる

マグネシウム

脳への効果：ニューロンの代謝を助ける。研究ではADHDや自閉症の子供にとって鎮静作用があることを示している

関連効果：多動性、興奮性、睡眠障害、筋肉のけいれんや引きつり、そしておねしょなどを軽減する効果がある

1日摂取目安量：塩化マグネシウムもしくは、クエン酸マグネシウムの形で200～600ミリグラム

注意：研究ではADHDおよび自閉症の子供たちにマグネシウム欠乏が多いことを示している

亜鉛

脳への効果：脳の代謝に大切な役割を持ち、酸化によって発生する活性酸素を破壊する抗酸化の"連鎖反応"の大切な役割を持つ。加えてニューロンの安定性と強度を増し、脳細胞にとっての危険な毒となる鉛を排出ことを助ける働きを持つ

関連効果：身体のたくさんの代謝経路を調整する助けをする

1日摂取目安量：10ミリグラム

注意：子供の約90％が亜鉛の1日摂取基準に満たない量しか摂取していないと推測される。もし子供の食欲がない、成長が遅い、そして白いぷつぷつが爪にできているようであれば、亜鉛欠乏の可能性が疑われる。しかし亜鉛の摂りすぎはその他の重要なミネラルの吸収の妨げになる

セレニウム

脳への効果：脂肪の酸化を防ぐ。これはとくに脳細胞にとっては大切なことである。なぜなら脳の60％は脂肪でできているからである

関連効果：免疫システムの働きを助け、循環を良くする
1日摂取目安量：100マイクログラム
注意：大量摂取は毒性がある

銅

脳への効果：神経伝達物質の働きを補助する。
関連効果：すべての細胞の生化学的反応を助ける
1日摂取目安量：1〜2ミリグラム
注意：銅の摂取量が十分でない場合に、亜鉛の過剰摂取は銅の吸収の妨げになる

マンガン

脳への効果：エネルギー生成に関与
関連効果：皮膚、骨と軟骨の生成、そして血糖値のコントロールなどに関連したたくさんの酵素の成分の一部である
1日摂取目安量：0.5〜1ミリグラム

モリブデン

脳への効果：結合組織を作る、脳や身体から毒素を運び出す酵素の働きを活性化する
1日摂取目安量：50〜100マイクログラム

カリウム

脳への効果：脳の適切な活動のバランスのために必須である
関連効果：筋肉の収縮、神経のインパルスの補助、そして血圧を安定させる
注意：血中カリウムの過剰は正常な心臓の働きや神経系の働きを

妨げる危険性がある

■ 脂肪酸：脳バランスのリンク

すべての脂肪が悪いわけではありません。事実、脂肪は脳の健康には欠かせないものです。脂肪は細胞壁、神経の周りのシート、ホルモンの生成、ビタミンの吸収など欠かせない大切な栄養です。子供たちを含む多くの人が、脂肪分を、それもほとんどが良くない脂肪分を食事から摂りすぎています。ADHDや自閉症の両方の発生率と、必須脂肪酸の摂取量の低下に関連があるという可能性が立証されている研究も山ほどあるのです。

良質の脂肪分はオメガ3、6そして9脂肪酸という形で、冷水魚やアマニ、オリーブそしてナッツオイルなどに含まれています。子供の食事に、必ずこれらの良質の脂肪酸が含まれていることを確認しましょう。食品だけでなく、フィッシュオイル、アマニオイルなどは、サプリメントとしてとることもできます。

フィッシュオイルとアマニオイル（多価不飽和脂肪酸オメガ3脂肪酸）

この脂肪酸は、アルファリノレン酸（ALA）から始まります。ALAは「必須脂肪酸」であり、それは身体が作り出すことができない栄養素で、必ず食事などから摂取しなければなりません。ALAはイコサペンタエン酸に変換され、脳の中で炎症のプロセスの調整に関わります。ドコサヘキサエン酸（DHA）は、また別のオメガ3脂肪酸で、胎児および幼児の脳の発育になくてはならない成分です。

■ 消化酵素

　この本ですでに説明したように、FDSの子供たちは消化管の中で、大切な分泌物を十分に作り出すことができていません。この分泌物とは、消化液である塩酸（胃酸）、その他の消化酵素のことであり、それらが食べ物を、化学的に分解し消化することで、栄養が腸壁などの密着結合の隙間から、血管に吸収されることができるようになるのです。リーキーガットの子供たちは、消化の働きが十分ではないため、消化酵素などのサプリメントの効果が見込めるでしょう。ブレインバランスの効果で、脳が消化器系のコントロールを取り戻すことができれば、サプリメントは必要なくなるでしょう。消化酵素サプリメントは、動物（牛もしくは豚）の膵臓のエキス、もしくは商業的に収穫された真菌などが利用できます。菌酵素のサプリメントは、広範囲な活動に利用され、また酸性度の違う腸内でも利用できます。健康食品ストアや薬局などで、いろいろな種類の消化酵素製品を見つけることができるでしょう。ラベルを読む、または薬剤師、栄養士からの指示をもらい、子供の年齢に合わせた摂取量を決めましょう。

Brain Balance Profile

アルビン
悪化する機能不全が消えた

　我々が初めてアルビンに会ったとき、彼は普通の10歳の子供の姿とは程遠い状態でした。4歳のときにアスペルガー、そして7歳のときにティレットと診断をされ、3歳の頃からスピーチセラピーに通っています。加えて、生命の危険がある喘息持ちでもあり、ミルク、麦にアレルギーがあり、どんどん悪化する慢性のお腹の痛みに苦しんでいました。予想に違わず、彼は社交的に引きこもりの状態で、学校生活がうまくいっていませんでした。

　それだけでは足りないかのように、医師は、彼にギランバレー症候群、身体が中枢神経系を攻撃してしまう珍しい神経系の自己免疫系疾患の診断を下しました。ごく最近その医師は、不具合が生じてしまった免疫機能をサポートするという、1回5000ドルもする注射を、長期間に渡って毎月投与を勧めたそうです。そのときに、当センターへ相談に来ようと決めたとのでした。

　アルビンの母親が、彼に特別な食事法を6歳の頃から続けているにも関わらず、我々が実施した栄養分析によると、免疫システムの働きが強すぎることと、消化器官の働きが弱いことが原因で、たくさんの栄養欠乏が発見されました。直ちに食事法の変更と、加えてたくさんの問題を解決するための右脳をターゲットにした感覚運動セラピープログラムを開始しました。そして開始してから1ヶ月後には、彼の人生で永続的に続く可能性があった免疫が起こす様々な問題が、正常に戻り始めたのです。両親は喜びと同時に信じられないような驚きを感じていたようです。2ヶ月目の終わりには、彼の

医者は生涯続くと思われていた、とても高価な免疫サポート薬の投与を停止しました。慢性のお腹の痛みもなくなり、医学的にはアルビンはまるで生まれ変わった子供のようになりました。両親、そして学校の先生すべてが彼のコミュニケーションスキルと、社交スキルが向上したことをはっきりと認識したようです。テストによると、読書スキルで彼は1学年レベル（3年から4年）へと上がりましたが、それでもまだ彼の5年生のレベルからは1学年遅れています。

アルビンは1年後に新たにもう6ヶ月のブレインバランスセラピーを受けに戻ってきました。以前に比べれば健康で幸せとは言え、学業ではまだ苦労しているようです。他の子供たちとのコミュニケーションに関しては、随分とよくなったようです。6ヶ月のセラピーの後、彼は人生で初めて、すべての教科で合格点をもらい、学校が彼に「高次思考スキルを持つ流暢な読書家の5年生」という証書を与えたのです。次の月には「100種類の計算を100日でマスター」という学校のプログラムで、彼は100の計算をマスターしたのでした。そして、自分で優秀学級プログラムのテストを受けたいと言ったそうです。今では科学と数学を愛し、バリトンを歌い、そして最近カブスカウト（ボーイスカウトの年少隊）で最高のアワード「アローオブライト」を受賞しました。

第 13 章
行動変容ホームプラン

Chapter13
Home Behavior Modification Plan

正常機能に戻るために

タイラーは、今では集中力がつき、とても協力的になりました。学校の先生は、ふざけても注意を聞き、きちんとするようになったと言います。以前は、何度も何度も言い聞かせなければなりませんでした。私はこのプログラムを、本当にシンプルな理由、「効果がある」から、皆さんに勧めます。

ジェシカ、タイラーの母

行動と感情は、セメントのように混ざり合って、生きるための原始的な本能である、「戦うか逃げるか」反応に基づいてます。行動学者たちは、「接近・回避」反応と呼ぶことを好むかもしれません。行動は特定のゴールに到達するための動機によって突き動かされています。たとえば愛情欲求であれ、温かさ・友情であれ、そしてクレヨンやキャンディーへの欲求であれ。

戦う⇔接近
逃げる⇔回避

ご存知ように、機能的ディスコネクションの子供たちは、行動のバランスが崩れます。感情行動を刺激する環境の状況によって、いつも適切に反応するとは限りません。調整を失っている行動は、かんしゃくや、感情の爆発、強迫性行動、反抗などの形をとって現れることもあります。もしくは、やる気を失う、シャイ、強迫観念、だらしない、などという形で現れるかもしれません。

■ 感情の2面性

　英語では感情を表現する単語が6つ以上あると言われていますが、実際には感情の種類は6つしかありません。そのうちの3つは接近カテゴリーに当てはまり、別の3つは回避カテゴリーに当てはまるものです。それらはまた良い（ポジティブ）感情、もしくは悪い（ネガティブ）感情と分類することもできます。

ポジティブ（接近）行動	ネガティブ（回避）行動
楽しい	悲しい
怒り	恐怖
驚き	嫌悪感

　接近、ポジティブ感情は左脳に属し、回避、ネガティブ感情は右脳に属しています。片側の脳で抑制されている感情は、逆側の脳で誇張されることもあります。これが原因で、左脳バランス低下の子供たちは不機嫌で気分屋と言われ、右脳バランス低下の子供たちは羽目を外しやすく、混乱を起こしやすいと言われるのです。ですから、子供が状況に応じて適切な感情や行動を表現するためには、必ず左右脳

がバランスよく発達しなければならないことがよくわかります。

　バランスの取れた行動というのは、与えられた状況によって、適切に反応し実行する能力です。脳のシグナルが、感情と行動の間を行ったり来たりするためには、子供の脳は柔軟性に富んでいなければなりません。子供は、何が適切な行動や態度なのか、またどのようなときにどのような行動や態度をとればいいのかを学ぶことができなければなりません。注目していただきたいのは、重要な言葉「できなければならない」です。なぜなら、脳のバランスが崩れている子供が、普通と違う行動や態度をとったとき、単に彼らがそれ以外どうしていいかがわからないから、つまり「できなければならない」ができないということです。

■ 行動のバランスを取る

　子供たちは、他のすべての動物たちが生まれながらにして持っているのと同じ、基本的な脳の営みを持って生まれます。そしてそこから彼らの脳、特に前頭前皮質が発育することによってのみ、人間としての行動、そして個人的特徴を定義する最も洗練されたゴールやモチベーションを遂行する能力を発達させていきます。子供の意志、ゴール、夢などを形作り、その形を確かなものにしていく手助けをするのは、両親にとっての責任です。そしてその目標を追い達成するには、バランスの取れた脳の働きが必要です。左右脳の協調性やリズムが崩れている脳では、実行する感情ストラクチャーを発達させることができないのです。

　子供が自分の中に引きこもり、一人ぼっちになっているのを見る

のは、両親にとってとても辛いことです。同時に子供のしつけができない親と他人から思われることも辛いことです。この本を選び、読んでいる親の皆さんなら、私の言うことがよくわかると思います。

でも、そんな親の皆さんに、グッドニュースがあります。あなた方が直面している子供の行動や態度の問題は、あたかも改善される希望もなく、コントロール不能のように思われるかもしれません。しかし、今取り掛かっているこのブレインバランスプログラムを通して、コントロール不能に思われる行動問題（たとえそれが過剰な行動であれその逆であれ）が自動的に改善されるのです。一度脳のバランスが整えば、子供は自身の感情に適切にコネクトし、知性を持ち、状況に応じて適切な行動がとれるようになるのです。

ただし、私は行動問題が心理学的な原因から発生するのではないと言っているのではありません。もちろんそこから発生することもあるでしょう。しかしながら両親の深い愛情のもと、良い環境で養育されているにも関わらず、FDSを持つ子供たちの行動問題は、神経学的なものであり、それは修復できるのです。その方法は、必ずしも行動トレーニングを必要とはしません。ブレインバランストレーニングを必要としているのです。

■ 右脳（そして左脳）アプローチ

正常な左脳の機能を持つ子供の行動（態度）は、幸せで、興味津々、モチベーションが強く、フレンドリーで愛情にあふれ、勉強熱心です。これは左脳がポジティブサイドの脳だからです。左脳バランス低下の子供は、痛々しいほどにシャイで、不安定、怠惰、社交嫌い、

恐怖症、グズグズ、そしてときにはうつになることもあります。左脳バランス低下の子供は、最低限（もしあれば）の接近行動しか持ち合わせておらず、同時に過剰な逃避行動を持っています。これらは左脳バランスが弱い、失読症や学習障害を持つ子供に見られる特徴です。

右脳はネガティブ感情をコントロールしており、それにはそれが必要な理由が当然あります。たとえば、恐怖です。恐怖の感情によって交通量が多い道路の信号を無視して渡る、などという行為を防いでいるのです。右脳は左脳が過剰に働き、コントロール不能、たとえば衝動的で不適切になるのを防いでいるため、子供は注意深く危険を察知して行動することができます。右脳バランス低下の子供は活動過多であり、反抗的であり、破壊的で攻撃的です。これらの子供たちは、周りの人やシチュエーションを読み取ることができません。なぜなら非言語スキルが未発達だからです。また、典型的に接近行動が強すぎるのです。そして、それはADHDの典型的な症状です。

FDSを持つ子供たちの行動問題パターンは、行動や態度をコントロールする脳部位が発育不全なために引き起こされています。親の皆さん全員が子供の行動を予測できないのは、まさしく子供の推論をつかさどる脳部位がまだ発育していないからです。また行動修正プログラムが、うまく問題を修復できないのは、これが理由です。子供は行動や態度を本当の意味で理解しなければ、それを学ぶことができないのです。

■行動アセスメントチェックリスト

以下は、子供が、右脳もしくは左脳バランスの低下を示している可能性がある、一般的な行動のチェックリストです。以前のよ

うに、あなたは両サイドに思い当たるリストを見つけると思います。子供がFDSを持っているのなら、リストの数が右か左かどちらかに偏るはずです。思い当たるリストをすべてチェックしましょう。

右脳バランス低下

- [ ] いつも分析的に考える傾向がある
- [ ] 誰かの行動を模範するのは苦手だが、言葉で指示されたことはできる
- [ ] 物語の要点をつかむのが苦手
- [ ] 冗談がわからない
- [ ] 決まった行動に固執して、そこから離れられない傾向
- [ ] リスクを恐れない行動をとる
- [ ] 社交が苦手で非社交的、もしくは社会的に孤立する傾向
- [ ] タイムマネジメントが苦手、いつも遅れる
- [ ] 整理整頓ができない
- [ ] 集中できない
- [ ] じっとしていられない、活動過多、突発的
- [ ] 強迫観念、強迫行動がある
- [ ] いつも逆らう、協力的でない
- [ ] 退屈そうに見えたり、隔絶していたり、急変したりする
- [ ] 他の子供から変わっていると見られる
- [ ] 年より幼い
- [ ] 友達を作るのが苦手
- [ ] 他の人と趣味や楽しみ、達成感を共有することができない
- [ ] 不適切な状況で軽率、不真面目な行動をとる傾向
- [ ] 不適切な社交(一方通行な社交)をする
- [ ] 絶え間なくしゃべる、繰り返し質問する、同じ言葉を繰り返す

- [ ] 子供としてあなたの注意を引く行動をあまりしなかった（指をさす、眼や顔で何かをしてほしいという表現をするなど）
- [ ] 小さい頃に鏡で自分の姿を見ることをしなかった

合計：＿＿＿＿＿＿＿＿＿＿

左脳バランス低下

- [ ] 物事を後回しにする
- [ ] 特に知らない人の前で恥ずかしがり屋
- [ ] 非言語コミュニケーションは得意
- [ ] 友達や先生から好かれる
- [ ] 学校での行動、態度に問題は一切ない
- [ ] 社会のルールを理解している
- [ ] 特に学業に関して自己啓発が低い
- [ ] 宿題が嫌い
- [ ] 社交的である
- [ ] アイコンタクトを十分にとることができる
- [ ] パーティーなど人と交わることが好き
- [ ] お泊りは嫌い
- [ ] ルーティーンに従うのは苦手
- [ ] 複数ステップの指示が苦手
- [ ] 感覚が鋭いようである
- [ ] 結論に飛びつく
- [ ] 自分の服や自分がどう見えるかに敏感
- [ ] 自分の感情に敏感である
- [ ] 自意識過剰気味で、人にからかわれていると感じやすい
- [ ] 一般的におおらかである

- [ ] 鏡で自分を見ることが好き
- [ ] やる気を起こすのが難しいことがある

合計：＿＿＿＿＿＿＿＿＿＿

■ 褒美と罰（アメとムチ）

左脳バランス低下：ポジティブな励まし
右脳バランス低下：ネガティブな励まし

すべての行動は、接近と回避行動を基準に形作られていますので、それらを考えに入れた行動変容戦略を使うには、やる気を起こさせるモチベーションファクターが必要になります。それは、褒美（アメ）と罰（ムチ）です。もし子供が良くない選択をした場合は、その行動に対して何らかの罰を与えるべきで、そうすることで、子供が同じ過ちを繰り返さなくなります。

子供は、褒美と罰を違う感情として受け取ります。褒美は左脳内でドーパミンという物質が分泌することによって幸せ、ときに陶酔的な感情を作り出します。この感覚は習慣性があります。ですから子供も褒美をもらえるように行動するようになります。

罰は脳と内臓から起こります。罰は内臓の筋肉を緊張させ、胃がムカムカする、みぞおちがキリキリするような感覚を起こします。これらは右脳で感じる感覚です。

褒美は左脳半球で感じ、罰は右脳半球で感じるわけです。これが子供の行動をコントロールする「しつけ」を定着させるために使う戦略の鍵です。

左脳バランスが低い子供は、褒美への反応が欠乏していて、逆に罰への反応が過剰になっています。右脳バランスが低い子供はその反対で、罰への反応が欠乏していて、褒美には過剰に活発化されます。ですから、左脳バランス低下の子供には褒美活動を使わなければなりません。これをポジティブ強化と言います。右脳バランス低下の子供には罰を使います。これをネガティブ強化と言います。ではそれぞれを説明しましょう。

左脳チャレンジ
「もしこうすれば、あなたは……」アプローチを使いましょう。
　左脳バランスが低い子供には、彼が達成できるゴールを与え、そのゴールを達成した際には、ポジティブ強化で褒めてあげましょう。たとえば、テレビを観る権利、コンピューターゲームをする権利、または新しいスニーカーを買ってもらう権利などを褒美にします。罰やネガティブ強化は、左脳バランス低下の子供には効果がありません。いつでもポジティブに、もしあなたが（　　）すれば、あなたは（　　）ができる（もらえる）など、希望のもとに刺激をしてあげましょう。

右脳チャレンジ
　右脳バランスが低い子供を動機づけるためには、ネガティブ強化を使わなければなりません。だからといって、子供がすでに手に入れたものを取り上げるということではありません。それはあまり良い戦術ではありません。それよりも罰を強化として使うのです。たとえば罰は、テレビを観る、コンピューターを使う時間、または（欲しいものの）買い物などです。要はその状況を強調するために、ネガティブ強化を使うということです。焦点を当てるのは：もしあなたが（　　）しなければあなたは（　　）できない（もらえない）。恐怖感で

刺激をするのです。右脳バランス低下の子供は、即時の強化が必要で、もしそのゴールや罰が先のことなら、彼らは直ちに興味をなくすでしょう。

■ あなたが今できること

　ブレインバランスプログラムの中には、行動エクササイズは含まれていません。必要のない理由は、脳のバランスさえ整えば、行動は落ち着いてくるからです。ただし、今あなたができる限り最善の方法で、子供の行動を抑制することも必要であるとも考えます。

　我々は、FDSの子供の人生には、たくさんの感情の混乱があることを認知しています。その親の皆さんの、何とか家庭の中で、正常な行動パターンを確立したいという思いは、その何倍も強いことも知っています。FDSの子供たちの、感情の爆発や異常な行動は、一般的な成長段階に見られるような典型的なものではありません。両親はそれらを効果的に修正するには、どのように対応したらいいのかに混乱しているのです。

　可能なら、子供が示している行動症状に関して、専門的に対応することができるファミリーカウンセリングなどに参加するのもいいでしょう。もしこれがすでにあなたが実行しようと考えていることなら、行動変容プランを取り入れるにあったって、大変役に立つことでしょう。ファミリーカウンセリングが可能でないとしても、がっかりすることはありません。行動変容プログラムの基本は、自主学習できることで、我々のセンターにセラピーを受けに来ている子供の親の皆さんに行っているカウンセリングをもとにしています。唯一得られないものは、自主学習をして、行動変容プログラムを実行した際、

何かが予定した通りに行かない場合、もしくは予定から大きく方向が変わってしまった場合に、自分が正しいことをしているのかという疑問を和らげる専門知識です。

一番大切なことは、罪悪感を捨て去り前向きに考えることです。親が、子供の異常な行動の原因は自分たちの責任と考えるのはごく自然なことですが、ほとんどの場合、全くの間違いです。一切あなた方の責任ではありません。なぜなら、コントロールしようがない神経学的な問題だからです。唯一あなたがコントロールできることは、問題を解決するための適切な助けを得ること、それはあなたがこの本を手に取って読み出したことからすでに始まっています。

今あなたは子供の問題は解決可能であることを知りました。脳の機能がバランスを取り戻せば、行動問題は消えてなくなるでしょう。さあ、もう少し頑張りましょう。

■「彼らの責任ではない！」

プロフェッショナルであれ、一般の人であれ、アドバイスやサポートをしてくれる人たちの最もありふれた決まり文句は、「子供の異常な行動は彼のせいではありません」です。ほとんどのプロカウンセラーは、精神的な問題が子供の行動に影響を及ぼしていて、それは解決法がない、という古い刷り込まれた考えを未だに持っています。ですから、しつけはあまり厳しくしすぎないようにと言うでしょう。これが、あなたがすべきことに混乱を与えます。心に留めておいていただきたいのは、不自然な力が行動問題の原因になっている事実です。その不自然な力とは、子供が自分自身の身体を感じることができないということで、それは生理学的なことであって精神的な

原因ではないのです。

　たとえば、12階建てのビルの屋上の端ぎりぎりに立っていて、これ以上端に近寄ると落ちてしまう可能性がある恐怖感を想像してみてください。そして友達が、もっとぎりぎりに立てばもっと景色が良くなるとあなたの背中を押しているとしたら。そして、あなたが抵抗すればするほど友達は強く背中を押してきます。これがまさしく子供の内部で起こっていることです。なぜなら彼は脳内で情報を同年齢の子供たちよりも遅いスピードでしか処理できません。そのため、周りの世界が自分よりも速いスピードで動いていると感じ、あたかも自分が取り残されている、もしくは12階建てのビルから落とされそうな感覚なのです。そして、あなたが12階の屋上で押される力に抵抗するように、子供は反抗的、挑戦的になるのです。

　自分自身の身体を感じられない子供たちは、自分の境界線も感じることができません。ですから、彼らが安全に保護されていると感じるためには、外部に境界を作ってもらえる要素が必要です。それが親であり、学校の先生です。もし親や先生が、この境界を提供しなければ、子供は境界線を見つけるまで押し続けてきます。たとえば子供が何か不適切な振る舞いや行動をとったときに、それを容認し続けていると、子供は誰かが押し戻してくれるまで境界線を押し続けてきます。心に留めておいてください。あなたはおそらくとても賢い子供を相手にしているのです。もしあなたが不適切な振る舞いを容認するのなら、子供は間違った境界線を与えられていると理解し、本当の境界線を両親からの一貫した抵抗が見られるまでどんどん押し付けてくるでしょう。もし両親が協力体制になければ、子供は片方の親を納得させるのに、もう片方の親を使うずるい方法も学習するでしょう。これがまた子供を混乱させ、さらに不安性と不安定性を強めることになります。

FDSの子供たちは、往々にしてルーティーンが必要で、彼らは体系化されていない環境で育てられた場合に、過渡期をうまく迎えることができません。彼らの不安症、行動はただただ悪くなるばかりでしょう。だから行動変容プログラムを体系化することが、たとえどんなに難しいことであっても重要である理由です。

ルールのためのルール

　我々のブレインバランスセンターでは、行動変容プログラムの体系化のための前向きで愛情あふれる基本的なテクニックの方法を親の皆さんにコーチしています。それを我々は、「Family Empowering Program」と呼んでおり、私の2冊めの本『Reconnected Kids』の焦点です。すべての子供が違うように、すべての親も違った経験をしていることを頭に入れておいてください。たとえば、ある親にしてみれば、これらのエクササイズはとても難しいと感じるかもしれません。しかしながら、がっかりすることはありません。これらの行動は一生続くものではないからです。

　ポジティブ、そしてネガティブ強化を家庭で行う際には、以下の教訓を頭に入れておいてください。

　強制者になるな、先生になれ。子供の行動を、四六時中コントロールしようと思わないように。それよりも子供が自分の行動を表現したり、自分自身でモニターしたりできるようになるための、正しいスキルの身につけ方を教えてあげてください。

　辛抱強く。このアプローチはあなたにしても、子供にしても新しいものかもしれません。親や子供がある程度のフラストレーションを経験することが、特に初めの頃にはあるでしょう。

一貫性を持つ。新しい行動を学習するのに必要なかぎは一貫性です。ですから次項から述べる戦略を参考にして、ポジティブ行動を絶えず強化し、ネガティブ行動を調整してください。また、他のブレインバランス活動などと一緒に使ってみてください。そうすれば、通常は12週間ほどでポジティブな変化が現れてくるでしょう。中にはこれらの戦略はとても基本的で当たり前のこと、と思われる人もいるでしょうが、多くの人にとってはとても新しいことのはずです。

この戦略は、ほとんどのFDSの子供たちに適応できるし、特定の子供の状況や必要性に応じて変化させることもできます。このことは覚えておいてください。子供が左脳バランスの低下であれば、この考えをいつでもポジティブ強化で実行し、そして子供が右脳バランス低下であれば、ネガティブ強化で実行するということです。

良いことをしたときを見逃がさない!

子供たちが良いことをしたときよりも、好ましくない行動や態度をとったときのほうが目に付きやすいものです。実はこれが原因で、その好ましくない行動が何度も繰り返されるようになります。なぜなら、その行動が「認識」されるからです。ネガティブな認識とはいえ、子供の心の中では全く認識されないよりはましです。

子供はある特定の行動(たとえそれがネガティブな行動であれ、ポジティブな行動であれ)が、人から「認識」されるものであれば、「認識を得よう」というゴールに向かってその行動を何度も繰り返すものです。しかし望ましい行動や態度が、望ましくない行動や態度よりも、もっと認識されやすいことがわかれば、彼らは望ましい行動や態度で「認識」を得ようと努力するのです。言い換えると、いつでも

「悪いことを見つける」よりも「良いことをしたときを見逃さない!」ということが大切です。

　たとえば、20人の生徒がいるクラスに、ある先生が入ってきたとしましょう。19人の子供たちは大騒ぎしながらはしゃぎまわっています。その中で1人だけが静かに座って本を読んでいます。さあ、この状況で、先生が騒いでいる生徒を静かに席に着かせるには、どのようなアプローチをとったらいいと思いますか?

　自然な衝動として、先生は規則を守らないで騒ぎまわっている19人の生徒に向かって、「席に座って静かにしなさい」と大きな声でどなるでしょう。その結果、生徒の反応はどうなるでしょう? 先生が生徒をコントロールするという理想の形にならずに、逆に生徒側に主導権が移ってしまう結果になります。なぜでしょう? 生徒は先生の注目を浴びたいと考えています。静かに座っていることで先生の注目が得られないのであれば、生徒は単純にはしゃいで大騒ぎすることを選ぶでしょう。

　では、先生がこの騒がしいクラスに入ってきて、皆に聞こえるような大きな喜びと愛情があふれる声で「なんて素晴らしいんでしょう。静かに座って勉強しているジムが、先生は大好きです」と言ったとしましょう。次の瞬間に何が起こるでしょう? 19人は、あっという間に自分の席に座り、ジムがしていることと同じことを始めるでしょう。なぜなら彼らもジムと同じように注目されたいからです。

　同じコンセプトがあなたと子供にも当てはまります。あなたに少し練習が必要になるかもしれません。なぜなら、悪いことに対して反応するほうが、良いことを見つけて反応するよりも、もっと自然で簡単なことだからです。けれども、長い目で見れば、時間をかけてでも良いことを見逃さない習慣を身につけるほうが、より幸せな関係を築くことができるのです。

さて、だからといってネガティブ（悪い）な行動をすべて無視していいのでしょうか？その答えは「全く違います！」です。次の戦略で説明しましょう。

■一貫性！一貫性！一貫性！

やめなさい！もしやめないと（　　）させません！わかってるの？何度も言わせない！

この文句を、声を荒げて使ったことがない親はこの世にいないでしょう。そして（　）の中に言葉を入れられない親もまず一人もいないでしょう。もしかしたら中には、何百回、もしくはそれ以上も使っている人もいるでしょう。そして、子供があなたの言うことを聞かずにその行動や態度をやめなかった場合に、今まで、あなたが当然の罰（しつけに対しての罰、英語ではConsequencesと言います）を子供に与えなかったことがありますか？もし答えが「Yes」なら、次のシナリオが役に立つでしょう。

では、先ほどの19人の騒がしい生徒と、1人の静かに座って本を読んでいるクラスに戻ってみましょう。先生がクラスに入り、クラス中を観察しているときに、はしゃぎまわっている子供の中に、1人の生徒がもう1人の生徒を乱暴に引っ張りまわしているのを見つけました。先生はこの場合でも、まず初めにやはり静かに座って本を読んでいる生徒を褒めるべきでしょうか？その答えは絶対的に「NO!」です。先生がやるべきことは、無視したら、他の生徒にも危険が及ぶ可能性があるネガティブな行為を、優先的に認識することです。先生はその状況を落ち着かせるために、まず乱暴にふるまっている生徒に向かってこう諭します。「乱暴な行為を見るのは、先生は好きではあ

りません。あなたは今日の昼休みは外遊びはなしです」。そして、しばらくたって先生は自分が少し大げさに反応したかもしれないと感じ、後悔して子供にこう言います。「いいですよ。もう外に出て遊んでいらっしゃい。でもさっきのように友達に乱暴してはいけませんよ」。

この対応は2つの理由から間違っています。1つは、この生徒は先生の言葉には全く価値がないことを学びました。次に、生徒は悪い行動や態度に対しての当然の罰が、先生の単なるどなり声だけで、ちょっと時間が経てばすぐに終わるというメッセージとして受け取りました。この生徒は、悪い行動に対して本来起こるべき当然の罰を習得できていないのです。

これは、あなたの家庭にも当てはまります。もし子供が悪い行動に対して、あなたがこうしますと脅かした当然の罰を実際には実行しなかったとしたら、その子供はポジティブな行動をしようというモチベーションすら沸き起こりません。なぜなら子供は、あなたがポジティブな行動に対してのご褒美も、実行しないであろうことを知っているからです。

一貫性を持ち、はじめに行ったことをきちんと最後まで徹底することで、子供はあなたが言うことは、本当にあなたが意図していることであり、実際に実行されることを学びます。また、悪い行動をした際の、はっきりとした境界線の存在も理解するのです。

あなたも子供も、悪い行動の後の当然の罰（Consequences）を経験するよりも、良い行動をしたご褒美の言葉を聞くことのほうがより満足感を得られることを知っています。だから、子供はご褒美を手に入れるために一生懸命になるでしょう。子供のポジティブ行動を強化し、同時に悪い行動に関してもあなたのルールを貫き通しましょう。

このコンセプトを貫くことは、多くの親の皆さんにとっては難し

いことかもしれません。正しいアプローチがとれているかどうかに、罪悪感や不安感、恐れなどの感情が引き起こされることもあるかと思います。もし必要なときには、自己保証をしましょう。あなたは行動に対して計画した境界線を設置して、それを施行するために正しいことをしているのです。子供の将来を生産的なものにし、成功に導くための道を作っているだけでなく、子供の目に映るあなたへの信頼を築いているのです。

一貫性を持つことはとても効果的です。ただし、気をつけてほしいのは当然の罰（Consequences）は、行動に見合ったものであるべきということです。それを次の戦略で学びましょう。

行動に対しての当然の罰を決める前に熟考する

先ほどのクラスでの例で、子供のアクションに対しての適切な罰は、彼のその日の昼休みを取り上げることと、乱暴につかみかかっていた子供に謝らせることです。

このコンセプトを実用するにあたっては、いわゆる罰がその罪にピタリとはまらなければなりません。どういうことかというと、たとえばその場の混乱した状態の中で考えるのではなく、前もって考えておかなければならないということです。

これは難しいことではありません。なぜならあなたが目にする多くの行動は、何度も繰り返されるもので、すでに見慣れたもののはずだからです。

さあ、椅子に座って、子供が最近している行動を思い起こしてみましょう。そして、それをノートにリストとして書き出しましょう。そ

れぞれの行動に対して、ピタリとはまる罰を考え、リストを完成させておきます。この行動リストを作っておくことで、実際にそれが起こった場合に、すでにあなたには心の準備ができていて適切な対処ができるでしょう。ここにいくつかの例を挙げておきます。

◎行動：片づけをしなかった
左脳バランス低下（ポジティブ）の罰→
「自分の片づけを終わらせた後に、弟（兄弟、親）の片付けを手伝いなさい」
右脳バランス低下（ネガティブ）の罰→
「今日はTVを見られません」

◎行動：兄弟ゲンカ
左脳バランス低下（ポジティブ）→
「今日一日お互いが親友のように遊びなさい」
右脳バランス低下（ネガティブ）→
「あなたは明日一日いつもの遊び時間をなくします」

◎行動：親を侮辱した
左脳バランス低下（ポジティブ）の罰→
「他の人の前で親に謝りなさい」
右脳バランス低下（ネガティブ）の罰→
「夕ご飯の後片づけを手伝いなさい」

子供がすでに手に入れているご褒美は取り上げない

これはとても大切な戦略ですので、必ず頭に入れておいてください。では、例の騒がしいクラスの中で、良い行動をとっていた生徒の例を使って考えてみましょう。先生はその後数週間で、ジェーンという生徒が何度も何度も良い行動をとっていたのを目に留めていました。先生はとても喜び、ジェーンは、彼女がとても好きなコンピューターを使う時間延長のご褒美をもらいました。

さて、ジェーンがご褒美のコンピューターの使用時間延長を使うときになると、クラスメイトがコンピューターを使っているところに、ジェーンが割り込んで、些細なケンカになっているのを先生は見つけました。驚いたことに、ジェーンはそのクラスメイトをいじめ始めたのです。先生はジェーンの特権を取り上げるべきでしょうか？答えは絶対に「NO!」です。彼女がすでに手に入れた特権は失うべきものではないのです。この状況で先生は、今あなたはコンピューターを使うことはできないけれど「次の機会に使うレインチェック（権利延長）」を与える形で対処することができます。ということは、ジェーンはコンピューター使用時間延長を失うことなく、状況に応じた衝動をコントロールすることを学んだ後に、その時間を使うことができるということです。この方法であれば、ジェーンは自分が行った不適切な行動について、責任を持たなければならいことと、しかしながら一度得た特権は失わないことを学ぶのです。

子供にも、これと同じアイデアで関係を築きましょう。そしてこの「レインチェック」は実際に証明書として紙に書き残すほうがいいでしょう。それが、子供がその日にどのように行動（悪い行動）をした

かで、すでに得た特権が脅かされることはないことを、完全に理解するための証明です。そして、その証明書は、子供が行動を起こす場合に良い選択をとり（良い行動をとる）、自分自身の衝動に責任を持つことを学んだときに使うことができると説明してください。こうすることで学習プロセスを強化し、良い行動や態度を示すことが、とても価値があると植えつけることができます。なぜなら、そうすれば自分が得た特権をいつでも行使できるのですから。

　もし少しでも、子供が一度得た特権を取り上げられると感じる瞬間があったら、それが原因で、コンスタントに良い行動や態度をとろうというモチベーションが下がります。さらにもっと大切なのは、子供たちはご褒美をもらったことに対していつも誇らしく感じるべきであり、逆に本来あるべき行動ではないネガティブな行動をとったときには、ポジティブな行動をとったときのような誇らしい結果が得られないことを理解することです。それが次の戦略へとつながります。

■「くせにさせる」

　少なからず、先生たちや学校は、有形のご褒美をあげることで、子供たちは心が躍るほどの大きな喜びを感じ、それがポジティブ行動を強化すると信じています。シールなどはその1つの例です。子供が宿題や学内活動でよく頑張りましたというご褒美にシールをあげます。それがどれほど優れた良い行動であってもです。しかし生徒にそのシールが、どれほどの意味を持つのかを今までに子供に聞いたことがある人はいますか？　子供に動機づけするためには、まずどんなご褒美が彼らを「くせにさせる」のかを知る必要がありま

す。あなたの子供が一番興味があるのは何なのでしょうか? 親の頭の中にはじめに浮かぶものは食べ物でしょう。普通は甘いご褒美です。しかし、ここまでこの本を読んできている皆さんなら、容易に想像がつくように、たくさんの理由から食べ物をご褒美に使うのはあまり良いアイデアではありません。食べ物ではないご褒美に値する子供の興味の例は、好きなビデオを見る時間とか、面白いビデオゲームで遊ぶ時間などです。

　実際には、何があなたの子供を効果的に動機づけするのかを、おそらくはじめはわからないでしょう。それでも構いません。なぜならそれは観察を通して簡単に見つけることができるからです。1週間ほど時間をかけて子供を観察し、何が彼らの注意、注目を引くのか、何が彼らのモチベーションになるのかを見極めましょう。他の子供がしているから同じようにしているものではダメです。それはコンピュータでしょうか、それともゲームでしょうか? もしくは何かの運動でしょうか? またはディズニーのキャラクターでしょうか? 外遊びであれば素晴らしいですね。あなたがそうしてほしいと思うように、外で子供が運動をするのはとても良いことだからです。

　1週間、朝、昼、夕方に分けて、子供が個人的に引きつけられていることが何なのかを、観察し記録しましょう。

　1週の終わりに、子供と一緒に座って、そのリストを見せてみましょう。リストを順々に確認し、こう説明しましょう。このリストの中から選んだ活動は、これからは、あなたがしたいときにできるのではなく、何か悪い行動がきちんと修正されたときの特権としてできると考えることにします。そして、その特権は、良い行動や態度を続けている限りは、いつものように楽しめるものであると説明します。もしも悪い行動をとってしまったら、特権はその日1日取り上げられます。そして、「レインチェック」を与え、その悪い行動が修正された

ときに使うことができるというわけです。これを実行するのはとても重要なのです。なぜなら、子供が自分の行動を自分自身で修正することに夢中になるからです。多くの親の皆さんは、このアプローチにはじめは驚きます。しかし実際にこのアプローチを実行してみると、これがどれほどうまく機能するかを発見することになります。子供を「くせにさせる」ものを見つけ、それを特権として与えることで、あまり効果がない方法で子供の悪い行動や習慣を修正しようとする数え切れないほどの時間とエネルギーの無駄を省くことができるのです。

■その行動が起こる前に予防する

そうです、はじめから悪い行動を予防できれば、それはまさしく夢のような話でしょう。でも、それは夢ではありません。正しい戦略が必要なだけです。

まず、あたかも過去の出来事であってほしいと思うような子供の悪い行動を、明確に識別します。そのためには子供を「くせにさせる」ご褒美になるものを探したときと同じことをするのです。それは記録、記録、記録！です。そして、望ましくない行動が起こることを予防する最も効果的な方法は、子供がかんしゃくを起こすと予想される状況になる直前に、子供にどのような行動を期待しているのかを伝えることです。

たとえば、あなたが子供を図書館に連れていくとしましょう。図書館に入る直前に子供にどのような行動が好ましいか、あなたがそれを期待しているということを伝えるのです。子供と話をするときには、ひざを折り姿勢を低くして近づきアイコンタクトをとります。そ

して短く、簡単明瞭な言葉であなたが期待すること、図書館の中では小さな声で話すこと、そして子供はとても頭がよく図書館の中ではどう振る舞えばいいかを知っていて、それができることをあなたがわかっているということを説明します。もし子供が自分をコントロールできなくなりそうになったときには、子供があなたにそれを告げることで、子供が実際にコントロールを失う前に図書館を出ることができるのです。

■自己モニタリングと言葉表現を教える

ほとんどすべての人が、閉所恐怖症や閉じ込められたように感じる状況になったことがあるでしょう。おそらくはエレベーターの故障で閉じ込められた経験、もしくは遊園地のジェットコースターなどの乗り物で、「楽しみ」が終わるまでシートベルトが外せずに出られなかったり、または渋滞でトンネルの中で動けなくなったり。FDSの子供たちはこのような感覚をいつでも感じています。彼らは絶えずきちんとした振る舞いをしなさい、と言われる状況下に置かれているからです。言い換えると、自然に沸き起こる衝動をコントロールするように、と絶えず言われているのです。この方法には問題があります。なぜなら、それは制御不能な衝動であり、文字通り衝動的に警告なしに起こるからです。あなたや子供にとっても不意を突いて起こるのです。ですから子供に、自分自身の行動を認識し、状況に応じて必要なことを言葉で表現する方法を教えることは、必要なことです。

はじめに、子供が衝動的な行動を認識するために、言葉の合図を考えておく必要があるかもしれません。ほとんどの子供たちは、実際に

衝動が沸き上がる瞬間に気づいています。ただその衝動をどのようにしてモニタリングすればいいのかがわからないだけなのです。たとえばはじめの頃は、その行動が起こる前にあなたがその行動が起こることに気づいたら、「帰る時間がきた」というような言葉の合図を使うのもいいでしょう。

　自己モニタリングは、単に子供に好ましくない行動を認識させ、それが起こりそうになったときに修正をすることを教えるというものです。1つの方法は、子供の好ましくない行動に対して、あなたの不快感を表現する方法を徐々に言葉の合図から顔の表情の合図、そしてボディーランゲージへと変換していく方法です。言葉の合図から言葉と顔とジェスチャーの合図というコンビネーションを使う必要があるかもしれません。

　上記の合図の例は、自己モニタリングの1つの形です。子供にとってこれらの合図を理解することは難しいことなのです。ですから、何度も繰り返すことと、絶えずコミュニケーションをとることで、子供が自分の行動を、周りの人の顔の表情やボディーランゲージなどから読み取ることを学習するとても効果的な方法を教えているのです。

■ 問題解決を通して自立を育む

　一般的な親は、よくある間違いをします。それは子供のどんな些細な矛盾や行動問題も、すべて解決しようと試みることです。そうしてしまうと、子供の強い自立の感覚を育む機会を奪ってしまいます。

　あなたの子供が、夕食のテーブルについているときに好ましくない衝動的な行動をしていたとしましょう。たとえばテーブルを離れ

ていいという許可もないのに飛び跳ねて、キッチンやダイニングを走り回っているとします。あなたにはこの状況下でいくつもの選択肢があります。

1. 声を荒げて、子供とともにあなたも緊張を高める
2. 椅子から立ち上がり、ゆっくりと子供のほうへ歩き、まっすぐに子供の目を見つめ、この状況を彼自身が解決することができるように言語の合図を与える。「ご飯を食べているときに飛び回ったり走り回るのは行儀がよくないですよ。どうすればいいかもう一度考えてみて」

そしてその答えとして可能性があるのは、次のようなものです。

1. 「自分のお部屋に行きたい」、もしくは「キッチンテーブルに戻って椅子に座る」
2. いくつかの適切でない答え（あなたの質問にまったく関係のないバカげた答えも含みます）を怒りや逃避の感情を込めてする
3. 何も言わない（おそらくはその後に何らかの行動の爆発が起こる）

そういう行為に対してのあなたの対処を考えてみましょう。

反応：「自分のお部屋に行きたい」
可能な解決法：FDSの子供に対したことがない大人は決まってこう言います。「それはわが家のルールとは違う。ルールはルールであって家族全員で食卓を囲んでいる最中に食べ終わるまで中座することはできない」。

さて、エレベーターに閉じ込められた例を思い出してみましょう。

もしあなたの会社で、階段を使うことができたとしても、すべての社員が必ずエレベーターを使わなければいけないというルールがあったとします。ある日あなたがエレベーターに乗っているとガクンという振動の後、エレベーターが止まってしまいました。はじめからエレベーターが好きではなかったのに、閉じ込められてしまったとしたらあなたはどう感じますか？ おそらくパニック状態になるでしょう。心臓の鼓動が速くなり、エレベーターの中を目を大きく見開いて歩き回り「開く」ボタンを探し回るでしょう。一時も早くエレベーターから出る方法を見つけなければと焦り、あなたの呼吸は早く浅くなります。緊張感や不安感があなたの限界を超え、頭の中では何百通りものいろいろな考えがぐるぐるとめぐっています。突然、あなたは緊急ボタンを見つけ、そのボタンを押してエレベーターから出ることができたとします。当然あなたは安堵にほっと胸をなでおろしたことでしょう。さて、あなたがエレベーターの中で経験したたくさんの症状は今どうなっていますか？ もうなくなっているでしょう。なぜなら緊急状態のパニックが去ったからです。

　これはまさにFDSの子供が感じていることです。先ほどの家のルールのときの子供の反応のように、子供が衝動を抑えきれなくなったときに、礼儀正しくそれをあなたに伝えることができたとしても、家のルールと違えば、それは十分ではないのでしょうか。3階に上がるのに、エレベーターを使おうが階段を使おうがあなたはどちらにしても3階につくのです。

　ちょっと考えてみてください。ここでの子供のゴールとは何でしょうか？ ゴールは子供の衝動をコントロールするための解決法を見つけ出すことで、子供に自分の行動を自己モニタリングする方法を教えることです。子供が食卓に釘づけにされている状況で起こる不安症状と、あなたがエレベーターに閉じ込められたときの不安症状

とを重ねてみてください。あなたが衝動行動や多動行動をとった子供を無理やり"普通の子供のように"静かに座らせることは、さらに大きな衝動を子供の中に生み出しているのです。子供が椅子を立つ許可を礼儀正しい方法で求める、もしくは衝動が収まるまでの少しの間だけ椅子を立って歩き回り、また椅子に戻って一緒に食事をとるという言語表現をすればいいことだと、時間とともに学べば、そうです、エレベーターの故障のときのあなたのように、子供は突然「開く」ボタンを与えられ、不安症状やパニック症状のもとになる状況から、そのボタンを使って適切に礼儀正しく「逃れる」ことができるのです。

　そして、時間とともに子供が「逃れる」ことが少なくなり、そのうちになくなってくることに気づくはずです。なぜでしょう？　それは不安になる要素を取り除いたからです。こうすることで、あなたはいずれ、子供の衝動に任せた行動を消滅させることに成功するはずです。なぜなら、彼は不安感をいつでも言語表現することが、状況に応じて適切になされている限りは、その不安を解消できるという保証を持ったからです。そして、その状況に応じたマナーは、あなた方が一緒に築いていくのです。

Brain Balance Profile

エレン
100%拒絶から
100%チャーミング

　エレンと初めて会ったとき、彼女は健康とは程遠い状態でした。肥満で赤ら顔に、脂っぽいべったりとした髪の毛を伸ばし、口の周りにはひび割れができていました。彼女はADHDと反抗挑戦性障害があると診断されており、小さいながらに気難しいとても手ごわい9歳でした。

　この家庭は、母親が主に家計を支えている家庭で、彼女は毎日とても熱心に働いており、夫が家庭を守る形でエレンともう一人の子供の世話をしていました。彼もADHDを持っていて、エレンにはとても共感していました。ですから彼女の将来のために、彼なりのしつけを子供たちにしていたのですが、それがさらに良くない方向に向かわせてしまったようです。エレンが学校のクラスに落第し、そして先生から同級生に対する悪い態度についての連絡がきた頃から、母親がどうにかしなければと思い立ち、私の施設を訪ねてきたのです。

　エレンを一目見ただけで、私の知りたいことのほとんどがわかりました。彼女の見かけと様子は、明らかに彼女がモチベーションや身体活動量が低く、自己啓発がないことを示していました。また彼女には友達がいないだろうということも予測していました（数ヶ月後になってエレンの口から私が正しかったことが明らかになりました）。彼女はクラスを落第していることについても、当然のこととして受け止めており「だからなに？」というのが彼女の答えでした。私と話をしているときに、不快感が漂っていて、明らかに精神的に不

安定な状態でした。

　エレンにはその他にも問題がありました。彼女は非常に、特に我々が粗大運動調整機能と呼んでいるものがぎこちなく、たとえば両足を顔に近づけるように持ち上げさせると、彼女は左側に倒れてしまいます。エレンには、すべての機能的ディスコネクション症候群の典型的な症状が現れていました。彼女が不安感を感じて反抗的になってしまうのは、足が地についていないからです。動きがぎこちないのも説明がつきます。自分を感じる身体認知能力が低いために、不安症でそして不安定に感じるのです。その結果、他人の目の前で不適切な行動をとってしまうのです。なぜなら、彼女にはほかの人の顔の表情やボディーランゲージを読み取ることができないからです。彼女は感情を自分と関連づけることができません。彼女が彼女自身からディスコネクトしているからです。実は彼女はとても頭脳明晰であるにも関わらずそう見えないのは、重度の脳バランスの崩れの副産物によって、それがカモフラージュされているからです。テストによると、彼女は右脳バランス低下と確認され、我々は右脳バランスを修正するプログラムを開始しました。

　我々の第1回目のクラスでは、彼女の反抗挑戦性障害がトップギアに入っていました。彼女は私のことを嫌い、大声でわめきながら、私が言うすべてのことを全くもって頑固に拒んでいました。私は慣れていますから、何の問題もありません。しかし心配していることは、彼女の両親、特に彼女が嫌がるときにはいつでもそれを容認してきた父親が、どのように反応するかです。わかりますか？ エレンの問題の1つは、彼女にはきちんとした境界線がないことです。それが悪い行動に直接つながっているのです。ですから、私は母親と時間を作って話し合い、あなたはエレンに対して強い態度をとり、エレンが止めてしまうことを許容される状況をなくす必要があると

話しました。エレンには、彼女が安心で安全であると感じるための境界線が必要です。反抗的な行動は境界線と安定性を切望していることを示していたのです。私は彼女に「子供はそれが真実の境界線である限り、その境界線を尊重するものです」と言いました。

予想した通り、エレンは両親に、私と関わりたくないからブレインバランスセンターにはもう行きたくないと懇願しました。しかしエレンはそのとき、彼女が長い間必要としていた強い「NO」という言葉を受け取りました。

エレンとのセッションは、はじめ私にとっても優しいものだとは言えませんでした。しかし彼女は、私がすべてをコントロールする立場であることをすぐに理解し、徐々に私に協力するようになってきました。その協力は向上へと結びついてきます。プログラムの活動が簡単になってくるとともに、抵抗は少なくなり、彼女自身が努力をするようになってきました。母親そして私から見ても、エレンの身体と精神が向上していることが見て取れました。数週間のうちに体重は減り、攻撃的な行動は消えてなくなりました。そしてエレンが本来持つ実力が反映された成績表が届いたのは、数ヶ月後に彼女が私を訪ねてきたときでした。大きな笑顔でエレンはその日に受けたテストの結果を私に手渡しました。そして、その成績を指さします。「100%」。

その頃、エレンの母親は彼女の先生から電話連絡を受け取りました。でも今回は今までとは違う理由のようです。「先生はエレンの大きな進歩がまだ理解できないようでしたが、こう言ったんです。エレンはクラスでとても友好的で友達もたくさんできて、本当はとてもいい子だったんですね」。

あとがき

　わたしは、過去26年にわたって、何千人という子供たちに関わってきました。そしてほとんどの子供の人生、そしてその家族の人生が大きく変わる（改善される）のを見る栄誉を与えられてきました。その結果に興奮する思いをなくすことは決してありません。

　私がこの研究に関わったのは、単に思慮深い医療専門家だったからではありません。親だったからです。私はこれらのアクティビティーを、私自身の子供に使ったのです。私には、そういった子を持つ親の痛みや、子供をどうにかして良くしたいという気持ちがわかります。

　10年以上かかりましたが、私はついに、子供に正式なプログラムを始めさせる金銭的な余裕がない親の皆さんのためにツールを作り出すことができました。それが「ブレインバランス・ホームプログラム」、あなたが手にとったこの本です。私は、あなたを思慮深い親であると称賛し、そして、あなたに最高の幸運が訪れることを祈ります。

　そして、結果がどうであったかを知らせてください。私のウェブサイト、brainbalancecenters.com からコンタクトをとることができます。あなたからの知らせを、心待ちにしています。

　ブレインバランス・アチーブメントセンターを探すには、同じく brainbalancecenters.com まで。
　ヘミスフェリックインテグレーションセラピー、もしくは機能神経学のトレーニングを受けた専門家を探すには、carrickinstitute.

orgまで。

　ブレインバランスミュージックについてもっと知りたい、または購入したい場合は、iwaveonline.comまで。

　この本は、この研究分野の、ほんの始まりの部分を紹介しており、これからさらなる研究がなされる必要があります。もし、この研究をサポートがしたい人がいらっしゃるようでしたら、様々な神経障害の研究が行われている、F.R.Carrick Research Instituteで、ドネーションを受け付けています。

　連絡は(631)981-1112(アメリカの電話番号です)、もしくはブレインバランスのウェブサイトで受け付けています。

【著者略歴】

Dr. ロバート・メリロ (Dr. Robert Melillo)

臨床医、教授、脳研究者、ブレインバランス・アチーブメント・センター共同創設者。25年以上にわたり、ADHD、学習および行動の問題、処理障害および自閉症スペクトラム障害の子供たちを助けている。全米で150ヶ所展開しているブレインバランスセンターでは、数万人に及ぶ発達障害児の支援を行ってきた。また、自閉症の子供や家族を支援している米国の団体AutismOneで講師を務めるほか、イタリア、オランダ、スウェーデン、ブラジル、ギリシャ、スペインなど世界中で講義を行っている。

【翻訳】

吉澤公二 (よしざわ・こうじ)

米国ドクターオブカイロプラクティック、インターナショナル機能神経学ボード小児神経発達障害フェロー。1990年に渡米。米国にてドクターオブカイロプラクティックの資格を取得し、南カリフォルニアにて開業。2003年より昏睡患者等、神経難治症治療で世界的権威Dr.Carrickのもとでカイロプラクティック神経学を学び、2007年に米国カイロプラクティック神経学ボードディプロメート認定を受ける。さらに、本書の著者であるDr.Melilloのトレーニングを受け、機能神経学ボード小児神経発達障害のフェローとなる。20年以上にわたり米国にて一般カイロプラクティック対象患者からプロスポーツ選手、神経系の難治患者、そして小児発達障害などの脳の発育バランスの崩れなど、幅広い症状の治療にあたり、現在は日本に帰国し活動を行っている。

薬に頼らず家庭で治せる発達障害とのつき合い方

2019年 2月 1日　初版発行
2022年12月18日　第7刷発行

発行　株式会社クロスメディア・パブリッシング

発行者　小早川 幸一郎

〒151-0051　東京都渋谷区千駄ヶ谷4-20-3 東栄神宮外苑ビル
http://www.cm-publishing.co.jp

■本の内容に関するお問い合わせ先 ……………… TEL (03)5413-3140／FAX (03)5413-3141

発売　株式会社インプレス

〒101-0051　東京都千代田区神田神保町一丁目105番地

■乱丁本・落丁本などのお問い合わせ先 ………… TEL (03)6837-5016／FAX (03)6837-5023
service@impress.co.jp
(受付時間　10:00～12:00、13:00～17:30　土日・祝日を除く)
※古書店で購入されたものについてはお取り替えできません

■書店／販売店のご注文窓口
株式会社インプレス　受注センター ……………… TEL (048)449-8040／FAX (048)449-8041

カバー・本文デザイン　金澤浩二 (cmD)
DTP　荒 好見 (cmD)
イラスト　藤原なおこ
©Koji Yoshizawa 2019 Printed in Japan

印刷・製本　中央精版印刷株式会社
ISBN 978-4-295-40268-8 C2077